常见疾病护理
理论与操作

栗蕾　殷善秀　郭锦　郭红妹　刘银凤　耿佳佳◎主编

吉林科学技术出版社

图书在版编目（CIP）数据

常见疾病护理理论与操作/栗蕾等主编-长春：
吉林科学技术出版社，2024.3
ISBN 978-7-5744-1148-7

Ⅰ.①常…Ⅱ.①栗…Ⅲ.①常见病-护理Ⅳ.
①R47

中国国家版本馆 CIP 数据核字(2024)第 064041 号

常见疾病护理理论与操作

主　　编	栗　蕾　等
出版人	宛　霞
责任编辑	董萍萍
封面设计	树人教育
制　　版	树人教育
幅面尺寸	185mm×260mm
开　　本	16
字　　数	290 千字
印　　张	12.5
印　　数	1~1500 册
版　　次	2024 年 3 月第 1 版
印　　次	2024 年 12 月第 1 次印刷

出　　版　吉林科学技术出版社
发　　行　吉林科学技术出版社
地　　址　长春市福祉大路5788号出版大厦A座
邮　　编　130118
发行部电话/传真　0431-81629529 81629530 81629531
　　　　　　　　　81629532 81629533 81629534
储运部电话　0431-86059116
编辑部电话　0431-81629510
印　　刷　廊坊市印艺阁数字科技有限公司

书　　号　ISBN 978-7-5744-1148-7
定　　价　78.00元

编 委 会

主　编　栗　蕾（临沂市人民医院）

　　　　殷善秀（聊城市第二人民医院）

　　　　郭　锦（济南市儿童医院）

　　　　郭红妹（宁津县中医院）

　　　　刘银凤（菏泽黄河骨科医院）

　　　　耿佳佳（曹县人民医院）

目　　录

第一章　护理管理 ·· (1)

第一节　护理管理概述 ·· (1)

第二节　人力资源管理概述 ·· (4)

第三节　人力资源配置及使用 ·· (7)

第二章　内科护理 ·· (14)

第一节　支气管哮喘 ·· (14)

第二节　急性呼吸衰竭 ·· (21)

第三节　肺栓塞 ·· (29)

第三章　外科护理 ·· (38)

第一节　颅脑创伤 ·· (38)

第二节　蛛网膜下隙出血 ·· (49)

第三节　动脉导管未闭 ·· (57)

第四章　妇产科护理 ·· (65)

第一节　生殖系统炎症 ·· (65)

第二节　生殖内分泌疾病 ·· (80)

第三节　生殖系统肿瘤 ·· (89)

第五章　儿科护理 ·· (113)

第一节　麻疹 ·· (113)

第二节　幼儿急疹 ·· (118)

第三节　手足口病 ·· (120)

第四节　急性上呼吸道感染 ·· (123)

第六章　骨科护理 ·· (128)

第一节　脊髓损伤患者 ·· (128)

第二节　颈椎病患者 ·· (146)

第三节　肩周炎患者 ·· (152)

第四节　腰椎间盘突出患者 ·· (159)

第五节　骨折患者 ·· (164)

第七章　肿瘤放疗护理 ………………………………………………………（172）

第一节　概述 …………………………………………………………………（172）

第二节　各种放射治疗技术 …………………………………………………（177）

第三节　放射治疗常见并发症及处理 ………………………………………（184）

第四节　放射治疗 ……………………………………………………………（187）

参考文献 ………………………………………………………………………（193）

第一章　护理管理

第一节　护理管理概述

随着医学技术的进步和医学模式的转变,护理工作的范围和内容也在不断扩大,护理工作的对象也由患者扩大到社会人群,这些都导致护理学科发展迅速。护理管理作为护理学科的重要组成部分,成为涉及自然科学和社会科学领域的综合性应用学科。护理管理是将管理的科学理论和方法应用到护理实践活动中,以提高护理工作的效率。

一、护理管理的概念

护理管理是护理工作中的基本工作内容,护理人员需要运用科学管理的方法,组织完成护理工作任务。世界卫生组织认为护理管理是发挥护士的潜在能力和有关人员及辅助人员的作用,或者运用设备和环境、社会活动等,在提高人类健康这一过程中有系统地发挥这些作用。美国护理专家吉利斯认为,护理管理过程应包括资料收集、规划、组织、人事管理、领导和控制的功能。因此,本书认为护理管理是指运用科学管理理论和方法,对护理工作涉及的人员、时间、信息、技术、设备等要素进行有效的计划、组织、协调和控制,实现护理组织的目标。护理管理除了具有管理学的特点外,还具有经济学、行为科学、社会学等特点。护理管理涉及的范围广泛,包括组织管理、人员管理、质量管理、科研管理、教学管理、信息管理等,这就要求管理者具有广泛的知识。护理管理需要现代化和科学化,这是提高护理工作水平的保障。

二、护理管理的任务

目前护理管理的任务分为理论和实践两个方面,理论任务是借鉴国外先进的护理管理模式和方法,结合我国护理管理的实践,研究护理管理的规律、原理和方法,创立适应我国国情的护理管理理论体系;实践任务是将科学管理理论和方法运用于护理管理活动中,提高护理工作的效率和质量。依据护理工作的内容,可以将护理管理分为护理行政管理、护理业务管理、护理教育管理和护理科研管理。

1.护理行政管理

是指管理者根据国家有关医疗卫生方面的法律法规和政策,以及医疗机构的有关规章制度,对护理工作进行组织管理,持续改进工作质量,提高护理部门的绩效。

2.护理业务管理

是对护理的各项业务工作进行协调控制,提高护理人员的护理服务能力,提高工作效率,满足服务对象对护理服务的需求。

3.护理教育管理

主要是为适应护理发展,培养高素质和高水平的护理人才。护理教育包括学历教育和非学历教育,其中学历教育包括护理中专、大专、本科和研究生的教育;非学历教育包括护士规范化培训、专科护士培训、护理人员进修培训等。

4.护理科研管理

是运用现代管理的科学原理和方法,结合护理科研规律和特点,对护理科研工作进行计划、组织、协调和控制的过程。护理科研管理目的提高护理的研究水平,探寻和总结护理工作规律,促进护理管理理论的发展,并研究理论应用于实践,提高护理的效能。

三、护理管理者的角色

(一)明茨伯格的管理者角色理论

明茨伯格认为,对于管理者而言,从角色出发,才能够找出管理学的基本原理并将其应用于管理的具体实践中去。明茨伯格在《管理工作的本质》中这样解释说:"角色这一概念是行为科学从舞台术语中借用过来的。角色就是属于一定职责或者地位的一套有条理的行为。"明茨伯格将管理者的工作分为10种角色。这10种角色分为3类,即人际关系方面的角色、信息传递方面的角色和决策方面的角色。

1.人际关系角色

(1)代言者角色:这是管理者所担任的最基本的角色。作为护理管理者,必须履行有关法律、社会、专业和礼仪等方面的责任。如护理管理者代表医院举行护理业务会议、接待来访者、签署文件等。很多职责有时可能是日常事务,然而它们对组织能否顺利运转非常重要,不能被忽视。

(2)领导者角色:由于护理管理者是护理部门的正式领导,要对护理部门组织成员的工作负责,这就构成了领导者的角色。此角色活动涉及两个方面:一是人员的聘用,护理管理者通常负责选拔和培养人才,包括对下属的聘用、培训、考核等;二是激励引导,护理管理者以科学的管理和专业的技能激励下属护理人员完成护理工作任务,共同实现护理组织目标。

(3)联络者角色:是指护理管理者同他所领导的组织以外的无数个人或团体维持关系的重要网络。通过对每种管理工作的研究发现,管理者花在同事和单位之外的其他人身上的时间与花在自己下属身上的时间一样多。护理管理者在工作中需要进行沟通,一是与自己上级之间的沟通;二是与下属护理人员之间的沟通;三是与医生和其他医技人员的沟通;四是与患者及其家属的沟通;五是与外界其他人员的沟通。沟通是为了信息能够得到有效的传递,保障工作任务能够得到较好的完成。

2.信息型角色

(1)监控者角色:作为监控者,管理者为了得到信息而不断审视自己所处的环境。他们询问联系人和下属,通过关注各种内部事务、外部事情和分析报告等主动收集信息,通过信息分析识别潜在的机会和风险。作为护理管理者,需要主动收集各种信息,并对信息进行分析,评估护理人员的工作,保证护理工作任务的完成。

(2)传播者角色:组织内部可能会需要这些通过管理者的外部个人联系收集到的信息,管理者必须分享并分配信息。护理管理信息传播的对象包括自己的上级、下属的护理人员、护理对象等,传播的内容包括有关文件、方针、政策、规章制度、工作计划和任务等,还有护理工作中收集和分析的各种信息。护理管理者的任务就是向下属护理人员适时适地发布有关信息,保证信息传递畅通和准确,以便指导下属正确理解和执行有关决策,并采取适宜的行动。

(3)发言人角色:这个角色是面向组织外部的,管理者把一些信息发送给组织之外的人。管理者作为组织的权威,要求对外传递关于本组织的计划、政策和成果信息,使得那些对组织有重大影响的人能够了解组织的状况。如护理管理者对护理对象发布或公开工作中的相关重要信息,以便护理对象对护理工作做出积极反应。

3.决策型角色

(1)创业者角色:管理者在其职权范围之内充当本组织变革的发起者和设计者,努力组织资源去适应周围环境的变化,善于寻找和发现新的机会。护理管理者为提高护理工作质量,不断提供新服务、开发或应用新技术或新产品等。

(2)危机处理者角色:创业者角色把管理者描述为变革的发起人,而危机处理者角色则显示管理者非自愿地回应压力。在危机的处理中,时机是非常重要的,而且这种危机很少在例行的信息流程中被发觉,大多是一些突发的紧急事件。实际上,每位管理者必须花大量时间处理突发事件,没有组织能够事先考虑到每个偶发事件。在护理工作中,经常会发生一些突发情况,护理管理者需要及时做出反应和采取应对措施,提高护理服务质量。

(3)资源分配者:管理者负责设计组织的结构,即决定分工和协调工作的正式关系的模式,分配下属的工作。护理管理者负责护理资源在组织内的分配,包括资金、人员、设备、时间等,保证医疗护理工作的有序进行,使得护理对象获得良好的护理服务。

(4)谈判者:组织要不停地进行各种重大、非正式化的谈判,这多半由管理者带领进行,一方面因为管理者的参加能够增加谈判的可靠性;另一方面因为管理者有足够的权力来支配各种资源并迅速做出决定。谈判不仅是管理者不可推卸的工作职责,而且是工作的主要部分。护理管理者为了提高护理服务质量,经常与上级协商增加护理人员、添加医疗仪器设备、增加护理人员福利待遇等有关事项,尽量使得上级能够满足自身的诉求,以期获得更多的资源在内部进行分配。

(二)霍尔的胜任者角色模式

霍尔和布兰兹勒提出关于护理管理者的"胜任者"角色模式,认为护理管理者具有以下10个角色模式:专业的照顾提供者、组织者、人事管理者、照顾患者的专业管理者、员工的教育者、小组的策划者、人际关系的专家、护理人员的拥护者、变革者、行政主管和领导者。管理者从组织的角度来看是一位全面的负责人,事实上却要担任一系列的专业化工作,既是通才,又是专家。由于护理职业的特殊性,对于护理管理者而言,其承担的角色内涵又有所不同,具有其特殊性。

四、学习护理管理的意义

现代社会的发展既需要科学技术,也需要管理,两者相辅相成,缺一不可。科学技术水平决定生产力发展水平,但是如果没有相应的管理科学的发展,则会限制科学技术作用的发挥。管理是有效地组织、开发和利用资源,需要科学技术予以支撑,才能更好地发挥管理的效能。同样,护理学要获得快速发展,除了护理技术发展以外,离不开管理科学。良好的护理管理可以使护理系统得到最优运转,提高护理质量。

现代医院是一个复杂的系统,护理系统是医院系统的一个重要组成部分,护理工作在医院中占很大的比重,护理人员在医、教、研及预防保健工作中承担着重要任务。护理工作质量的优劣将直接影响到整个医院的医疗质量优劣,护理管理的水平直接反映出医院管理的水平。护理管理的科学化、现代化,不仅有利于护理学科本身的发展,而且对于促进医院和医学科学的发展都起到了重要促进作用。

因此,要提高护理管理水平,每一个护理管理人员都应掌握科学管理知识,使护理管理知识成为各级护理人员和护理管理者必备的知识。护理工作离不开管理,管理工作贯穿护理工作的整个过程中,不同层次的护理人员也都负有管理的责任,都应懂得和应用管理学方面的知识,使之与护理事业的发展相适应,促进护理工作质量的提高和实现护理组织目标。

第二节　人力资源管理概述

管理者为实现组织目标,必须有效利用组织资源,资源泛指社会财富的源泉,包括人力、物力、财力、信息和时间。"人力资源"这一概念最早是美国管理学家彼得·德鲁克在 1954 年出版的《管理的实践》一书中提出的,他说,"所谓人力资源,是指一个组织所拥有用以制造产品或提供服务的人力"。组织结构中已设立的岗位,需要合适的员工担任,员工的素质在很大程度上影响组织的素质和成功。管理者应该重视其工作单位中人员的规划、招聘、甄选、保持、激励、绩效考核、薪酬福利等人力资源管理职能。护理人力资源管理是护理管理的重要组成部分,护理管理者必须重视护理人员的配备、甄选、培训与发展等,才能提高护理质量,促进护理事业的发展。

一、基本概念

1.人力资源

人力是指人的劳动能力,即个人身体上的知识、体力和技能的总和。人力资源的内涵有不同的界定,广义的人力资源是指一定区域内,所有可能具有劳动能力的人的总和。狭义上讲,人力资源是一定区域内、一定时期内,符合就业年龄并具有劳动能力的人的总和。美国著名经济学家西奥多·舒尔茨认为,人力资源是人力资本的有形形态,通过对人力资源进行投资,体现在劳动者身上的体力、智力和技能。国内有学者认为,人力资源是指推动经济和社会发展的具有劳动能力(智力和体力)的人们的总和,包括数量和质量两项指标。

2.人力资源管理

人力资源管理是指组织为实现组织目标,对其所属人力资源进行计划、配备、开发和使用的过程。主要包括两个方面的内容:一是吸引、开发并留住高效称职员工;二是通过这些员工完成组织目标。

3.护理人力资源管理

护理人力资源管理是卫生服务组织为实现组织目标,应用现代管理学、护理学及相关学科的理论和技术,对组织内的护理人员进行规划、培训、开发与使用等管理过程。

二、护理人力资源管理目标

护理人力资源管理的最终目标是促进组织目标的实现,组织目标的实现需要高质量的人才,因此,管理者要强调在实现组织目标的同时实现个人的职业发展。护理人力资源管理需要做好以下工作。

1.人与人的科学匹配

建立结构合理的护理团队,使组织中护理人员结构优势互补,提高群体工作效率,有效实现部门和组织目标不断完善组织护理人力资源管理模式,提高管理效率。

2.人与岗位的匹配

组织结构中设置的每个岗位,安排给能够胜任的员工。护理管理者为医院提供训练有素的护理人员,做到人尽其才、才尽其用、用尽其能,使医院护理服务能力更有成效。

3.人的贡献与工作报酬的匹配

护理人员希望得到合理的报酬,报酬一般包括薪酬与福利。与个人贡献对等的薪酬,能够有效地激励和留住高效称职的护理人员;关注护理人员的福利,提高其安全感和工作满意度,创造成长条件,使护士在组织中得到个人职业生涯的最大发展,医院护理人力资源可持续发展。

三、护理人力资源管理基本原则

1.信息资源共享

在信息大爆炸的时代,护理人员及时获取业务、计划等方面信息,才能改进工作,更好地进行合作提出合理化建议。

2.人才有效开发

人力资源是可以进行开发的资源。护理队伍人才的有效开发,能够为组织保留优秀的护理人才,也为个人提供发展空间,从而吸引更多的优秀护理人才为组织的发展服务。

3.绩效与薪酬挂钩

为提高护士工作积极性,管理部门应将护士绩效与薪酬挂钩,按个人贡献确定奖金的分配。

4.平等的工作环境

公平对护理人员的工作积极性和工作态度影响非常重大,护理管理者要努力创造一个公平的工作环境,培养团队精神、增进合作。

四、护理人力资源管理主要内容

1.制定护理人力资源规划

护理人力资源规划是指医院管理部门在评估护理人员数量和质量上的需求后做出的人事计划的过程,以确保在对的时间、对的地点获得对的护理人员,这些人员能够有效地完成各项工作,实现卫生组织的整体目标。内容包括评估组织的人力资源需求和制订雇佣计划。

评估目前及未来人力资源的需求并制定人力资源规划。对现有人力资源的评估可以借助计算机系统编制的人力资源信息库,还可以通过工作分析完成。工作分析能够确定完成每项护理工作所需的技能、知识和态度。根据工作分析结果制定工作说明书和工作规范书,两者能够保证招聘过程的公正性。评估未来的人力资源需求取决于组织的战略方向。

2.护理人员招聘

招聘是指确定、发现及吸引有能力的应聘者到组织工作的过程。招聘的前提条件是寻求足够数量的具备岗位资格的申请人,以便于组织在挑选护理人员上具有自主性,从而保证聘用对象质量。

3.护理人员培训

培训的目的是为护士提供思路、信息、技能,帮助护理人员提高能力和工作效率。培训种类包括岗前培训、毕业后规范化培训、继续护理教育和护士专业成长培训。

4.护理人员的使用

护理人员的使用是医院人力资源管理的一项重要内容,包括对护理人员的激励、奖惩、压力分析、心理咨询和人际交往的组织等。

5.护理人员绩效评价

为提高护理人员积极性,护理管理者要从人员的资历、职级、岗位及实际表现和工作成绩等方面综合考虑护士的绩效。绩效评价是帮助护理人员把今后的工作做得更好、更有成效,也是护理管理人员、部门和组织做出对其关于奖惩、培训、调整、升迁、离退、解雇等人事决策的依据。

6.护理人员开发及发展

护理管理者针对护理人员的特征,帮助护士做好职业发展规划,以增强和激发工作的积极性、主动性、创造性,从而减少护理人员流失。

7.护理人员的薪酬管理及劳动保护

管理者要制定具有吸引力的薪酬管理制度,并进行动态管理。医院应提供安全、健康的工作环境,按照国家劳动法要求,提供相应的医疗保险、养老保险、劳动保护和福利。

第三节　人力资源配置及使用

一、医院护理人力资源配置

(一)概念

护理人力资源配置是以护理服务目标为宗旨,根据护理岗位合理分配护士数量,保证护士、护理岗位、护理服务目标合理匹配的过程。护理人力资源合理配置主要包括以下方面:一是护士的数量与事的总量的匹配;二是护士的能力与事的难易程度的匹配;三是护士与护士之间知识、能力、性格等的匹配。

(二)配置原则

1.依法配置的原则

医院和护理管理部门在进行护理人力资源配置时要以卫生行政主管部门护理人力配置要求为依据,以医院服务任务和目标为基础,配置足够数量的护士以满足患者需求、护士需求和医院发展的需要。2008年5月12日国务院颁发的《护士条例》明确指出,卫生主管部门将对"违反本条例规定,护士的配备数量低于国务院卫生主管部门规定的护士配备标准的"医疗机构依法给予处分。

2.基于患者需求动态调配的原则

护理人力资源配置要以临床护理服务需求为导向,基于患者的实际需求进行动态调配。患者的临床服务需求随着患者数量、疾病严重程度以及治疗措施的变化而变化。科学的护理人力资源配置应通过评估患者的实际需求,进行动态、弹性调整。

3.成本效益的原则

人力资源管理的出发点及最终目的都是实现效益最大化。在护理人力资源配置过程中,管理者要结合实际不断寻求和探索灵活的人力配置方式,重视护士的能级对应及分层次使用,在分析个人能力与岗位要求的基础上实现个体与岗位的最佳组合,充分调动护士工作积极性,高效利用护理人力资源;根据护理工作量的变化及时增减护士数量,由此降低人员成本,提高组织效率。

4.结构合理的原则

护理单元整体效率不仅受个体因素影响,还直接受到群体结构的影响。护理单元群体结构是指科室不同类型护士的配置及其相互关系。结构合理化要求护士在专业结构、知识结构、智能结构、年龄结构、生理结构等方面形成一个优势互补的护理人力群体,有效发挥护理人力的个体和整体价值。

(三)配置方法

1.比例配置法

指按照医院的不同规模,通过床位与护士数量的比例(床护比)、护士与患者数量的比例(护患比)来确定护理人力配置的方法。这是目前我国常用的医院护理人力资源配置方法之一。卫生行政主管部门的相关政策和规定,对医院的护士数量作了基本要求,被用作比例配置法的计算依据。如《三级综合医院评审标准(2011 年版)》规定,三级医院临床一线护士占护士总数至少≥95%,病房护士总数与实际床位比至少达到 0.4∶1,重症监护室护士与实际床位比不低于(2.5~3)∶1,手术室护士与手术间比例不低于 3∶1,医院在岗护士至少达到卫生技术人员的 50%。2012 年原国家卫生部颁发的《卫生部关于实施医院护士岗位管理的指导意见》指出,"普通病房实际护床比不低于 0.4∶1,每名护士平均负责的患者不超过 8 个,重症监护病房护患比为(2.5~3)∶1,新生儿监护病房护患比为(1.5~1.8)∶1,门(急)诊、手术室等部门应当根据门(急)诊量、治疗量、手术量等综合因素合理配置护士"。

2.工作量配置法

指根据护士所承担的工作量及完成这些工作量所需要消耗的时间来配置护理人力资源的方法。现介绍国内外常用的几种工作量配置法。

(1)工时测量法:护理工时测量是国内医院第一种系统测定护理工作量的方法。在进行护理工时测量时,首先需要界定护理工作项目(通常包括直接护理项目和间接护理项目),然后通过自我记录法或观察法测算护理工作项目所耗费的时间,再应用公式计算护理工作量以及护理人力配置的理论值。

(2)患者分类法:是国外护理人力资源管理中比较常见的工作量测量与护理人力配置的计算方法。根据患者、病种、病情等来建立标准护理时间,通过测量和标准化每类患者每天所需的直接护理时间和间接护理时间,得出总的护理需求或工作量,从而预测护理人力需求。包括原型分类法、因素型分类法、原型与因素型混合法三种。

1)原型分类法:20 世纪 60 年代初期由美国约翰·霍普金斯医院首先提出,根据患者对护理的需求将患者分为三类或三类以上。如按患者对护理的需求将患者分为三类:完全照顾、部分照顾、自我照顾,测量每类患者所需的平均护理时数,再根据每类患者数量计算所需护理时数和工作量。我国目前采用的特一、二、三级护理分类,就属于原型分类法的一种。该法简便易行,但对患者分类过于宽泛,难以准确反映患者个体的实际护理需求。

2)因素型分类法:选定发生频率高、花费时间长的护理操作项目,测量每一项目所需的护理时数。根据每个患者每天/班所需护理项目及其频数,计算所需护理时数并分配护士。美国加哥罗斯长老会医学中心设计的罗斯麦迪可斯量表——患者分类系统(RMT-PCS)是因素分类法的代表。该方法考虑了患者的个体化需求,其不足在于每项护理活动标准时间的确定较复杂,且标准时间随着操作水平的提高而动态变化。

3)原型与因素型混合法:20 世纪 70 年代,美国学者提出混合测量法,兼具原型和因素型分类法的优点。Medicus 法是混合法中颇具代表性的一种,它采用原型分类法对患者进行分类,但分类依据不是护士的主观判断,而是由主管护士选取能反映患者需求的护理操作项目进行护理活动工时测定,由计算机根据患者的具体情况进行权重处理后将患者划分到相应的类别,从而配置护理人力。其优点是各医院、病房可根据自己的工作特点决定影响工作量因素,计算简便;缺点是计算机模式中护士结构固定,影响其灵活性。

二、护士层级管理

(一)护士层级管理的概念

护士层级管理是按照护士实际工作能力将护士分层分级,赋予不同层级相应的职责范围、培训内容、绩效方案、考核标准、晋级标准等,通过对护士进行分层次管理,充分体现层级对应,从而最大限度地发挥各层级护士的潜力和自身价值。

(二)护士层级管理的作用

1.提高工作满意度,降低护士流失率

护士层级管理可以调动临床护士的主观能动性,做到人尽其才,才尽其用,按职取酬,充分发挥不同层次护士的作用,提高护士满意度,降低护士离职倾向,为医院节约再招聘与培训护士的成本,是最具有成本效益的管理模式。

2.改善护理实践,提高护理质量

实施护士分层管理,可使不同层级的护士从事与之能力相适应的护理岗位和工作,实现护士的能力与护理工作难易程度的匹配,为患者提供更高效、更优质、更全面、更贴切的人性化护理,提高护理质量和患者满意度。

3.避免护理人力浪费,降低护理风险

护士层级管理划分了不同层级护士所承担的工作范畴,充分体现能级对应,避免了高年资护士从事低技术含量工作的人力资源浪费,也降低了低年资护士从事高难度工作的护理风险。

4.促进护士专业成长,提高护理能力

护士层级管理有利于护士更好地对自身能力做出定位,明确自己的职业成长路线,确立职业进阶目标,是促进护士专业成长、提高护理能力的一种有效方法。实施层级管理后,护士在工作中的自我价值体现和综合成就感显著增加。

(三)护士层级管理的理论基础

1982年,美国护理学家本勒提出了临床护士“从新手到专家”的五级进阶模式,将护理的职业发展分为5个阶段,即新手-初学者-胜任者-精通者-专家。该理论为护士层级管理体系制度的实施提供了清晰的思路,是大多数护士层级管理体系研究的理论基础。不少国家以该理论为基础,结合各自不同的国情发展形成各具特色的护士层级管理体系。

(四)护士层级管理体系的应用

1.护士层级管理体系在国外的应用

美国于20世纪70年代推行临床进阶制度,并于20世纪80年代广泛应用于临床。在美国,以Benner临床阶梯模式为指导,有的医院将注册护士分为新手、责任护士、带教护士、高级护士、护理专家5级,并依据不同层级的表现和工作能力给予报酬。英国注册护士从C级到H级分为6个等级(A、B级是助理护士),C级即刚从护校毕业的注册护士,工作2年以后,并拿到规定的继续教育学分即可升为D级护士,E、F级护士相当于我国的主管护师,G、H级护士相当于我国的副主任、主任护师。依据各个层级进行相应的培训,同时每年对护士还进行多维度的核心能力评估,以此作为晋级与薪酬的依据。

2.护士层级管理体系在国内的应用

中国台湾和香港地区护士能力进阶体系相对比较成熟。台湾护士分为 N1-N4 四个层级,并有严格的晋升制度。在每个层级的晋升要求中,实际工作能力为主要条件,注重临床护理经验的积累,学历不是绝对要求。香港地区的注册护士分为初级实践护士、实践护士、专科护士、高级实践护士、顾问护士五级。我国于 1979 年开始建立独立的护士职称序列,形成了一支由初、中、高级职称构成的护理队伍,这是护士层级管理在我国的最早体现。随着优质护理服务的不断深化,各医院对护士层级管理进行了探索,部分医院已逐步形成了 N1～N5 的护士层级体系。

三、护理岗位管理

(一)护理岗位管理的相关概念

1.护理岗位

在医院的运行过程中,承担护理相关的工作和任务,并具有相应权力和责任的工作职位。

2.护理岗位管理

是以护理组织中的岗位为对象,对岗位的五大要素,即工作、岗位人员、职责与职权、环境、激励与约束机制进行整合与运作的过程,以充分调动护士的主观能动性,建立持续质量改进的长效机制。

(二)护理岗位管理的实施流程

护理岗位管理的实施流程包括岗位设置、岗位分析和岗位评价三个环节。

1.岗位设置

根据组织目标,按照统一规范和分级分类管理相统一,因事设岗和尊重人才成长规律兼顾的原则,对护理岗位类别、岗位等级和岗位结构比例进行设计。岗位设置对于激发护士工作积极性,增强护士的满意感以及提高工作绩效都有重大影响。科学地设计护理岗位有助于推进医院标准化管理和完善医院人事管理制度,是医院转换用人机制,实现由身份管理向岗位管理转变过程中的一项基础性工作。

2.岗位评价

是在岗位分析的基础上,按照一定的客观衡量标准,对岗位责任、任职条件、岗位环境等因素进行系统衡量、评比和估价,以确定岗位相对价值的过程。岗位评价方法包括定性和定量两种。常用的定性评价方法包括分类法和排序法;定量评价法包括因素比较法、评分法及岗位参照法等。在实际的岗位管理工作中,护理管理者应选择合适的评价方法,将定性评价与定量评价的方法有机结合,科学评价各护理岗位的相对价值,并以此作为护士绩效考评的重要依据。

(三)护理岗位分类

原卫生部于 2012 年制定了三级综合医院护理人力配置标准,并明确界定医院护理岗位的类型,包括护理管理岗位、临床护理岗位和其他护理岗位三大类型。

1.护理管理岗位

护理管理层次可以根据医院的规模设置两个或三个层次。三级医院要求实行三级管理体系,即护理部主任或护理行政主管-科护士长或管理协调者-护士长或护士管理者。两级管理体系包括护理部主任或总护士长-护士长两个层次。

2.临床护理岗位

包括病房护士岗位、专科护士岗位和临床护理教学岗位。

3.其他护理岗位

指注册护士为患者提供间接护理服务的岗位,主要包括医院消毒供应中心、医院感染管理部门等。

四、护理工作模式及人员排班

(一)护理工作模式

1.个案护理

个案护理是一名护士负责一位患者全部护理内容的护理工作模式,又称"特别护理"或"专人护理"。这种护理工作模式主要适用于病情复杂严重、病情变化快、护理服务需求量大、需要24小时监护和照顾的患者,如入住 ICU、CCU 护理单元的患者,多器官功能障碍、器官移植、大手术或危重抢救患者等,护士负责自己当班时该患者的全部护理工作。

2.功能制护理

是一种传统的、机械式的、以工作性质分工的护理模式,其特点是以完成护理任务为目标,将患者的护理工作内容分为处理医嘱、打针发药、病情观察等若干功能模块,每个护士有单一的工作内容,如治疗护士负责所有患者的治疗任务;基础护理护士则承担患者的各种生活护理;办公室护士负责处理医嘱。功能制护理是一种分段式、流水作业的工作方法。在该模式下,护士分工明确,技术相对熟练,便于组织管理,节约时间和人力成本,但护士工作机械,对患者的病情、疗效、心理状态等缺乏系统的了解,患者接受的是不同护士的片段护理,而不是固定护士的完整护理,因而不能很好满足服务对象的整体需要。

3.小组护理

指由一组护士负责护理一组患者。小组一般由3~4人组成,负责10~20位患者的护理。小组可由护师、护士、护理员、实习护士等不同等级人员组成,设有一名小组长。这种护理工作模式的特点是护理小组成员可以同心协力、有计划、有步骤地开展护理工作。但也存在以下不足:由于每个护士没有确定的护理对象,会影响护士的责任心;整个小组的护理工作质量受小组长的能力、水平和经验的影响较大;也可能因护理过程的不连续性而影响护理质量。

4.整体护理

整体护理是以人的功能为整体论的健康照顾方式,又称全人护理或以患者为中心的护理。整体护理是一种护理理念,同时又是一种工作方法,其宗旨是以服务对象为中心,对服务对象的生理、心理、社会、精神、人文等方面进行全面的帮助和照顾,根据其自身特点和个体需要,提供针对性护理。我国于20世纪80年代末开始探索在医院开展整体护理,已初步建立整体护理工作模式,2010年原卫生部提出优质护理服务的核心就是提倡责任制整体护理,这对促进临床护理工作模式改革,丰富护理内涵,突出护理专业特点,提高和保证临床护理服务质量起到积极的作用。

(二)排班

1.排班原则

(1)满足需求原则:护理排班应以患者需要为中心,确保24小时连续护理,保证各班次的护理人力在质量和数量上能够完成当班的所有护理活动。除了满足服务对象的需要外,从人性化管理的观点出发,管理者在排班过程中要重视护士的需求,护士长在具体安排时要尽量做到合理调整和安排,在保证护理质量的同时实现人本管理。

(2)结构合理原则:对各班次护士进行科学合理搭配是有效利用人力资源,保证临床护理质量的关键。护士结构合理的基本要求是应根据患者情况、护士的数量、水平等进行有效组合各班次护士,做到新老搭配、优势互补,使各班次能够处理临床护理疑难问题,避免因人力安排不当出现的护理薄弱环节,保证患者安全。

(3)效率原则:效率原则是管理的根本。在具体排班时,护士长应以护理工作量为基础,结合病房当日实际开放床位数、患者危重程度、手术人数、床位使用率、当班护士实际工作能力等对本病区护理人力进行弹性调配,通过合理设岗、人岗匹配,将护士的专长、优势与患者的护理需要相结合,在保证护理质量的前提下有效运用人力资源,充分发挥个人专长。

(4)公平原则:受到公平对待是每一个人的基本需求,也是成功管理的关键。护士长应根据护理工作的需要,合理安排各班次和节假日值班护士,做到一视同仁。是否受到公平对待对加强组织凝聚力,调动护士工作的积极性具有直接影响,值得管理者引起重视。

(5)分层使用原则:除上述原则外,护士长还应对科室护士进行分层次使用。其基本原则是:高职称护士承担专业技术强、难度大、疑难危重患者的护理工作;低年资护士承担常规和一般患者的护理工作。这样可以从职业成长和发展规律的角度保证护理人才培养和临床护理质量。

2.排班方法

护士排班是护理管理者的最富挑战的职能之一。患者安全和护理质量是管理者在护士排班时首要考虑的问题,通常排班的依据是患者数量、疾病类型与严重程度、护士经验和数量等。常见的排班方法如下。

(1)周排班法:以周为周期的排班方法称为周排班法。国内许多医院都采用周排班方法。周排班的特点是对护士的值班安排周期短,有一定的灵活性,护士长可根据具体需要对护士进行动态调整,做到合理使用护理人力。一些特殊班次,如夜班、节假日班等可由护士轮流承担。缺点是周排班法较为费时费力,且频繁的班次轮转会影响护士对住院患者病情的连续了解。

(2)周期性排班法:又称为循环排班法,一般以四周为一个排班周期,依次循环。其特点是排班模式相对固定,每位护士对自己未来较长时间的班次可以做到心中有数,从而提前做好个人安排,在满足护理工作的同时兼顾了护士个人需要。周期性排班可以为护士长节约大量的排班时间,排班省时省力。这种排班方法适用于病房护士结构合理稳定,患者数量和危重程度变化不大的护理单元。国外许多医院采用周期性排班,以满足护士的个性化需要。

(3)自我排班法:是一种班次固定,由护士根据个人需要选择具体工作班次的方法,一般先由护士长确定排班规则,再由护士自行排班,最后由护士长协调确定。这种由护士共同参与的排班方法体现了以人为本的思想,适用于护士整体成熟度较高的护理单元,国外一些医院常采用这种排班方法。自我排班为护士提供相互交流的机会,并促使护士长的权力下放,有助于培育护士的主人翁意识和责任感。在自我排班的过程中,护士长要对全体护士进行教育,让大家了解排班的方针,明确责任以及每个人的决定对排班的整体影响。

(4)功能制护理排班:指按功能制护理工作模式进行排班,即根据流水作业方式对护士进行分工,如"办公室护士""总务护士""治疗护士""巡回护士"等,再将护理工作时间分为白班、早班、中班、前夜班、后夜班等,各班护士根据分工不同承担相应的工作,如治疗班、护理班、抽血班等。其优点是分工明确,工作效率较高;缺点是岗位和职责不分层级,班次不连续,交接班频繁,不利于护士全面掌握患者的整体情况。

(5)整体护理排班:指按整体护理工作模式进行排班。主要理念是以患者为中心,护理排班紧紧围绕为患者提供全面、整体、连续的优质护理进行。在整体护理排班模式下,责任护士对患者全面负责,根据患者的疾病情况和个人特点,以护理程序方式为其提供护理服务,从工作模式上保证了护理服务的整体性、全面性和连续性。

(6)弹性排班:是在周期性排班的基础上,根据临床护理人力和患者病情特点、护理等级比例、床位使用率进行各班次人力合理配置。增加工作高峰时间人力,减少工作低峰时间人力,以达到人力资源的充分利用,缓解人力不足和避免人力浪费。该排班方式具有班次弹性和休息弹性,能较好地体现以人为本的原则,保质、保量完成工作及合理安排护士休假等优点,尤其适用于手术室、急诊室及重症监护室。

(7)小时制排班:是国外医院使用较为普遍的排班方法,护理人力在各班次较为均衡。为保持护理工作的连续性特点,根据各班次工作时间的长短,一般采用每日三班制。将一天 24h 分为 8 小时制(早班、中班、夜班各 8 小时)、10 小时制(每周工作 4 天,每天工作 10 小时)、12 小时制(白班、夜班各 12 小时)和 24 小时制,以 7 天为一周计算,每周工作 3 天,休 4 天,工作连续性更好。

(8)APN 连续性排班:这种排班是将一天 24 小时分为连续不断的 3 个班次,即 A 班(早班,8:00~15:00 或 7:30~15:30)、P 班(中班,15:00~22:00 或 15:00~22:30)、N 班(夜班,22:00~8:00),并对护士进行分层级管理,各班时间可根据不同科室具体专科患者及护理特点进行调整。APN 排班的优点是:①减少了交接班次数及交接班过程中的安全隐患;②加强了 P、N 班薄弱环节中的人员力量,降低了安全隐患;③在 A 班和 P 班均有高年资护士担任责任组长,对疑难、危重患者的护理进行把关,充分保证了护理安全;④有利于护士更好地安排自己的工作、生活,避开上下班的高峰;⑤增强了护理工作的连续性,有利于服务患者。主要不足为:①夜班时间较长,护士可能疲劳;②不适用于护理人力资源不足的科室。

(9)护士排班决策支持系统:近年来国外研制出多种基于软件排班的方法。护士排班决策支持系统是以管理学、运筹学、控制论和行为科学为基础,以计算机技术、模拟技术和信息技术为手段且具有智能作用的人机系统,结合每天 24 小时和每周 7 天的排班问题,给出弹性排班图和决策支持系统的结构。利用信息技术建立排班系统一般可分为 5 个步骤:①护理管理者明确护士排班相关因素及约束条件,根据实际需要确立目标;②计算机工作人员根据管理者提供的排班约束条件和目标,运用计算机技术建立数学模型;③求解模型和修改方案;④检验模型和评价解答;⑤方案实施和不断修改,最终确立模型。排班前护士根据需要在相关网页中输入想要参与的班次(一般 4 周为一周期),提交后计算机自动生成本周期每个护士的班次。

第二章　内科护理

第一节　支气管哮喘

支气管哮喘,简称哮喘,是由嗜酸性粒细胞、肥大细胞和 T 淋巴细胞等多种炎性细胞及细胞组分参与的气道慢性炎症性疾患。

这种慢性炎症导致气道反应性增加,通常出现广泛多变的可逆性气流受限,并引起反复发作的喘息、气急、胸闷或咳嗽等症状,常在夜间或清晨发作、加剧,可经治疗缓解或自行缓解。

一、病因

病因还不十分清楚,多数认为哮喘是与多基因遗传有关的疾病,同时受遗传因素和环境因素的双重影响。

资料显示,哮喘的亲属患病率高于群体患病率,并且亲缘关系越近,患病率越高。哮喘患儿双亲大多存在不同程度气道高反应性。而研究显示与气道高反应性、IgE 调节和特异性反应相关的基因,在哮喘的发病中起着重要的作用。

环境因素中引起哮喘的激发因素,包括吸入物,如尘螨、花粉、动物毛屑等各种特异和非特异吸入物;感染,如细菌、病毒、原虫、寄生虫等;食物,如鱼、虾蟹、蛋类、牛奶等;药物,如阿司匹林等;气候变化、运动、妊娠等。

二、发病机制

发病机制尚不完全清楚,大多认为哮喘与变态反应、气道炎症、气道高反应及神经机制等因素相互作用有关。

(一)变态反应

当变应原进入具有特应性体质的机体后,可刺激机体通过 T 淋巴细胞的传递,由 B 淋巴细胞合成特异性 IgE,并结合于肥大细胞和嗜碱性粒细胞表面的高亲和性的 IgE 受体。当变应原再次进入机体内,可与结合在这些受体上的 IgE 交联,使该细胞合成并释放多种活性介质导致平滑肌收缩、黏液分泌增加、血管通透性增高和炎症细胞浸润等,产生哮喘的临床症状。

根据变应原吸入后哮喘发生的时间,可分为速发型哮喘反应(IAR)、迟发型哮喘反应(LAR)和双相型哮喘反应(OAR)。IAR 几乎在吸入变应原的同时立即发生反应,15～30 分钟达到高峰,2 小时后逐渐恢复正常。LAR 6 小时左右发病,持续时间长,可达数天,而且临床症状重,常呈持续性哮喘发作状态。

(二)气道炎症

气道慢性炎症被认为是哮喘的本质。表现为多种炎症细胞特别是肥大细胞、嗜酸性粒细胞等在气道聚集和浸润,这些细胞相互作用可以分泌出多种炎症介质和细胞因子,使气道反应性增高,气道收缩,黏液分泌增加,血管渗出增多。

(三)气道高反应性

表现为气道对各种刺激因子出现过强或过早的收缩反应,是哮喘患者发生和发展的另外一个重要因素。普遍认为气道炎症是导致气道高反应性的重要机制之一。

(四)神经机制

支气管受复杂的自主神经支配,与某些神经功能低下和亢进有关。

三、临床表现

(一)症状

典型的支气管哮喘,发作前有先兆症状如打喷嚏、流涕、咳嗽、胸闷等,如不及时处理,可因支气管阻塞加重而出现呼吸困难,严重者被迫采取坐位或呈端坐呼吸;干咳或咳大量白色泡沫痰,甚至出现发绀等。一般可自行缓解或用平喘药物等治疗后缓解。某些患者在缓解数小时后可再次发作,甚至导致重度急性发作。

此外,在临床上还存在非典型表现的哮喘。如咳嗽变异性哮喘,患者在无明显诱因咳嗽 2 个月以上,常于夜间及凌晨发作,运动、冷空气等诱发加重,气道反应性测定存在高反应性,抗生素或镇咳药、祛痰药治疗无效,使用支气管解痉剂或糖皮质激素有效,但需排除引起咳嗽的其他疾病。

(二)体征

发作时,体检可见患者取坐位,双手前撑,双肩耸起,鼻翼扇动,辅助呼吸肌参与活动,颈静脉压力呼气相升高(由于呼气相用力,使胸腔内压升高),胸部呈过度充气状态,两肺可闻及哮鸣音,呼气延长。

重度或危重型哮喘时,患者在静息时气促,取前倾坐位,讲话断续或不能讲话,常有焦虑或烦躁。危重时则嗜睡或意识模糊,大汗淋漓,呼吸增快多大于 30 次/分,心率增快达 120 次/分,胸廓下部凹陷或出现胸腹矛盾运动,喘鸣危重时哮鸣音反而减轻或消失。也可出现心动过缓,有奇脉。

四、实验室检查

(一)血象

嗜酸性粒细胞在发作期可增高。呼吸道感染时,白细胞总数及中性粒细胞可增加。重症哮喘时可有血液浓缩。

(二)痰液检查

哮喘患者痰液可多可少,在没有并发呼吸道感染时的痰液多呈白色泡沫样,晨起的痰液较为黏稠,可含有半透明且质地呈弹性的胶冻样颗粒,称为"哮喘珠"。白天的痰液多较稀薄。并发感染时痰呈黄色或绿色,较浓厚而黏稠。显微镜检查可发现库什曼螺旋体及夏克-雷登晶体。痰涂片可见较多嗜酸性粒细胞,有助于哮喘的诊断。嗜酸性粒细胞阳离子蛋白(ECP)是嗜酸性粒细胞脱颗粒活化物标志,也是引起气道炎症及气道高反应性的一种毒性蛋白,在过敏性哮喘患者中水平升高。临床上可用于判断气道的炎症程度。除并发感染外,哮喘患者的痰细菌培养通常无致病菌生长。

(三)血气分析

对判断哮喘病情轻重及治疗具有重要意义。哮喘发作轻者仅见低氧血症(PaO_2 降低)或伴有低碳酸血症($PaCO_2$ 降低);重症哮喘或哮喘持续状态时可见严重低氧血症(PaO_2 明显降低,可 $<60mmHg$)及高碳酸血症($PaCO_2$ 升高,可 $>50mmHg$),$PaCO_2$ 升高提示气道阻塞非常严重或呼吸肌疲劳衰竭,出现呼吸性酸中毒和代谢性酸中毒,甚至出现 II 型呼吸衰竭、肺性脑病。

(四)细胞因子及其受体的检测

哮喘是一种慢性的气管炎症,其中各种细胞的功能、细胞间的相互作用及细胞的生长和分化分别受到各种细胞因子的调节。与哮喘发病关系密切的细胞因子有 IL-3、IL-4、IL-5、GMCSF、MCP-1、MCP-3、ICAM-1、VCAM-1 等。检测支气管哮喘患者血清中、肺泡灌液中,特别是后者的细胞因子浓度,能够反映支气管哮喘患者局部气管炎症的程度,为抗炎治疗提供依据。

(五)特异性 IgE 抗体检测

支气管哮喘的发病机制是过敏源与血清中特异的 IgE 抗体结合,导致哮喘,因此检测特异性 IgE 抗体是支气管哮喘病因学诊断和免疫治疗疗效观察的可靠指标,此方法敏感性好、特异性高。血清中总 IgE 水平的升高提示患者为特异性体质,但对确定过敏源无特异性。

(六)通气功能检测

在哮喘发作时呈阻塞性通气功能障碍,呼气流速指标显著下降,第 1 秒用力呼气容积(FEV_1)、第 1 秒用力呼气容积占用力肺活量比值($FEV_1/FVC\%$)、最大呼气中期流速(MMEF)以及呼气峰值流速(PEF)均减少。肺容量指标见用力肺活量减少、残气量增加、功能残气量和肺总量增加,残气占肺总量百分比增高。缓解期上述通气功能指标可逐渐恢复。

(七)支气管激发试验(BPT)

用以测定气道反应性。常用吸入激发剂为醋甲胆碱、组胺。吸入激发剂后其通气功能下降、气道阻力增加。运动亦可诱发气道痉挛,使通气功能下降。激发试验只适用于 FEV_1 在正常预计值的 70% 以上的患者。在设定的激发剂量范围内,如 FEV_1 下降 $>20\%$,可诊断为激发试验阳性。通过剂量反应曲线计算使 FEV_1 下降 20% 的吸入药物累积剂量(PD_{20}-FEV_1)或累积浓度(PC_{20}-FEV_1),可对气道反应性增高的程度做出定量判断。

(八)支气管扩张试验(BDT)

用以测定气道气流受限的可逆性。常用的吸入型支气管扩张剂有沙丁胺醇、特布他林等,如 FEV_1 较用药前增加 $>15\%$,且其绝对值增加 $>200mL$,可诊断为舒张试验阳性。

（九）PEF 及其变异率测定

PEF 可反映气道通气功能的变化。哮喘发作时 PEF 下降。此外，由于哮喘有通气功能时间节律变化的特点，常于夜间或凌晨发作或加重，使其通气功能下降。若昼夜（或凌晨与下午）PEF 变异率≥20％，则符合气道气流受限可逆性改变的特点。

（十）胸部 X 线检查

在哮喘发作早期可见两肺透亮度增加，呈过度充气状态；在缓解期多无明显异常。如并发呼吸道感染，可见肺纹理增加及炎性浸润阴影。同时要注意肺不张、气胸或纵隔气肿等并发症的存在。

五、治疗

（一）发作期治疗

解痉、抗炎、保持呼吸道通畅是治疗关键。以下药物可提供临床选择。

1.β₂ 受体激动剂

为肾上腺素受体激动剂中对 β_2 受体具有高度选择性的药物。另外一些较老的肾上腺素受体激动剂如肾上腺素、异丙肾上腺素、麻黄碱等，因兼有 α_1 受体及 β_2 受体激动作用易引起心血管不良反应而逐渐被 β_2 受体激动剂代替。β_2 受体激动剂可扩张支气管平滑肌，增加黏液纤毛清除功能，降低血管通透性，调节肥大细胞及嗜碱粒细胞介质释放。常用药品有：①短效 β_2 受体激动剂，如沙丁胺醇、特布他林，气雾剂吸入 $200\sim400\mu g$ 后，$5\sim10$ 分钟见效，维持 $4\sim6$ 小时，全身不良反应（心悸、骨骼肌震颤、低钾血症等）较轻；以上两药口服制剂一般用量每次 $2\sim4mg$，每日 3 次，但心悸、震颤等不良反应较多。克伦特罗平喘作用为沙丁胺醇的 100 倍，口服每次 $30\mu g$，疗效 $4\sim6$ 小时，也有气雾剂。②长效 β_2 受体激动剂，如丙卡特罗，口服每次 $25\mu g$，早、晚各 1 次；施立稳，作用长达 $12\sim24$ 小时。β_2 受体激动剂久用可引起 β_2 受体功能下调和气道不良反应性更高，应引起注意。使用 β_2 受体激动剂若无疗效，不宜盲目增大剂量，以免严重不良反应发生。

2.茶碱

有扩张支气管平滑肌作用，并具强心、利尿、扩张冠状动脉作用，尚可兴奋呼吸中枢和呼吸肌。研究表明茶碱有抗炎和免疫调节功能。①氨茶碱，为茶碱与乙二胺的合成物，口服一般剂量为每次 0.1g，每日 3 次。为减轻对胃肠刺激，可在餐后服用，亦可用肠溶片。注射用氨茶碱 $0.125\sim0.25g$ 加入葡萄糖溶液 $20\sim40mL$ 缓慢静脉注射（注射时间不得少于 15 分钟），此后可以 $0.4\sim0.6mg/(kg \cdot h)$ 静脉点滴以维持平喘。②茶碱控释片，平喘作用同氨茶碱，但血浆茶碱半衰期长达 12 小时，且昼夜血液浓度稳定，作用持久，尤其适用于控制夜间哮喘发作。由于茶碱的有效血浓度与中毒血浓度十分接近，且个体差异较大，因此用药前需询问近期是否用过茶碱，有条件时最好做茶碱血药浓度监测，静脉用药时务必注意浓度不能过高，速度不能过快，以免引起心律失常、血压下降甚至突然死亡。某些药物如喹诺酮类、大环内酯类、西咪替丁等能延长茶碱半衰期，可造成茶碱毒性增加，应引起注意。茶碱慎与 β_2 受体激动剂联用，否则易致心律失常，如需两药合用则应适当减少剂量。

3.抗胆碱能药物

包括阿托品、东莨菪碱、山莨菪碱、异丙托溴铵等。做平喘应用时,主要以雾化吸入形式给药,可阻断节后迷走神经传出,通过降低迷走神经张力而舒张支气管,还可防止吸入刺激物引起反射性支气管痉挛,尤其适用于夜间哮喘及痰多哮喘,与 β_2 受体激动剂合用能增强疗效。其中异丙托溴铵疗效好,不良反应小。有气雾剂和溶液剂两种,前者每日喷 3 次,每次 25～75μg;后者为 250μg/mL 浓度的溶液,每日 3 次,每次 2mL,雾化吸入。

4.肾上腺糖皮质激素(简称激素)

激素能干扰花生四烯酸代谢,干扰白三烯及前列腺素的合成,抑制组胺生成,减少微血管渗漏,抑制某些与哮喘气道炎症相关的细胞因子的生成及炎性细胞趋化,并增加支气管平滑肌对 β_2 受体激动剂的敏感性。因此激素是治疗哮喘的慢性气道炎症及气道高反应性的最重要、最有效的药物。有气道及气道外给药两种方式,前者通过气雾剂喷药或溶液雾化给药,疗效好,全身不良反应小;后者通过口服或静脉给药,疗效更好,但长期大量应用可发生很多不良反应,严重者可致库欣综合征、二重感染、上消化道出血等严重并发症。气雾剂目前主要有二丙酸倍氯米松和布地奈德两种,适用于轻、中、重度哮喘的抗炎治疗,剂量为每日 100～600μg,需长期用,喷药后应清水漱口以减轻和避免口咽部念珠菌感染和声音嘶哑。在气管给药哮喘不能控制、重症哮喘或哮喘患者需手术时,估计有肾上腺皮质功能不足等情况下,可先静脉注射琥珀酸钠氢化可的松 100～200mg,其后可用氢化可的松 200～300mg 或地塞米松 5～10mg 静脉滴注,每日用量视病情而定,待病情稳定后可改用泼尼松每日清晨顿服 30～40mg,哮喘控制后,逐渐减量。可配用气雾剂,以求替代口服或把泼尼松剂量控制在每日 10mg 以下。

5.钙离子通道阻滞剂

硝苯地平,每次 10～20mg,每日 3 次,口服或舌下含服或气雾吸入,有一定平喘作用,此外维拉帕米、地尔硫䓬也可试用。其作用机制为,此类药物能阻止钙离子进入肥大细胞,抑制生物活性物质释放。

(二)缓解期治疗

为巩固疗效,维持患者长期稳定,以避免肺气肿等严重并发症发生,应强调缓解期的治疗。

(1)根据患者具体情况,包括诱因和以往发作规律,进行有效预防。如避免接触过敏原,增强体质,防止受凉等。

(2)发作期病情缓解后,应继续吸入维持剂量糖皮质激素至少 3～6 个月。

(3)保持医生与患者联系,对患者加强自我管理教育,监视病情变化,逐日测量 PEF,一旦出现先兆,及时用药以减轻哮喘发作症状。

(4)色甘酸钠雾化吸入,酮替芬口服有抗过敏作用,对外源性哮喘有一定预防价值。

(5)特异性免疫治疗:通过以上治疗基本上可满意地控制哮喘,在无法避免接触过敏原或药物治疗无效者,可将特异性致敏原制成不同浓度浸出液,做皮内注射,进行脱敏。一般用 1∶5000、1∶1000、1∶100 等几种浓度,首先以低浓度 0.1mL 开始,每周 1～2 次,每周递增 0.1mL 直至 0.5mL,然后提高一个浓度再按上法注射。15 周为 1 疗程,连续 1～2 疗程或更长。但应注意制剂标准化及可能出现的全身过敏反应和哮喘严重发作。

（三）重度哮喘的处理

重度及危重哮喘均有呼吸衰竭等严重并发症，可危及生命，应立即正确处理。

1.氧疗

可给予鼻导管吸氧，当低氧又伴有低碳酸血症，$PaO_2 < 8.0kPa(60mmHg)$，$PaO_2 < 4.7kPa$（35mmHg），可面罩给氧。若以上氧疗及各种处理无效，病情进一步恶化，出现意识障碍甚至昏迷者，则应及早应用压力支持等模式机械通气。氧疗要注意湿化。

2.补液

通气增加，大量出汗，往往脱水致痰液黏稠，甚至痰栓形成，严重阻塞气道是重度哮喘重要发病原因之一，补液非常重要。一般用等渗液体每日 2000～3000mL，以纠正失水，稀释痰液。补液同时应注意纠正电解质紊乱。

3.糖皮质激素

静脉滴注氢化可的松 100～200mg，静脉注射后 4～6 小时才能起效。每日剂量 300～600mg，个别可用 1000mg。还可选用甲泼尼龙每次 40～120mg，静脉滴注或肌内注射，6～8 小时后可重复应用。

4.氨茶碱

如患者在 8～12 小时内未用过氨茶碱可 0.25g 加入葡萄糖溶液 40mL 缓慢静脉注射（15 分钟以上注射完），此后可按 $0.75mg/(kg \cdot h)$ 的维持量静脉滴注。若 6 小时内用过以上静脉注射剂量者可用维持量静脉滴注。若 6 小时内未用到以上剂量则可补足剂量再用维持量。

5.β_2 受体激动剂

使用气雾剂喷入或用氧气为气源雾化吸入，合用异丙托溴铵气道吸入可增加平喘效果。

6.纠正酸碱失衡

可根据血气酸碱分析及电解质测定，分析酸碱失衡类型决定治疗方案，如单纯代谢性酸中毒可酌情给予 5% 碳酸氢钠 100～250mL 静脉滴入。

7.抗生素

重度哮喘往往并发呼吸系统感染，合理应用抗生素是必要的。

六、护理措施

1.基础护理

（1）环境与休息：有明确过敏源者，应尽快脱离。保持室内清洁、空气流通。根据患者病情提供舒适体位，如为端坐呼吸患者提供床旁桌支撑身体，以减少体力消耗。病室不宜摆放花草，避免使用皮毛、羽绒或蚕丝织物。

（2）饮食护理：大约 20% 的成年患者和 50% 的患儿可因不适当饮食而诱发或加重哮喘，应提供清淡、易消化、足够热量的饮食。若能找出与哮喘发作有关的食物，如鱼、虾、蟹、蛋类、牛奶等，应避免食用。某些食物添加剂如酒石黄、亚硝酸盐（制作糖果、糕点中用于漂白或防腐）也可诱发哮喘发作，应当引起注意。戒酒、戒烟。

（3）口腔与皮肤护理：哮喘发作时，患者常会大量出汗，应每天以温水擦浴，勤换衣服和床单，保持皮肤的清洁、干燥和舒适。协助并鼓励患者咳嗽后用温水漱口，保持口腔清洁。

2.专科护理

（1）氧疗护理：重症哮喘患者常伴有不同程度的低氧血症，应遵医嘱给予鼻导管或面罩吸氧，吸氧流量为每分钟 1～3L，吸入氧浓度一般不超过 40%。为避免气道干燥和寒冷气流的刺激而导致气道痉挛，吸入的氧气应尽量温暖湿润。如哮喘严重发作，经一般药物治疗无效或患者出现神志改变，$PaO_2 < 60mmHg$、$PaCO_2 > 50mmHg$ 时，应准备进行机械通气。

（2）保持呼吸道通畅

①补充水分：哮喘急性发作时，患者呼吸增快、出汗，常伴脱水、痰液黏稠，应鼓励患者每天饮水 2500～3000mL，以补充丢失的水分，稀释痰液。重症者应建立静脉通道，遵医嘱及时、充分补液，纠正水、电解质和酸碱平衡紊乱。

②促进排痰：痰液黏稠者可定时给予雾化吸入。指导患者进行有效咳嗽、协助叩背有利于痰液排出。无效者可用负压吸引器吸痰。

3.用药护理

（1）观察药物疗效和不良反应

①β_2 受体激动剂：指导患者按医嘱用药，不宜长期、规律、单一、大量使用。因为长期应用可引起 β_2 受体功能下降和气道反应性增加，出现耐药性。指导患者正确使用雾化吸入器，以保证药物的疗效。静脉滴注沙丁胺醇时应注意滴速，用药过程观察有无心悸、骨骼肌震颤、低钾血症等不良反应。

②糖皮质激素：吸入药物治疗，少数患者可出现口腔念珠菌感染、声音嘶哑或呼吸道不适，指导患者喷药后必须立即用清水充分漱口以减轻局部反应和胃肠吸收。口服用药宜在饭后服用，以减少对胃肠道黏膜的刺激。气雾吸入糖皮质激素可减少其口服量，当用吸入剂代替口服剂时，通常需同时使用 2 周后再逐步减少口服量。指导患者遵医嘱用药，不得自行减量或停药。

③茶碱类：静脉注射时浓度不宜过高，速度不宜过快，注射时间宜在 10 分钟以上，以防中毒症状发生。其不良反应有恶心、呕吐等胃肠道症状，心律失常、血压下降和兴奋呼吸中枢作用，严重者可致抽搐甚至死亡。用药时监测血药浓度可减少不良反应的发生。发热、妊娠、小儿或老年有心、肝、肾功能障碍及甲状腺功能亢进者不良反应易发。合用西咪替丁（甲氰咪胍）、喹诺酮类、大环内酯类等可影响茶碱代谢而使其排泄减慢，应加强观察。茶碱缓（控）释片有控释材料，不能嚼服，必须整片吞服。

（2）用药指导

①定量雾化吸入器（MDI）及干粉吸入器：使用时需要患者协调呼吸动作，正确使用是保证吸入治疗成功的关键。应向患者介绍雾化吸入器具及干粉吸入器的使用方法，医护人员演示后，指导患者反复练习，直至患者完全掌握。对不易掌握 MDI 吸入方法的儿童或重症患者，可在 MDI 上加储药罐，可以简化操作。

②碟式吸入器：指导患者正确将药物转盘装进吸入器中，打开上盖至垂直部位（刺破胶囊），用口唇含住吸嘴用力深吸气，屏气数秒。重复上述动作 3～5 次，直至药粉吸尽为止。完

全拉开滑盘,再推回原位,此时旋转盘转至一个新囊泡备用。

③都保装置:使用时移去瓶盖,一手垂直握住瓶体,另一手握住盖底,先右转再向左旋至听到"咯"的一声备用。吸入前先呼气,然后含住吸嘴,仰头,用力深吸气,屏气5~10秒。

④准纳器:使用时一手握住外壳,另一手的大拇指放在拇指柄上向外推动至完全打开,推动滑杆至听到"咔嚓"一声,将吸嘴放入口中,经口深吸气,屏气10秒。

4.心理护理

心理护理是支气管哮喘患者在治疗和护理中必不可少的内容,直接关系到患者的治疗程度。患者大多存在恐慌、焦躁、心烦、抑郁等心理,多数支气管哮喘患者害怕自己的疾病支出过多医疗费用,又害怕引起家人的厌烦嫌弃,同时伴有身体不适,害怕疾病严重影响自己的生命健康,所以常有自卑感,有些患者甚至选择轻生。这时应该积极和患者交谈,交谈时应注意语气温和,尊重患者,告诉患者积极配合治疗可以减轻痛苦,可以减少医疗费用,减少生活压力,对疾病的恢复起到重要的作用,同时应告诉患者家属关心患者、照顾患者,可以给患者安排适当的工作,让患者体会到自己存在的意义。

5.健康指导

(1)疾病知识指导:指导患者增加对哮喘的激发因素、发病机制、控制目的和效果的认识,以提高患者在治疗中的依从性。通过教育使患者懂得哮喘虽不能彻底治愈,但只要坚持充分的正规治疗,完全可以有效地控制哮喘的发作,能坚持日常工作和学习。

(2)避免诱发因素:针对个体情况,指导患者有效控制可诱发哮喘发作的各种因素,如避免摄入引起过敏的食物;避免强烈的精神刺激和剧烈运动;避免持续的喊叫等过度换气动作;不养宠物;避免接触刺激性气体及预防呼吸道感染;戴围巾或口罩避免冷空气刺激;在缓解期应加强体育锻炼、耐寒锻炼及耐力训练,以增强体质。

(3)自我监测病情:指导患者识别哮喘发作的先兆表现和病情加重的征象,学会哮喘发作时进行简单的紧急自我处理方法。

(4)用药指导:哮喘患者应了解自己所用各种药物的名称、用法、用量及注意事项,了解药物的主要不良反应及如何采取相应的措施来避免。指导患者或家属掌握正确的药物吸入技术,与患者共同制订长期管理、防止复发的计划。

第二节　急性呼吸衰竭

呼吸衰竭指各种原因引起的肺通气和(或)换气功能严重障碍,以致在静息状态下亦不能维持有效的气体交换,导致缺氧伴(或不伴)二氧化碳潴留,从而引起一系列生理功能和代谢紊乱的临床综合征。危重时如不及时处理,会发生多器官功能损害,乃至危及生命。临床表现为气促、呼吸困难、发绀甚至意识障碍等。诊断主要根据动脉血气分析,并根据血气分析结果,分为Ⅰ型呼吸衰竭(低氧血症型)、Ⅱ型呼吸衰竭(低氧血症伴高碳酸血症型)。其诊断标准为:在海平面、静息状态、呼吸空气条件下,动脉血氧分压(PaO_2)<60mmHg(Ⅰ型呼吸衰竭)或同时伴有动脉血二氧化碳分压($PaCO_2$)升高>50mmHg(Ⅱ型呼吸衰竭),并排除心内解剖分流和原发于心排血量降低等致低氧因素。

急性呼吸衰竭(ARF)是指因突发因素引起短时间内肺通气或换气功能严重障碍而发生的呼吸衰竭,多表现为Ⅰ型呼吸衰竭。因病变发展迅速,机体尚未建立有效的代偿,如不及时抢救,会危及患者的生命。是临床急症,需及时诊断和治疗。

一、病因与分类

(一)急性呼吸衰竭病因

急性呼吸衰竭的病因很多,大多来自肺及气道自身原因。凡能阻碍外界空气与肺内血液进行气体交换的任何病因,都可引起低氧血症或伴高碳酸血症导致呼吸衰竭。

1.呼吸道病变

慢性阻塞性肺病(COPD)急性加重(AECOPD)是最主要原因,占80%~90%;其次为支气管哮喘、支气管扩张、异物阻塞、肿瘤或肿大淋巴结压迫;气道灼伤、烧伤等以及急性病毒或细菌性感染所引起的黏膜充血、炎症、水肿亦可造成呼吸道急性梗阻,以上原因均可引起通气功能障碍和气体分布不均,导致通气与血流比例失调,发生缺氧和二氧化碳潴留。

2.肺组织病变

各种累及肺泡和(或)肺间质的病变如重症肺炎、急性呼吸窘迫综合征(ARDS)、重度肺结核、弥漫性肺间质纤维化、各类肺泡炎、肺尘埃沉着病、放射性肺炎、侵及肺的结缔组织病、各种吸入性损伤、氧中毒和广泛肺切除、急性高山病、复张性肺水肿、误吸、淹溺、电击等均可引起肺容量、通气量、有效弥散面积减少、通气与血流比例失调,造成气体交换障碍,多以缺氧为主。

3.肺血管病变

肺血栓栓塞性疾病、肺血管炎、肺毛细血管瘤、肺血管收缩或肺部病变破坏肺泡毛细血管床等,以及原因不明的肺动脉高压等均可引起肺血管阻力增加,此外肺血流障碍减少使肺换气损害,肺内右向左分流增加,导致缺氧。

4.胸廓病变

严重脊柱后侧凸畸形、类风湿关节炎、广泛胸膜肥厚粘连、大量胸腔积液或气胸、胸廓畸形、胸壁外伤等,以及大量腹水、膈神经麻痹等,胸廓活动和肺扩张,导致肺容积减少,导致通气减少。

5.神经中枢及神经肌肉疾患

多发性肌炎、重症肌无力、脊髓灰质炎、多发性神经炎和低血钾等影响呼吸肌收缩,此外脑血管病变、脑外伤、脑炎、镇静药和麻醉药过量等可抑制呼吸中枢。上述呼吸中枢、神经肌肉疾病和药物过量导致肌肉麻痹,呼吸驱动和调节异常,呼吸动力不足,使得通气量下降,发生呼吸衰竭,此类呼吸衰竭多呈现为缺氧和二氧化碳潴留。

(二)急性呼吸衰竭的分类

1.按动脉血气分析

(1)Ⅰ型呼吸衰竭:为单纯性缺O_2,低氧血症不伴有CO_2潴留($PaO_2 < 60mmHg$,$PaCO_2$降低或正常)。见于换气功能障碍,其病理生理机制为:通气/血流比例失调,弥散功能障碍和

肺动静脉样分流。常见疾病为:重症肺炎、ARDS、肺血栓栓塞症、弥漫性肺间质纤维化,放射性肺损伤等。

(2)Ⅱ型呼吸衰竭:为缺 O_2 伴 CO_2 潴留($PaO_2 < 60mmHg$,$PaCO_2 > 50mmHg$),多为呼吸动力不足或通气功能障碍所致,如重症肌无力、呼吸中枢功能抑制、COPD、重症支气管哮喘、气道阻塞等。若单纯通气不足,患者缺氧和 CO_2 潴留严重程度相平行,若合并有换气功能障碍,则缺氧更严重。

2.按病程及发作的情况

(1)急性呼吸衰竭:患者既往无呼吸道疾病,由于上述突发性因素,抑制呼吸,或呼吸功能突然衰竭,引起通气或换气功能严重损害,在短时间内引起呼吸衰竭。因机体存在短时间内代偿不足,如不及时抢救,会危及患者生命。

(2)慢性呼吸衰竭急性加重:是在慢性呼吸衰竭的基础上,因合并有呼吸系统感染或气道痉挛等情况,出现急性加重。在短时间内 $PaCO_2$ 明显上升和 PaO_2 明显下降。尽管归属于慢性呼衰,但其病理生理学改变和临床情况兼有呼吸衰竭的特点。

3.按病理生理的不同

可分为泵衰竭和肺衰竭。前者是指驱动或制约呼吸运动的中枢和外周神经系统、神经肌肉组织以及胸廓的功能障碍主要引起通气不足,主要表现为Ⅱ型呼吸衰竭;后者是指因气道通气不足、肺组织本身或肺循环病变引起的呼吸衰竭,肺组织和肺血管病变常引起换气功能障碍,表现为Ⅰ型呼吸衰竭或Ⅱ型呼吸衰竭。

二、病理生理

(一)低氧血症和高碳酸血症发生的病理生理

完整的呼吸过程由外呼吸、气体运输和内呼吸三个环节相互衔接并同时进行来完成。各种病因通过引起肺泡通气不足、弥散障碍、肺泡通气/血流比例失调和肺内动-静脉解剖分流增加四个主要机制,使通气和换气即外呼吸发生障碍导致呼吸衰竭。临床上往往多种机制相互作用或随着病情发展先后参与,而单一机制少见。

1.通气不足

静息条件下、总肺泡通气量为 4L/mm,才能维持正常的肺泡氧和二氧化碳分压。呼吸运动依赖于中枢和外周神经系统、神经肌肉组织以及胸廓协同驱动来完成,任何一个环节功能障碍都可引起肺泡通气量不足。通气功能障碍根据原因不同又分为限制性通气功能障碍和阻塞性通气功能障碍。限制性通气不足是指吸气时肺泡的扩张受到限制而引起的肺泡通气量不足。阻塞性通气不足指由于气道狭窄或阻塞所引起的通气功能障碍。无论何种通气功能障碍,最终均导致肺泡总通气量不足,从而引起 PaO_2 降低和 $PaCO_2$ 升高,且 $PaCO_2$ 的升高与 PaO_2 的下降成一定比例关系。

2.通气/血流比例失调

血液流经肺泡时能否获得足够的氧和充分地排出二氧化碳,使血液动脉化,还取决于肺泡通气量与血流比例。如肺的总通气量虽正常,但肺通气或(和)血流不均匀,造成肺泡通气与血流比例（V/Q）失调，也可引起气体交换障碍，导致呼吸衰竭。这不仅是引起低氧血症最常见的病理生理改变，也是肺部疾患引起呼吸衰竭最常见、最主要的机制。正常每分钟肺泡通气量为 4L，肺毛细血管血流量为 5L，两者之比为 0.8。肺部病变如肺炎、肺不张、肺水肿等引起病变部位的肺泡通气不足，通气/血流比值减小，部分未经充分氧合的静脉血通过肺泡毛细血管流入动脉血，形成肺动-静脉样分流；而肺血管病变如肺栓塞导致部分肺组织血流减少，通气/血流比值增大，肺泡通气不能充分利用，则形成生理性无效腔增加，即为无效腔效应。通常情况下，通气/血流比例失调，产生缺氧而无 CO_2 潴留，为 I 型呼吸衰竭，然而严重的通气/血流比例失调亦可导致 CO_2 潴留。

3.肺内动-静脉分流

在正常生理情况下肺内存在解剖分流，即一部分静脉血经支气管静脉和极少数的肺内动静脉交通支直接流入肺静脉，心肌内少量静脉血经心小静脉注入左心室，这些解剖分流的血流量正常时占心输出量的 2%～3%。当肺部发生严重病变，例如肺水肿、肺实变和肺不张等时，该部分肺泡完全无通气但仍有血流，肺内静脉血未经氧合直接流入动脉血，致分流率（QS/QT）明显增加，这种类似解剖分流的分流和解剖分流都称为真性分流，以区别于 V/Q 降低但仍可进行气体交换的功能性分流。当 QS/QT≥30% 时，吸入纯氧不能有效地纠正低氧血症。

4.弥散障碍

肺泡气与肺泡毛细血管血液之间进行气体交换过程称为弥散。弥散速度取决于：肺泡毛细血管膜两侧的气体分压差、肺泡膜的面积、厚度和通透性、气体与血液接触的时间、气体弥散常数等。气体的弥散常数又与气体的分子量和溶解度相关。当肺不张、肺实变、肺叶切除等致肺泡膜面积减少或因肺水肿，肺纤维化、肺泡透明膜形成等致肺泡膜厚度增加，均可引起弥散速度减慢和弥散量减少。当肺泡膜面积明显减少，肺泡膜明显增厚的情况下，就会由于氧气弥散不充分而发生低氧血症。此外，正常情况下血液流经肺泡毛细血管的时间为 0.72 秒，而血液氧与肺泡气氧平衡只需 0.25～0.3 秒。所以，肺泡膜面积减少和膜增厚的患者，同时伴有血液和肺泡气体接触时间过短，低氧血症会进一步加重。由于二氧化碳弥散能力是氧的 20 倍，通常弥散障碍不会导致二氧化碳的潴留，故弥散障碍主要表现单纯性缺氧。

5.氧耗量增加

发热、寒战、呼吸困难、抽搐以及严重创伤、感染等均增加氧耗量。正常人静息状态下氧耗量为 250mL/min，疾病状态下，随着呼吸功增加氧耗量明显增加，体内氧分压下降，通常情况下正常人会通过加快加深呼吸来增加肺泡通气量，若伴有通气功能障碍，会明显缺氧，在哮喘严重发作、重症 ARDS 等情况下，因呼吸困难，呼吸系统的氧耗和功耗会大量增加，而肺泡通气量不能增加，PaO_2 降低，发生低氧血症。

总之，导致缺氧的因素有通气不足，通气/血流比例失调、弥散功能障碍和分流等，而促使二氧化碳潴留的原因主要为通气功能障碍，通气不足。因而一旦出现 $PaCO_2$ 的增高，说明通气严重不足，往往伴有严重的缺氧，需要紧急处理。

（二）低氧血症和高碳酸血症对机体病理生理的影响

呼吸衰竭发生后，低氧和高碳酸血症先引起机体各个系统发生代偿反应，以改善缺氧，调节机体酸碱平衡，随着病情加重机体失代偿，出现多器官功能障碍甚至衰竭。

1.对中枢神经系统的影响

脑组织耗氧量大,中枢皮质神经元细胞对缺氧最为敏感,完全停止供氧5分钟就会造成不可逆损害。CO_2 潴留后脑脊液氢离子浓度增加影响脑细胞代谢,降低脑细胞兴奋性,抑制皮质活动,但轻度 CO_2 增加间接引起皮质兴奋。缺氧和 CO_2 潴留均会使脑血管扩张,血流阻力降低,血流量增加代偿脑缺氧,同时低氧和 CO_2 潴留引起的酸中毒又会损伤脑血管内皮细胞使其通透性增加造成脑间质水肿,脑细胞缺氧后钠钾泵功能障碍引起细胞内钠水增多,形成脑细胞水肿。以上情况使颅内压增高,进一步影响脑灌注,形成恶性循环。

2.对呼吸系统的影响

低氧血症通过作用于颈动脉体和主动脉体的化学感受器,可反射性地兴奋呼吸中枢,增强呼吸运动,缺氧严重时又直接抑制呼吸中枢。轻度 CO_2 潴留使呼吸加深加快,增加通气,而长时间 CO_2 潴留呼吸中枢逐渐适应,重度 CO_2 潴留对于呼吸中枢产生抑制作用。

3.对心血管系统的影响

轻度的缺氧和 CO_2 潴留可以反射性心率加快、心肌收缩力增强,心排出量增加,而严重缺氧和 CO_2 潴留可抑制心血管中枢,造成心电活动受到抑制和外周血管扩张、血压下降和心律失常,甚至出现室速、室颤及心搏骤停等严重后果。

4.对肾脏影响

高碳酸血症 HCO_3^- 重吸收增加,$PaO_2 < 40mmHg$ 时,肾血管收缩、血流减少,肾滤过率下降,出现肾功能不全。

5.对消化系统的影响

缺氧后胃肠道黏膜充血、水肿、出血,胃肠道功能紊乱,肝细胞变性等。

此外,机体缺氧,有氧代谢受到抑制,无氧代谢增加,体内乳酸堆积,出现代谢性酸中毒、高钾血症,当合并高碳酸血症时酸中毒进一步加重,血压下降,形成恶性循环,直至患者死亡。

三、临床表现

1.低氧血症

神经与心肌组织对缺氧均十分敏感,低氧血症时常出现中枢神经系统和心肺功能异常的临床征象。

(1)中枢神经系统:急性缺氧可出现头痛、情绪激动、记忆力下降、判断力障碍、运动功能失常、烦躁不安等中枢神经系统症状。缺氧严重时,可表现为谵妄,癫痫样抽搐,意识丧失甚至昏迷、死亡。

(2)心血管系统:常表现为心率增快、血压升高。缺氧严重时则可出现各种类型的心律失常,进而心率变缓,周围循环衰竭,四肢厥冷,甚至心脏停搏。

(3)呼吸系统:呼吸困难是急性呼吸衰竭最早出现也是最常见的症状,呼吸频率增快,鼻翼扇动,辅助呼吸肌运动增强,还可出现明显的"三凹征",即吸气时胸骨上窝、锁骨上窝和肋间隙下陷,患者常有胸部重压感或窘迫感,兴奋、烦躁、不安,呼吸节律紊乱。缺氧严重时中枢神经系统和心血管系统功能严重障碍以及中枢性病变或中枢抑制性药物作用导致呼吸可变浅、变慢,甚至呼吸停止。

(4)皮肤黏膜:发绀是缺氧的典型表现。当动脉血氧饱和度低于 70％时,皮肤和口唇黏膜以及甲床出现发绀。另外需要注意的是发绀与还原血红蛋白含量有关,所以红细胞增多者发绀明显,贫血者虽然存在低氧但不一定有发绀;末梢循环障碍者即使动脉血氧分压正常也可能发绀,此类与动脉血氧饱和度无关,称为外周性发绀。

2.高碳酸血症

急性呼吸衰竭时,二氧化碳的蓄积不但程度严重而且发生时间短,可产生严重的中枢神经系统和心血管系统的功能障碍。急性 CO_2 潴留可使脑血管扩张,血流量增加,颅内压升高,临床表现为头痛、呕吐、烦躁不安或者反应迟钝、嗜睡,以至神志不清、昏迷、扑翼样震颤等。二氧化碳蓄积引起的心血管系统的临床表现因血管扩张或收缩程度而异。如多汗,球结膜充血水肿,颈静脉充盈,外周血压下降等。

3.其他重要脏器的功能障碍

严重的缺氧和二氧化碳蓄积可以影响或加重肝、肾功能障碍。临床上将出现黄疸、肝功能异常;尿中可出现蛋白、血细胞或管型,血清尿素氮、肌酐含量增高;缺氧导致的胃肠黏膜充血水肿、糜烂渗血或应激性溃疡从而使患者出现呕血、黑便等消化道出血表现,以上症状可随着缺氧和高碳酸血症的纠正而消失。

4.水、电解质和酸碱平衡的失调

因严重低氧血症和高碳酸血症几乎均伴随着酸碱状态的异常。如缺氧而通气过度可发生急性呼吸性碱中毒,急性二氧化碳潴留可表现为呼吸性酸中毒,严重缺氧时无氧代谢引起乳酸堆积,肾脏功能障碍使酸性物质不能排出体外,二者均可导致代谢性酸中毒。代谢性和呼吸性酸碱失衡又可同时存在,表现为混合性酸碱失衡等。酸碱平衡失调的同时,将会发生体液和电解质的代谢障碍。在诊断和处理急性呼吸衰竭时均应予以足够的重视。

此外,临床上在关注急性呼吸衰竭引起的症状体征时,还要辨别原发病和基础病引起的症状体征,为病因治疗提供帮助。

四、诊治及急救处理

(一)诊断

根据患者病史,结合患者低氧血症和高碳酸血症的相关临床表现,诊断并不困难。但呼吸衰竭因病因不同,病史、症状、体征和实验室检查结果都不尽相同,除原发病和低氧血症导致的临床表现外,呼吸衰竭主要靠血气分析。

1.动脉血气分析(ABGs)

PaO_2 是指血液中物理溶解的氧分子所产生的压力。健康成人随年龄增大而降低,年龄预计公式为 $PaO_2=100mmHg-(年龄×0.33)±5mmHg$,参考值 95～100mmHg。呼吸衰竭的诊断标准是在海平面、标准大气压、静息状态、呼吸空气等条件下,$PaO_2<60mmHg$,$PaCO_2$ 降低或正常,为 I 型呼吸衰竭,如同时伴有 $PaCO_2>50mmHg$,为 II 型呼吸衰竭,急性呼吸窘迫综合征时氧合指数(PaO_2/FiO_2)<300mmHg。同时血气分析中 pH 值还可判断体内酸碱平衡和酸碱失衡时代偿状况。

2.肺功能检测

对于重症的呼吸衰竭患者,肺功能的临床应用受到限制,但肺功能检测有助于原发病的种类和病情严重程度的判断。常用的床边肺功能检测有,肺活量(VC)第一秒用力呼气量(FEV1)和呼气峰流速(PEF)等。在患者病情允许且具备床边肺功能测定条件的情况下可考虑实施。

3.胸部影像学检查

对于呼吸衰竭患者,应常规行胸部 X 线检查,如病情需要,必要时还应行胸部 CT,MRI 和放射性核素肺扫描等。

4.其他检查

其他检查还包括血常规、血电解质、肝肾功能检测等。

(二)急救处理

急性呼吸衰竭作为临床常见危重症,直接危及伤病员的生命,应采取及时有效的抢救措施,为原发病的治疗争取时间和创造条件,努力降低病死率。

1.常规处理

(1)保持气道通畅,吸氧并维持适宜的氧合指数,建立静脉通路。

(2)24 小时严密监测患者的神志、呼吸、血压、心率等生命体征以及血气变化。

2.病因治疗

积极治疗急性呼吸衰竭原发病,去除诱发急性呼吸衰竭的病因,如重症肺炎时抗生素的应用,呼吸道梗阻、严重气胸、大量胸腔积液、药物中毒等所引起的呼吸衰竭。

3.呼吸支持治疗

(1)常规氧疗:如仍不能及时纠正低氧血症和(或)二氧化碳潴留,患者的病情进行性加重时,均应视为机械通气的适应证,应立即采取机械通气。可根据病情采取无创或有创机械通气,并及时经气道吸痰以保证呼吸道通畅,对于深部大量分泌物不易排除者,也可考虑纤维支气管镜吸除。对有小气道痉挛的患者,可予雾化吸入 β_2 受体激动剂或选择性 M 受体阻断剂等,有利于舒张支气管,促进排痰。

(2)体外膜肺氧合(ECMO):体外膜肺氧合是利用体外膜肺来提高 PaO_2 和(或)降低 $PaCO_2$,从而部分或完全替代肺功能。主要用于治疗患有极度严重但又潜在可逆的肺部疾患的患者,但治疗费用高昂。

4.控制感染

控制感染是急性呼吸衰竭治疗的一个重要方面,需合理选用抗生素。抗生素的选择应根据痰培养、血培养和药敏结果选用敏感抗生素。但临床上早期应根据病情,经验性选用抗生素,以免延误治疗。

5.维持循环稳定

急性呼吸衰竭治疗过程中,应维持血流动力学及循环功能的稳定。对于血流动力学不稳定者,在监测中心静脉压(CVP)的基础上,除及时纠正低血容量,维持体液平衡外,必要时应用血管活性药物如多巴胺、去甲肾上腺素等,以改善循环功能并维持其相对稳定。

6.营养支持

能量供给不足是导致或加重呼吸肌疲劳的重要原因之一,应通过肠外或肠内营养的方式补充热量,改善营养状况,避免补充过量的碳水化合物,增加二氧化碳产生,加重呼吸肌的负担。

7.预防并发症

急性呼吸衰竭时由于低氧血症和(或)高碳酸血症,常可导致心、脑、肾、肝、胃肠道等重要脏器损伤。因此,急性呼吸衰竭时,脑水肿的预防与治疗,心、肝、肾功能的保护,急性胃肠黏膜病变出血的防治以及电解质、酸碱平衡的维持都是需要高度重视的环节。

五、护理措施

1.一般护理

①将患者放在坐位或半坐卧位,以利于呼吸和保证患者舒适。②做好心理护理,安慰患者,消除其紧张情绪。③清醒患者给予高蛋白、高热量、高维生素、易消化饮食。④做好口腔、皮肤护理,防止细菌感染。

2.建立静脉通道

便于药物治疗。

3.病情观察

①注意观察患者的意识、呼吸频率与节律、有无发绀,监测动脉血气值的变化。②监测血压、脉搏、心律及体温的变化,观察原发病的临床表现。③观察神经系统的表现,如意识、瞳孔的变化,及时发现脑水肿及颅内压增高。④监测和记录液体的出入量。⑤观察氧疗的效果。⑥注意控制静脉用药的滴速,及时监测血钾等电解质的变化。

4.清除痰液,保持呼吸道通畅

鼓励患者做深呼吸、有效的咳嗽和咳痰,必要时给予吸痰。协助患者翻身、叩背,必要时给予肺部物理疗法。

5.机械通气患者的护理

①保持呼吸机正常运转。②保持呼吸机管路接口紧密。③监测呼吸机各参数,并了解通气量是否合适。④及时发现并防治机械通气的并发症。

6.用药的观察与护理

①呼吸兴奋剂:使用呼吸兴奋剂时要保持呼吸道通畅,液体给药不宜过快,用药后注意观察呼吸频率、节律及意识变化,若出现恶心、呕吐、烦躁、面部抽搐等药物反应,应及时与医生联系,出现严重肌肉抽搐等反应时应立即停药。②肾上腺皮质激素:应用肾上腺皮质激素时,应加强口腔护理,防止口腔真菌感染。

第三节　肺栓塞

肺血栓栓塞症(PTE)为来自静脉系统或右心的血栓阻塞肺动脉或分支所致的以肺循环和呼吸功能障碍为主要临床和病理生理特征的疾病。肺栓塞(PE)是以各种栓子阻塞肺动脉系统为其发病原因的一组疾病或临床综合征的总称,包括 PTE、脂肪栓塞综合征、羊水栓塞、空气栓塞等。PTE 为 PE 最常见的类型,通常所称的 PE 即指 PTE。PTE 常发生于右肺和下肺叶。引起 PTE 的血栓主要来源于深静脉血栓形成(DVT)。DVT 与 PTE 实质上为一种疾病过程在不同部位、不同阶段的表现,两者合称为静脉血栓栓塞症(VTE)。

一、危险因素

导致血栓形成的危险因素(包括任何可以导致静脉血液淤滞、静脉系统内皮损伤和血液高凝状态的因素)均为 PTE 的病因。这些危险因素包括原发性及获得性危险因素,原发性危险因素一般指的是血液中一些抗凝物质及纤溶物质先天性缺损,如蛋白 C 缺乏、蛋白 S 缺乏、抗凝血酶Ⅲ(ATⅢ)缺乏等,常以反复静脉血栓形成和栓塞为主要临床表现。获得性危险因素临床常见有:高龄、长期卧床、长时间旅行、动脉疾病(含颈动脉及冠状动脉病变)、近期手术史、创伤或活动受限如脑卒中、肥胖、真性红细胞增多症、管状石膏固定患肢、VTE 病史、急性感染、抗磷脂抗体综合征、恶性肿瘤、妊娠、口服避孕药或激素替代治疗等。心血管有创诊疗技术的广泛开展,也增加了 PTE 的发生。重视上述危险因素将有助于对 PTE 的早期识别。

二、临床表现

PTE 症状多样,缺乏特异性,可从无症状,到血流动力学不稳定,甚或猝死。常见症状有:①不明原因的呼吸困难及气促,尤以活动后明显,为 PTE 最常见症状;②胸痛,包括胸膜炎性胸痛及心绞痛样胸痛;③晕厥,可为 PTE 首发或唯一的临床症状;④咯血,常为少量咯血,大咯血少见;⑤烦躁不安、惊恐甚至濒死感;⑥咳嗽、心悸等。各病例可出现以上症状的不同组合。临床上有时出现所谓"三联征",即同时出现呼吸困难、胸痛及咯血,但仅见于 20% 的患者。

常见体征有:①呼吸系统:呼吸急促最常见;发绀;肺部有时可闻及哮鸣音和(或)细湿啰音;合并肺不张和胸腔积液时出现相应的体征。②循环系统:心动过速,主要表现为窦性心动过速,也可发生房速、房颤/房扑或室性心律失常;多数患者血压可无明显变化,大面积 PTE 可有血压下降,甚至休克;颈静脉充盈、怒张或搏动增强;肺动脉瓣区第二心音亢进或分裂,三尖瓣可闻收缩期杂音。③其他:可伴发热,多为低热。

DVT 的症状与体征:下肢 DVT 的主要表现为患肢肿胀、周径增粗、疼痛或压痛、皮肤色素沉着,行走后患肢易疲劳或肿胀加重。但半数以上的下肢 DVT 患者无自觉症状和明显体征。应测量双侧下肢的周径来评价其差别,进行大、小腿周径的测量点分别为髌骨上缘以上15cm 处,髌骨下缘以下 10cm 处。双侧相差＞1cm 即考虑有临床意义。

三、诊断与鉴别诊断

(一)PTE 的诊断程序

PTE 的临床表现多样,有时隐匿,缺乏特异性,确诊需特殊检查。检出 PTE 的关键是提高诊断意识。PTE 诊断程序一般包括疑诊、确诊、求因 3 个步骤。

1.根据临床情况疑诊 PTE(疑诊)

如患者出现上述临床表现特点,尤其是存在危险因素的病例出现不明原因的呼吸困难、胸痛、晕厥、休克或伴有单侧或双侧不对称性下肢肿胀、疼痛等,应进行如下检查。

(1)血浆 D-二聚体(D-dimer):敏感性高而特异性差。急性 PTE 时常 $>500\mu g/L$,若 $<500\mu g/L$ 有重要的排除诊断价值。

(2)动脉血气分析:常表现为低氧血症、低碳酸血症,肺泡-动脉血氧分压差 $P(A\text{-}a)O_2$ 增加($>15mmHg$)。

(3)心电图:常见的 ECG 改变是电轴右偏;肺型 P 波;$S_I Q_{III} T_{III}$(Ⅰ导联 S 波变深,S 波 $>1.5mm$,Ⅲ导联有 Q 波和 T 波倒置);右心前区导联及Ⅱ、Ⅲ、aVF 导联 T 波倒置;RBBB 等。

(4)X 线胸片:可显示:①肺动脉阻塞征:区域性肺血管纹理纤细、稀疏或消失,肺野透亮度增加;②肺动脉高压征及右心扩大征:右下肺动脉干增宽或伴截断征,肺动脉段膨隆以及右心室扩大;③肺组织继发改变:肺野局部片状阴影,尖端指向肺门的楔形阴影,肺不张或膨胀不全,肺不张侧可见膈肌抬高,有时合并胸腔积液。

(5)超声心动图:对提示 PTE 和除外其他心血管疾病以及进行急性 PTE 危险度分层有重要价值。对于严重的 PTE 病例,可以发现右心室功能障碍(RVD)的一些表现,可提示或高度怀疑 PTE。若在右房或右室发现血栓,同时患者临床表现符合 PTE,可作出诊断。偶可因发现肺动脉近端的血栓而直接确诊。超声心动图检查符合下述两项指标即可诊断 RVD:①右心室扩张;②右心室壁运动幅度降低;③下腔静脉扩张,吸气时不萎陷;④三尖瓣反流压差 $>30mmHg$。

(6)下肢深静脉超声检查:为诊断 DVT 最简便的方法。

2.对疑诊病例进一步明确诊断(确诊)

在临床表现和初步检查提示 PTE 的情况下,应安排 PTE 的确诊检查,包括以下 4 项,其中 1 项阳性即可明确诊断。

(1)螺旋 CT:是目前最常用的 PTE 确诊手段。对怀疑 PTE 患者行 CT 肺动脉造影(CT-PA),能够准确发现段以上肺动脉内的血栓。①直接征象:肺动脉内的低密度充盈缺损,部分或完全包围在不透光的血流之间(轨道征)或者呈完全充盈缺损,远端血管不显影;②间接征象:肺野楔形密度增高影,条带状高密度区或盘状肺不张,中心肺动脉扩张及远端血管分支减少或消失。

(2)放射性核素肺通气/血流灌注(V/Q)显像:典型征象是呈肺段分布的肺血流灌注缺

损,并与通气显像不匹配。高度可能的征象为至少两个或更多肺段的局部灌注缺损,而该部位通气良好或 X 线胸片无异常。V/Q 显像对于远端 PTE 诊断价值更高,且可用于肾功能不全和碘造影剂过敏患者。新近开展的 V/Q 断层显像(V/QSPECT)诊断 PTE 的准确性更高。

(3)磁共振显像(MRI):MRI 肺动脉造影(MRPA)可以直接显示肺动脉内的栓子及 PTE 所致的低灌注区,可确诊 PTE。

(4)肺动脉造影:为诊断 PTE 的经典与参比方法,属于有创性检查,不作为 PTE 诊断的常规检查方法。其影像特点为:血管腔内充盈缺损,肺动脉截断,栓塞区域血流减少及肺动脉分支充盈及排空延迟。肺动脉造影可显示直径 1.5mm 的血管栓塞。

3.寻找 PTE 的成因和危险因素(求因)

对某一病例只要疑诊 PTE,无论其是否有 DVT 症状,均应进行体检,并行下肢深静脉检查(包括下肢深静脉血管超声多普勒检查、放射性核素下肢深静脉造影、CT 静脉造影、MRI 静脉造影、肢体阻抗容积图等),以帮助明确是否存在 DVT 及栓子的来源。同时要注意患者有无易栓倾向,尤其是对于年龄<40 岁,复发性 PTE 或有突出 VTE 家族史的患者,应考虑易栓症的可能性,应做易栓症方面的相关检查。对不明原因的 PTE 患者,应对隐源性肿瘤进行筛查。

(二)急性 PTE 的危险分层

1.高危(大面积)PTE

定义为存在血流动力学障碍或伴有低血压状态。临床上以休克和低血压为主要表现,即收缩压<90mmHg 或较基础值下降幅度≥40mmHg,持续 15 分钟以上或需要血管活性药物维持。须除外新发生的心律失常、低血容量或感染中毒症等其他原因所致的血压下降。2011 年 AHA 补充了无脉或持续心动过缓(心率<40 次/分伴有休克症状或体征)。此型患者病情变化快,预后差,临床病死率>15%。

2.中危(次大面积)PTE

定义为血流动力学稳定,但存在右心功能不全和(或)心肌损伤。右心功能不全的诊断标准:临床上出现右心功能不全的表现,超声心动图检查提示存在 RVD 或脑钠肽(BNP)升高(>90pg/mL)或 N 末端脑钠肽前体(NT-proBNP)升高(>500pg/mL)。心肌损伤:心电图 ST 段升高或压低或 T 波倒置;肌钙蛋白 I(cTNI)升高(>0.4ng/mL)或肌钙蛋白 T(cTNT)升高(>0.1ng/mL)。此型患者可能出现病情恶化,临床病死率 3%~15%,需密切监测病情变化。

3.低危(非大面积)PTE

定义为血流动力学稳定,无右心功能不全和心肌损伤。临床病死率<1%。

(三)鉴别诊断

由于 PTE 的症状和体征均缺乏特异性,还可同时见于其他多种疾病,故人们常称 PTE 为具有多种临床表现的潜在致死性疾病,因此 PTE 应与下述常见疾病进行鉴别:冠心病、急性冠脉综合征、心肌炎、肺炎、胸膜炎、主动脉夹层、支气管哮喘、肺不张、慢性阻塞性肺气肿、原发性肺动脉高压及急性呼吸窘迫综合征(ARDS)等疾病进行鉴别。在临床实践过程中,如熟知 PTE 的临床表现特点,并将 PTE 作为鉴别诊断的主要考虑内容,就会大大减少 PTE 的误诊率及漏诊率。

四、治疗

（一）一般性治疗与呼吸循环支持治疗

包括：①密切监测呼吸、血压、心率、心电图及血气等变化；②绝对卧床休息 2～3 周，保持大便通畅，以防血栓脱落；③对症治疗：如胸痛、烦躁给予吗啡；缺氧予以吸氧；休克应用多巴胺、多巴酚丁胺、去甲肾上腺素等；心力衰竭按心力衰竭治疗等。

（二）溶栓治疗

溶栓治疗是高危 PTE 患者的一线治疗方案。对于高危 PTE 患者，只要不存在溶栓治疗绝对禁忌证，均应给予静脉溶栓治疗；对于部分中危 PTE 患者，若无禁忌证可考虑溶栓，但其溶栓适应证仍有待确定；对于低危 PTE 患者，不建议行溶栓治疗。溶栓的时间窗为 PTE 症状发生后 14 天内，但越早越好。溶栓治疗主要并发症为出血。最严重的是颅内出血，发生率 1%～2%，近半数死亡。用药前应充分评估出血的危险性，必要时应配血，做好输血准备。溶栓前宜留置外周静脉套管针，以方便溶栓中取血监测，避免反复穿刺血管。

1.溶栓禁忌证

①溶栓治疗绝对禁忌证有活动性内出血和近期（14 天内）自发性颅内出血。②溶栓治疗相对禁忌证有：10 天内胃肠道出血；15 天内严重创伤；2 周内大手术、分娩、器官活检或不能压迫止血部位的血管穿刺；1 个月内神经外科或眼科手术；未控制的高血压≥180/110mmHg；创伤性心肺复苏；感染性心内膜炎（SBE）；心包炎或心包积液；严重肝、肾功能不全；妊娠、分娩期；出血性疾病，血小板计数＜$100×10^9$/L；抗凝过程中（如正在用华法林）；糖尿病出血性视网膜病变；3 个月内的缺血性脑卒中；高龄（＞75 岁）等。对于致命性大面积 PTE，上述绝对禁忌证亦应被视为相对禁忌证。

2.国内常用溶栓药物及治疗方案

（1）重组组织型纤溶酶原激活剂（rt-PA）：首选药物。用法：rt-PA50mg（国外常用 100mg）加入注射用水 100mL，持续静脉滴注 2 小时。

（2）尿激酶：①尿激酶 2 小时方案：2 万 IU/kg 加入生理盐水 100mL 中持续静脉滴注 2 小时。②尿激酶 12 小时方案：负荷量 4400IU/kg，加生理盐水 20mL，静脉注射 10 分钟，随后 2200IU/（kg·h），加入生理盐水 250～500mL 持续静脉滴注 12 小时。

（三）抗凝治疗

抗凝疗法为 PTE 和 DVT 的基本治疗方法，可有效防止血栓再形成和复发，同时可使自身纤溶机制溶解已存在的血栓，有效阻止静脉血栓的进展。当临床疑诊 PTE 时，若无禁忌证，即应开始抗凝治疗。常用的抗凝药物有普通肝素（UFH）、低分子肝素（LMWH）、磺达肝癸钠及华法林等。在治疗初期先用普通肝素或低分子肝素，然后以华法林维持治疗。

使用尿激酶溶栓期间不同时使用肝素治疗；但以 rt-PA 溶栓时，在 rt-PA 注射结束后即可使用肝素治疗。溶栓治疗结束后，应每 2～4 小时测定一次活化部分凝血活酶时间（APTT），当其水平降至正常值的 2 倍时，即应开始规范的肝素治疗。

抗凝治疗前应测定基础APTT,凝血酶原时间(PT)及血常规(含血小板计数、血红蛋白),评估是否存在抗凝的禁忌证。

1. 抗凝治疗绝对禁忌证

①脑出血、消化系统出血急性期;②恶性肿瘤;③动静脉畸形。

2. 抗凝治疗相对禁忌证

①既往有出血性疾病;②血压未控制≥180/110mmHg;③2周内的大手术、创伤、活组织检查;④产后;⑤严重肝、肾功能不全。

3. 抗凝药物用法

(1)普通肝素(UFH):首剂负荷量80U/kg(3000~5000U)静脉注射,随后以18U/(kg·h)持续静脉滴注。在开始治疗后的最初24小时内每4~6小时测定APTT,依APTT来调整肝素的用量,尽快使APTT达到并维持于正常值的1.5~2.5倍,达到稳定治疗水平后改为每日测定APTT 1次。肝素亦可用皮下注射方式给药,一般先予静脉注射负荷量3000~5000U,然后按250U/kg剂量每12小时皮下注射1次。调节注射剂量,使注射后6~8小时的APTT达到治疗水平。肝素一般用7~10天。因可能引起肝素诱导的血小板减少症(HIT),在使用UFH时,第1周每1~2天、第2周起每3~4天必须复查血小板计数1次,以防出现肝素诱导的血小板减少症(HIT)。如出现血小板迅速或持续降低达30%以上或血小板计数$<100\times10^9$/L,应停用UFH,一般在肝素停用后10天左右,血小板可逐渐恢复。在应用肝素过程中如发生大出血,可用全量鱼精蛋白对抗,即1mg鱼精蛋白对抗100IU肝素。

(2)低分子肝素(LMWH):LMWH具有生物利用度好、无须检测APTT和调整剂量、HIT发生率低、安全等优点。国内常用的LMWH有:达肝素(法安明,100U/kg)、依诺肝素(克赛,100U/kg)和那曲肝素(速避凝,0.01mL/kg),均为每日2次皮下注射,疗程7~10天。由于LMWH由肾脏清除,对于肾功能不全,尤其肌酐清除率<30mL/min者慎用,应选用UFH治疗。

(3)磺达肝癸钠:通过与抗凝血酶特异结合,介导对Ⅹa因子的抑制作用,无HIT作用。可用于VTE的初始治疗,也可替代肝素用于出现HIT患者的治疗。用法:5mg(体重<50kg)、7.5mg(体重50~100kg)、10mg(体重>100kg)皮下注射,每日1次。

(4)华法林:在肝素/磺达肝癸钠开始应用后的第1天即可加用口服抗凝剂华法林,初始剂量为3.0~5.0mg/d。由于华法林需要数天才能发挥全部作用,因此与肝素(或LMWH)需至少重叠应用5天,当国际标准化比值(INR)达到2.5(2.0~3.0)时或PT延长至正常值的1.5~2.5倍时,持续至少24小时,方可停用肝素,单用华法林抗凝治疗。华法林抗凝目标INR范围在2.0~3.0之间。初始服用华法林因INR未达标,故需每日监测INR,达标后开始2周监测2~3次,以后如INR趋于稳定,则每周测1次,以后半月查1次INR,如INR均趋于稳定可4周查1次INR。妊娠期禁用华法林,可用UFH或LMWH治疗。产后和哺乳期妇女可用华法林。华法林的主要并发症是出血,可用维生素K拮抗。

抗凝治疗的持续时间因人而异,一般口服华法林的疗程至少为3个月。部分病例的危险因素短期可以消除,如服雌激素或临时制动,疗程可能为3个月即可;对于栓子来源不明的首发病例,需至少6个月;对复发性VTE,或危险因素长期存在者,如合并恶性肿瘤或复发性静脉血栓栓塞症,并发肺心病或肺动脉高压者需长期(1年以上)或终身抗凝治疗。

新型抗凝血药物包括直接凝血酶抑制剂阿加曲班、达吡加群酯以及直接 Xa 因子抑制剂利伐沙班、阿派沙班等。

(四)其他治疗方法

1.肺动脉导管碎解和抽吸血栓

对于肺动脉主干或主要分支的高危 PTE,存在以下情况:①溶栓治疗禁忌;②经溶栓或积极的内科治疗无效;③或在溶栓起效前(在数小时内)很可能会发生致死性休克。若有条件,可采用导管辅助去除血栓(导管碎解和抽吸肺动脉内巨大血栓),一般局部小剂量溶栓和机械碎栓联合应用。

2.肺动脉血栓摘除术

仅适用于经积极的内科治疗或导管介入治疗无效的紧急情况,如致命性肺动脉主干或主要分支堵塞的高危 PTE,有溶栓治疗禁忌证或在溶栓起效前(在数小时内)很可能会发生致死性休克。但手术风险大,需较高的技术条件。

3.放置腔静脉滤器

下腔深静脉血栓为 PTE 重要的血栓来源,为防止血栓脱落及 PTE 再发,在下肢放置下腔静脉滤器。因滤器只能预防 PTE 复发,并不能治疗深静脉血栓形成,因此需严格掌握适应证,其适应证为:①下肢近端静脉血栓,但抗凝治疗禁忌或抗凝治疗出现并发症者;②下肢近端静脉大块血栓溶栓治疗前;③经充分抗凝治疗后 PTE 复发者;④伴有血流动力学不稳定的大块 PTE;⑤行导管介入治疗或肺动脉血栓剥脱术者;⑥伴严重肺动脉高压或肺源性心脏病患者。研究表明,植入永久型滤器后能减少 PTE 的发生,但并发症发生率较高。早期滤器植入部位血栓形成的发生率为 10%,晚期 DVT 发生率约 20%,5 年闭塞率约 22%,9 年闭塞率约 33%。为避免腔静脉滤器长期留置体内带来的血栓并发症,可选择植入可回收滤器,能有效预防 PTE 再发。待下肢静脉血栓消失或无血栓脱落风险时,可考虑在 12~14 天内将腔静脉滤器回收取出。

(五)慢性血栓栓塞性肺动脉高压(CTEPH)的治疗

CTEPH 为肺动脉内反复栓塞及血栓形成致肺血管阻力增加,表现为栓塞性肺动脉高压及右心功能不全。发病多隐匿、缓慢。内科以口服华法林治疗为主。有指征时可行肺动脉血栓内膜剥脱术或放置下腔静脉滤器。必要时行肺移植术。

五、急救护理

1.肺栓塞急性期的护理

(1)卧位与休息:当患者出现呼吸困难、胸痛时立即通知医生,安慰患者,抬高床头或协助患者取半卧位,对于轻中度呼吸困难的患者可采用鼻导管或面罩吸氧,对于严重呼吸困难的患者必要时行机械通气。

(2)保持室内环境安静、空气新鲜,患者应卧床休息,避免用力,以免引起深静脉血栓的脱落。必要时适当给予镇静、止痛、镇咳等对症治疗。

（3）有下肢深静脉血栓形成的患者，患肢应抬高制动，严禁热敷、按摩等，防止静脉血栓脱落而再次发生肺栓塞。

（4）止痛：胸痛轻、能耐受者，可不处理；但对胸痛较重、影响呼吸的患者，应给予止痛处理，以免剧烈胸痛影响患者的呼吸运动。

（5）吸氧：吸氧是一项重要的治疗措施，也是护理的重点之一。护理时要注意保持气道通畅，最好用面罩给氧，流量一般为 3～5L/min，以改善患者由于缺氧造成的通气过度现象。

（6）监测呼吸状态、意识状态、循环状态、心电活动等的变化。

（7）注意保暖，特别是休克、四肢末梢循环较差的患者。

（8）对高热患者执行高热急救护理。

（9）定期复查血浆 D-二聚体、动脉血气及心电图：血浆 D-二聚体测定可作为肺栓塞的初步筛选指标，但其特异性差，若其含量低于 $500\mu g/L$，对肺栓塞有重要的排除诊断价值。肺栓塞患者的血气分析常表现为低氧血症、低碳酸血症，肺泡-动脉血氧分压差 $[P_{(A\text{-}a)}O_2]$ 增大。大部分肺栓塞患者可出现非特异性的心电图异常，以窦性心动过速最常见，当有肺动脉及右心室压力升高时，可出现 $V_1～V_4$ 导联 ST 段异常和 T 波倒置。

（10）应用抗凝药和溶栓药的患者，注意观察有无出血症状和体征，如皮下穿刺点出血、牙龈出血、痰中带血以及头痛、头晕、恶心、呕吐、神志改变等脑出血症状，如有，应及时报告医生，采取有效措施。

（11）行机械通气者，要做好口腔护理，协助其翻身，认真做好基础护理，预防并发症的发生。

2.肺栓塞溶栓的护理

（1）溶栓前的护理：①保持环境舒适、安静，并备好急救物品及仪器，如抢救车、止血药、除颤仪等。②建立静脉通道，最好选择较粗、易固定的静脉留置套管针，便于给药。③治疗前测量血压、心率、呼吸次数，描记18导联心电图并给予心电监护。④心理护理：急性肺栓塞患者几乎全部有不同程度的恐惧和焦虑，应尽量多地陪伴患者，并采用非语言性沟通技巧，增加患者的安全感。必要时可遵医嘱适当给予镇静、止痛、镇咳等对症治疗措施。

（2）溶栓后的护理

①心理护理：随着溶栓药物的应用，血栓逐渐溶解，肺动脉再通，溶栓后患者自觉症状减轻，最明显的喘憋、气短明显好转，心率减慢，患者均有不同程度的想下床活动的要求。这时要做好解释工作，让患者了解溶栓后仍需卧床休息，以免栓子脱落，造成再栓塞，避免患者由于知识缺乏而导致不良后果。

②有效制动：急性肺栓塞溶栓后，下肢静脉血栓松动，极易脱落，患者应绝对卧床 2 周，不能做双下肢用力的动作及双下肢按摩。避免腹压增加的因素，尤其是便秘和上呼吸道感染，要积极治疗，以免排便用力或咳嗽时腹压增大，造成血栓脱落。吸烟者应劝其戒烟。卧床期间做所有的外出检查均要用平车接送。

③做好皮肤护理：急性肺栓塞溶栓后，需较长时间卧床，要注意保护患者皮肤，如床垫的软硬度要适中，保持患者皮肤干燥、床单平整。每 2 小时协助患者翻身一次，避免局部皮肤长期受压、破损。

④合理营养:急性肺栓塞初起时患者多有食欲缺乏,有些患者惧怕床上排尿排便而不敢进食,应给予患者心理疏导,使其放松。饮食以清淡、易消化、富含维生素为宜,以保证疾病恢复期的营养。

(3)观察用药反应

①溶栓药的护理:a.密切观察出血征象,如皮肤青紫、血管穿刺处出血过多、血尿、严重头疼、神志变化等。b.严密观察血压,当血压过高时,及时通知医生适当处理。c.用尿激酶或链激酶溶栓治疗后应每2～4小时测定一次PT或活化部分凝血活酶时间(APTT),当其水平降至正常值的2倍时按医嘱开始应用肝素抗凝。

②抗凝药的护理:a.肝素:在开始治疗后的最初24小时内每4～6小时监测APTT,达稳定治疗水平后,改为每天监测APTT。b.华法林:在治疗期间应定期监测国际标准化比值(INR)。在INR未达到治疗水平时需每天监测,达到治疗水平后每周监测2～3次,共监测2周,以后延长到每周或更长时间监测一次。

六、健康教育

1.疾病预防

肺栓塞早期发现、早期预防是关键,高危人群要注意以下几点。

(1)改变生活方式。如戒烟,适当运动,控制体重,保持心情愉快,饮食方面减少胆固醇的摄入,多进食新鲜蔬菜,适当饮茶。

(2)对存在深静脉血栓形成危险因素的人群,应避免长时间保持坐位(特别是跷二郎腿)、穿束膝长筒袜、长时间站立不活动等。注意保持大便通畅,多吃富含纤维素的食物,必要时可给予缓泻剂或甘油灌肠。

(3)下肢外伤或长期卧床者,应经常按摩下肢或者使用预防血栓形成的药物。将腿抬高至心脏以上水平可促进下肢静脉血液回流。

(4)孕产妇要保持一定的运动量,不要久卧床。长期服用避孕药的妇女,服药时间不要超过5年。

(5)曾有静脉血栓史(如腿疼,下肢无力、压痛,皮下静脉曲张,双下肢出现不对称肿胀)的患者最好能定期检查。

(6)经过腹部或胸部大型手术、膝部及髋部置换术者,有髋部骨折、严重创伤或脊柱损伤者,则需要使用抗凝药物和机械性措施来预防深静脉血栓形成,如穿加压弹力抗栓袜,应用下肢间歇序贯加压充气泵,以促进下肢静脉血液回流。

2.出院指导

(1)定期随诊,按时服药,特别是抗凝药,一定要保证按医嘱服用。

(2)积极治疗诱发性疾病:包括慢性心肺疾病(如风湿性心脏病、心肌病、冠状动脉粥样硬化性心脏病、肺源性心脏病)、下肢静脉病变(如炎症、静脉曲张)、骨折等。

(3)服用抗凝药的患者指导其自我观察有无出血现象及注意早期出血症状,如牙龈出血、皮肤破口流血不止等。合理饮食,避免服用非甾体抗炎药、激素、强心药等,以免影响抗凝药的作用。

(4)遵医嘱定期复查抗凝指标,学会看抗凝指标化验单。

(5)平时要注意活动下肢,有下肢静脉曲张者可穿弹力袜,避免下肢深静脉血液滞留导致血栓复发。

(6)存在相关发病因素的情况下,突然出现胸痛、呼吸困难、咳血痰等表现时,应警惕肺血栓栓塞症的可能性,需及时就诊。

第三章 外科护理

第一节 颅脑创伤

颅脑创伤(TBI)在创伤中占有重要地位,全球每年大约有超过1000万人因创伤性脑损伤住院或死亡。颅脑创伤具有发病率高、伤情变化快、多需急诊手术等特点,中国颅脑创伤资料库初步统计结果显示,急性颅脑创伤住院患者中,重型颅脑创伤患者死亡率>20%,严重残废率>50%。无论是和平还是战争时期,颅脑创伤均占全身各部位创伤数的20%左右,其发生率仅次于四肢创伤,居第二位,而死亡率却居首位。

颅脑损伤归属于中医的"头痛""头部内伤""骨折"等范畴。《灵枢·邪气脏腑病形》云:"有所堕坠,恶血留内。"纵观历代文献,几乎所有医家都认为血瘀是颅脑损伤的基本病机。如晋·葛洪的《肘后方》、唐·孙思邈的《备急千金要方》、明·汪机的《外科理例》、明·陈实功的《外科正宗》、清·祁坤的《外科大成》、清·许克昌的《外科证治全书》等,均在"跌扑损伤"部分有非常相似的记载。清·钱文彦的《伤科补要》列专篇详细论述"高坠下伤""颠顶骨伤""囟门骨伤"等,均不离血瘀这个核心。国内外众多研究证实中医药对于颅脑损伤的治疗,具有病程短、并发症少、不良反应少以及价格低廉的优势。

一、病因与发病机制

颅脑创伤多由暴力直接作用于头部或通过躯体传递间接作用于头部引起。平时多为交通事故、高处坠落、挤压伤、刀刃伤、拳击伤等,战争时多为火器伤或爆炸性武器引起的冲击波所致。颅脑损伤的方式和机制有下列几种。

1.直接损伤

①加速性损伤:为运动中的物体撞击于静止的头部,使头部沿外力方向做加速运动发生的脑损伤;②减速性损伤:为运动的头部撞击于静止的物体而突然减速时发生的脑损伤;③挤压性脑损伤:为头部两侧同时受硬物挤压所发生的脑损伤。一般加速性损伤常较轻,脑损伤通常仅发生在受力侧;而减速性损伤常较重,受力侧和对侧均可发生脑损伤,往往以对侧损伤较重。

2.间接损伤

①传递性损伤:如坠落时臀部或双足着地,外力沿脊柱传递到头部所致;②挥鞭式损伤:外力作用于躯体使之急骤运动时,静止的头部由于惯性被甩动致伤;③胸腹挤压伤时,骤升的胸内压或腹内压沿血流冲击脑部致伤;④爆炸气浪伤。

3.旋转损伤

外力使头部沿某一轴心做旋转运动时,除上面提到的一些因素外,高低不平的颅底、具有锐利游离缘的大脑镰和小脑镰,均对脑在颅内做旋转运动产生障碍,并形成剪力(切应力),从而使脑的相应部位因受摩擦、牵扯、撞击、切割等机械作用而受损伤。

闭合性颅脑损伤的机制是复杂的。由于颅骨是一个坚硬的圆球形和不规则中空的骨性容器,在外力直接作用于头部的瞬间,除了足以引起凹陷骨折和导致脑损伤外,通常还有使颅骨局部急速内凹和立即弹回的复位过程,引起颅内压急骤升高和降低,产生负压。因此,脑除了在撞击受力侧发生损伤外,在继发性的负压吸引下,又被撞击到受力点对侧的骨壁致伤。发生在受力点的脑损伤称为冲击伤,对侧的脑损伤称为对冲伤。需要说明的是,大多数脑损伤不可能是由单一的损伤机制所致,通常是几种机制同时或先后作用的结果。

二、中医病因病机

(一)病因

本病病因主要是外伤导致的痰、瘀、热邪,病位在脑。脑部受外力打击后,脉络破裂,血液流出脉外,留于局部,形成瘀血。突然外力撞击脑部,导致脑内经气不通或气机壅闭或脑气逆乱;脉络破损,营血离经,积而成瘀,瘀阻清窍;瘀血郁积而化热,热盛伤津,炼液成痰,致痰热蒙窍;痰瘀交阻,蒙蔽清窍,致痰瘀蒙窍;痰、瘀、热内结,壅于肠腑,致腑气不通、燥屎内结,形成痰瘀蒙窍,兼热结腑实。

(二)病机

多数学者认为瘀血内阻是导致颅脑损伤的主要病机。外伤损伤元神之府,脏腑功能失调,宗气虚衰,痰瘀阻络,为虚实夹杂之证。初起之时以瘀血阻滞、痰热互结为主,其后多由实转虚,形成诸多以虚证为主的临床表现。其中以气阴两虚常见,阴虚主要表现为肾、肝、心阴虚,气虚主要表现为心、脾气虚。其中病程不同也使得颅脑损伤患者的病机有所差别,其中在急性期的颅脑损伤患者以瘀停清窍证多见,但是在急性期的病机却不止血瘀一种。颅脑损伤患者在急性期多以基本病症血瘀作为诱导因素,通过一系列的演变,最终导致脑气不通、痰热蒙窍、痰瘀蒙窍兼热结腑实、瘀停清窍以及痰瘀蒙窍证等交错发展;同时,在恢复期,颅脑损伤患者仍然有瘀血存在清窍,但是症状逐渐向虚实夹杂(或者虚证)转变,病机主要为脑髓不足、气虚血瘀以及肾精亏虚等。

三、临床表现

(一)头皮损伤

1.头皮挫伤

挫伤伤及头皮全层,局部组织肿胀、淤血,压痛明显。常合并头皮血肿。

2.头皮裂伤

根据致伤物的性质和形状不同,伤口呈直线形或不规则形。裂伤浅而未累及帽状腱膜时,裂口不能回缩,出血较多。由于头部血液循环供应丰富,出血量大,甚至可发生失血性休克。

3.头皮血肿

根据血肿发生的不同部位,分为皮下血肿、帽状腱膜下血肿和骨膜下血肿。皮下血肿小而硬,常因中心软、周边水肿隆起而误诊为凹陷性骨折;帽状腱膜下血肿,因该层为疏松结缔组织而血肿易于扩散,甚至覆盖整个头部,有明显波动感,出血量可以很大;骨膜下血肿,位于骨膜和颅骨之间,常为骨折出血所致,边缘不超过骨缝,波动感不如帽状腱膜下血肿明显。

4.头皮撕脱伤

多因工作时长发被旋转的机器卷入后受强力撕拉使头皮撕脱,深度多至帽状腱膜层,仅留骨膜在原处。

(二)颅骨骨折

颅骨骨折分为颅盖骨折和颅底骨折,颅骨骨折特别是颅底骨折常伴发硬膜外血肿、脑挫裂伤等,引起各种神经功能障碍。

1.颅盖骨折

一般骨折线不跨过骨缝。局部软组织肿胀、压痛明显,粉碎性骨折和凹陷性骨折可触及局部颅骨下陷。

2.颅底骨折

颅底骨折常为间接外力作用所致,根据骨折部位不同分为颅前窝骨折、颅中窝骨折和颅后窝骨折。颅前窝骨折时出血进入眶内,引起眼睑和球结膜下淤血,称"熊猫眼征";累及鼻旁窦时,出现鼻出血或脑脊液鼻漏或气体进入颅腔,造成外伤气颅;可伴有嗅神经、视神经损伤。颅中窝骨折,常造成脑脊液鼻漏和耳漏,可伴有面神经、听神经、动眼神经、滑车神经、外展神经和三叉神经损伤。颅后窝骨折常累及岩骨和枕骨基底部,出现枕下或乳突区皮下淤血,即 Battle 征;可伴有舌咽神经、迷走神经、副神经和舌下神经的损伤;如伴有脑干损伤则病情危重。

(三)闭合性脑损伤

1.脑震荡

脑震荡是脑损伤中最轻型的损伤,其临床特点为:①短暂意识障碍,表现为神志恍惚或完全昏迷,但很快随意识恢复而消失,一般不超过 30 分钟;②逆行性遗忘,患者清醒后不能回忆起受伤当时乃至损伤前后一段时间内的情况,但对往事记忆正常;③患者清醒后多有头痛、头晕、恶心呕吐;④脑震荡的神经系统检查无阳性定位体征,脑脊液中无细胞。

2.脑挫裂伤

脑挫裂伤是脑组织的器质性损伤,既可发生在着力部位,也可发生在对冲部位,常伴有不同程度的颅内血肿和脑水肿。其临床特点为:①意识障碍明显,持续时间长,昏迷时间短则数小时,长则数天、数周甚至数月,有的为持续性昏迷直至死亡;②有明显的神经损伤的定位体征,根据损伤部位不同可出现相应的神经损伤体征,如瞳孔散大、单瘫、偏瘫、失语、偏盲、局灶性癫痫、一侧或双侧锥体束征等;③颅内压增高,出现剧烈头痛、喷射性呕吐、血压升高等颅内高压症状;④生命体征变化,可出现高热或低温、循环与呼吸功能障碍、血压波动;⑤脑膜刺激征症状,脑挫裂伤合并外伤性蛛网膜下隙出血时,过多的红细胞及其破坏后形成的胆色素引起化学性刺激,使患者头痛加重、恶心、呕吐、颈项强直,并有克氏征阳性等脑膜刺激征症状;⑥癫痫发作,可在伤后短期内出现,多见于儿童,表现为大发作或局限性发作。

3.脑干损伤

脑干损伤是指中脑、脑桥和延脑等处的损伤,分为原发性和继发性两种。原发性是指外伤直接造成的脑干损伤,继发性是指由于颅内血肿、脑水肿所致的脑移位或脑疝对脑干压迫而引起的损伤。原发性脑干损伤病死率和致残率极高。脑干损伤的临床特点有:①长时间的意识障碍;②瞳孔和眼球位置异常,表现为双侧瞳孔大小不等且多变,眼球位置固定,两侧眼球分离和眼球震颤;③去大脑强直,表现为发作时双上肢伸直、内收和内旋,双下肢挺直,头后仰呈角弓反张状,可为阵发性或持续性强直;④生命体征异常,出现呼吸循环功能改变、中枢性高热;⑤交叉瘫痪,一侧脑干损伤可引起同侧脑神经麻痹,对侧肢体的中枢性麻痹或传导束型感觉障碍。

4.弥散性轴索损伤

弥散性轴索损伤是最近才被认识的一种原发性脑损伤,主要损伤脑的中轴及其邻近结构,如脑干、胼胝体、基底节区及第三脑室周围。轻度弥散性轴索损伤的临床表现与脑震荡相似,而严重者伤后立即出现意识障碍,昏迷时间超过 24 小时,甚至一直昏迷至植物状态。

(四)外伤性颅内血肿

外伤性颅内血肿是急性颅脑损伤最常见的继发性损伤之一,根据血肿出现时间可分为:①急性血肿,伤后 3 天内出现症状;②亚急性血肿,伤后 3 天~3 周内出现症状;③慢性血肿,伤后 3 周出现症状。根据血肿所在部位可分为下列几种:

1.硬脑膜外血肿

血肿位于颅骨和硬脑膜之间,多数为硬脑膜中动脉破裂所致,亦可由脑膜中静脉、静脉窦或板障静脉损伤所致,常由直接暴力引起,伴有颅骨骨折,多见于成人。其临床特点为大多数患者伤后出现昏迷-清醒-昏迷的中间清醒期,清醒期持续时间与出血快慢有关,一般短于 24 小时。同侧瞳孔散大,对侧肢体偏瘫,如不及时救治可在数小时后迅速变化,瞳孔由一侧散大至双侧散大,出现去大脑强直、呼吸循环衰竭而死亡。

2.硬脑膜下血肿

血肿位于硬脑膜与蛛网膜之间,急性型大多为重型颅脑损伤,伤后意识障碍严重,颅内压增高症状明显,神经损害体征多见,脑疝进展快;亚急性型临床表现与急性型相似,但症状较轻;慢性型头部外伤轻微,以颅内压增高表现为主要症状,可出现精神障碍。

3.脑内血肿

根据血肿发生部位深浅可分为浅部血肿和深部血肿。浅部血肿见于比较表浅的脑灰质损伤区或脑裂伤的裂口附近,血肿所在脑表面可有损伤迹象;深部血肿位于脑白质深部或靠近脑室壁而最终同时形成脑室出血。上述两种血肿都较少见,症状表现为严重脑挫裂伤。

4.脑室内出血

脑室内出血与损伤时头部做旋转运动所致剪刀损伤有关或者由脑深部血肿破入脑室所致。如脑脊液循环发生障碍可使血液凝结成血块,形成脑室内血肿。除原有脑损伤症状和颅内高压症状外,伤后早期即发生高热、昏迷,但缺乏定位体征。

5.颅后窝血肿

颅后窝血肿主要表现为急性颅内压增高症状以及小脑、脑干和后组脑神经受损的症状。

可有颈项强直、眼球震颤、肌张力减低、共济失调等小脑症状,体温升高、脉搏增快、呼吸急促、血压增高及锥体束征等脑干症状,软腭麻痹、发音和吞咽困难等后组脑神经受损症状。

6.迟发性颅内血肿

常见于脑内血肿和硬膜外血肿,伤后首次 CT 扫描未发现颅内出血或仅有无重要意义的发现,当病情恶化颅内压升高时再次做 CT 扫描,发现颅内血肿,常见于伤后 6 小时～3 天,以意识变化与颅内压升高为主要表现。

(五)开放性颅脑损伤

开放性颅脑损伤指暴力作用于头部,造成头皮、颅骨和脑膜均发生破裂,使脑组织与外界相交通,包括非火器伤和火器伤。其特点为致伤物进入颅腔,如不及时彻底进行清创处理易导致颅内感染。此外,伤口出血多,易发生失血性休克。

四、诊治要点

(一)外伤病史

注意受伤部位、致伤方式,受伤着力点擦伤、挫伤或撕裂伤及血肿、出血等,了解受伤时间、伤后意识改变情况。

(二)神经系统检查

(1)注意瞳孔变化、眼球活动;两侧瞳孔散大、眼球固定是病危征象。

(2)检查意识状态,可用格拉斯哥昏迷量表(GCS)动态评估昏迷程度。

(3)检查神经系统定位体征,阳性表现可有锥体束征、肢体抽搐或偏瘫、神经功能缺失或脑神经功能障碍,若损伤位于非功能区,可无阳性体征。

(4)颅内压增高症状和脑膜刺激征。

(三)全身检查

1.生命体征

血压上升、脉搏缓慢、呼吸加深变慢提示有颅内压增高;血压忽高忽低、呼吸忽快忽慢、心律不规则及中枢性高热,提示有脑干损伤;呼吸浅而不规则或叹息状,提示中枢性呼吸衰竭。

2.其他检查

检查有无合并其他部位损伤。

(四)实验室检查

脑脊液检查可见多量红细胞。

(五)特殊检查

1.X 线检查

可明确有无颅骨骨折;凹陷性骨折需加摄切线位片。

2.CT 与 MRI 检查

动态 CT 检查是确诊颅脑损伤的首选方法。有条件的医院应将 CT 检查作为颅脑创伤患者常规措施。可了解颅骨、脑组织损伤情况和颅内血肿部位、大小及脑水肿程度,有时需复查 CT 或 MRI 以明确有无迟发性血肿。

3.血气指标监测

对颅脑创伤患者进行血气指标监测,能早期发现低氧血症,并为改善患者呼吸功能、纠正酸碱失衡提供依据。

(六)中医辨证要点

颅脑损伤后由于病情变化的差异性较大,按照不同阶段进行辨证分型较为合理,在急性期特别是发病初期其病机特点主要是气机和血运失调、阴阳失衡,由于患者由一个阴平阳秘的正常人因外力致伤而病,无痰与饮的形成机制,因此痰凝与水停病机不明显。根据临床表现分为以下4型:

1.元神外脱证

患者受伤后立即出现神志昏愦,瞳孔变化,气短息微,面色苍白,目合口开,身冷汗出,手撒遗尿,舌淡,脉虚数或细微等表现。特重型颅脑损伤、脑干损伤、弥散性轴索损伤等均属于这一分型范畴。

2.瘀阻清窍证

患者受伤后出现神志不清,烦躁不安,意识时清时蒙,胡言乱语,面色苍白,恶心呕吐,皮肤瘀斑,舌质紫暗,脉细涩等临床表现。脑内血肿、脑挫裂伤、急性硬膜下血肿、硬膜外血肿等均属于这一分型范畴。

3.瘀阻脑络证

患者出现伤后头痛,痛处固定,痛如锥刺,头部青紫、瘀肿,心烦不寐,舌质紫暗有瘀点,脉弦涩等临床表现。外伤性蛛网膜下隙出血、颅底骨折等均属于这一分型。

4.外伤瘀滞证

患者受伤后出现头痛,头皮损伤、出血,头皮肿胀疼痛,瘀斑等临床表现。头皮裂伤、头皮下血肿等均属于这一分型。

五、急救处理

(一)现场急救

1.保持气道通畅

颅脑损伤伴有呕吐时,要注意保持呼吸道通畅,清除口腔内异物。昏迷患者可用口咽通气管,头偏向一侧,防止分泌物、血块堵塞气道,必要时可行气管插管;呼吸节律改变者应及时呼吸机辅助通气。

2.包扎止血

开放性创口用消毒敷料包扎伤口,切忌在现场拔除致伤物,以免引起大出血。有休克者应积极进行抗休克治疗,开放性损伤早期应用抗生素预防感染。

3.脱水降颅压

有明显的意识障碍或神经定位体征、无休克的患者可快速静脉推注20%甘露醇和(或)呋塞米。

(二)院内急救

1.急诊治疗

(1)充分休息:至少卧床1~2周,有耳鼻出血和脑脊液漏者,应保持引流通畅,不宜堵塞,无休克者可置头高位,密切观察病情变化。

(2)脱水降颅压:有颅内压增高的患者,应积极使用脱水剂降颅压,如能在颅内压监测下使用脱水剂更佳。常用药物有20%甘露醇,呋塞米,可交替使用。

(3)改善脑细胞代谢,保护脑细胞:常用药物有纳洛酮、神经节苷脂(GM1)、胞二磷胆碱、尼莫地平、ATP、维生素C、维生素E类和吡硫醇、吡拉西坦等药物等。

(4)维持水、电解质和酸碱平衡:尤其对使用大量脱水剂的患者应注意保持钾平衡。

(5)亚低温脑保护治疗:因头部局部降温通常难以使脑温降至亚低温水平,而全身降温方法比较可靠。目前国内外临床多采用32～35℃亚低温治疗重型颅脑损伤患者。

(6)对症治疗:开放伤常规使用抗生素和破伤风抗毒血清,有抽搐者予以解痉药,高热者予以物理降温。

2.手术治疗

(1)清创:原则上应在6小时内彻底清创,在使用抗生素的情况下,48小时仍可进行清创缝合,有明显感染者应扩大骨窗引流。

(2)脑损伤:脑震荡无须特殊治疗;脑挫裂伤一般采用非手术治疗,少数脑组织损伤严重而局限,出现液化坏死或合并脑疝征象者,可考虑清除坏死组织、去骨瓣减压或颅骨开窗减压。

(3)急性硬膜外血肿>30mL,颞部>20mL,需立刻开颅手术清除血肿。

(4)急性硬膜外血肿<30mL,颞部<20mL,最大厚度<15mm,中线移位<5mm,GCS评分>8分,没有脑局灶损害症状和体征的患者可保守治疗,但必须住院严密观察病情变化,行头部CT动态观察血肿变化。一旦出现临床意识改变、高颅压症状,甚至瞳孔变化或CT血肿增大,都应该立刻行开颅血肿清除手术。

(5)急性硬膜下血肿>30mL,颞部>20mL,血肿厚度>10mm,中线移位>5mm的患者,需立刻采用手术清除血肿。

(6)急性硬膜下血肿<30mL,颞部<20mL,血肿最大厚度<10mm,中线移位<5mm,GCS评分<9分的患者,可以先行非手术治疗。如果出现伤后进行性意识障碍,GCS评分下降>2分,应该立刻采用外科手术治疗。

(7)具有颅内压监测技术的医院,对于GCS评分<8分的重型颅脑创伤合并颅内出血的患者,都应行颅内压监测。

(8)急性脑实质损伤(脑内血肿、脑挫裂伤)的患者,如果出现进行性意识障碍和神经功能损害,药物无法控制高颅压,CT出现明显占位效应,应该立刻行外科手术治疗。

(9)后颅窝血肿>10mL,CT扫描有占位效应(第四脑室的变形、移位或闭塞,基底池受压或消失,梗阻性脑积水)的患者,应立即行外科手术治疗。

六、中医治疗

中医在治疗颅脑创伤方面发挥着重要的作用,急性期能促进患者神志清醒,缩短其昏迷时间;在预防并发症方面也显示出明显的优势。

(一)中药方剂

安宫牛黄丸在西医常规治疗基础上对于重症颅脑外伤术后患者可起到促醒、降低死亡率、改善预后等积极的作用;补阳还五汤鼻饲配合西医治疗颅脑外伤后脑梗死,以及颅脑创伤引起的顽固性呃逆、头痛,效果显著;八珍汤加减能显著改善颅脑创伤后患者的神经官能症;开窍醒神散和复方丹参滴丸治疗颅脑外伤伴发的间脑癫痫,疗效确切。创伤后昏迷是重型颅脑创伤的常见临床表现,严重者可威胁患者生命。醒脑汤联合西医常规治疗颅脑损伤昏迷的患者,发现醒脑汤在促醒、缩短昏迷时间方面有较好的疗效。

(二)中药注射液

醒脑静脉注射射液为新型中药制剂,能有效地保护缺血区的脑组织,缩短患者的昏迷时间,改善患者的生存质量,并能减少并发症发生。重型颅脑创伤的患者早期运用川芎嗪注射液,能有效地预防伤后癫痫的发生,并能显著降低患者的死亡率;丹参注射液、参附注射液对于急性重型颅脑创伤的患者具有较好的治疗效果;云南白药、中药大黄粉分别对重型颅脑创伤后并发的上消化道出血、肺感染有很好的疗效。

(三)针灸治疗

针刺百会、风池、哑门、十宣、涌泉、人中等穴治疗颅脑损伤。言语不清、吞咽困难者,加廉泉、通里;听觉障碍者,加听宫、听会;烦躁失眠者,加内关、神门、太冲;眼睑下垂者,加阳白、合谷;口角㖞斜者,加地仓;上肢瘫痪者,加曲池、外关、合谷;下肢瘫痪者,加环跳、阳陵泉、足三里、悬钟、昆仑。

针刺主穴:水沟、内关、百会、涌泉、十宣、三阴交。配穴:足三里、委中、合谷、廉泉。治疗颅脑损伤具有醒脑开窍的作用。

七、护理

(一)病情观察

1.意识

GCS 是最经典也是最常用的意识评估工具(表 3-1-1)。

表 3-1-1　颅脑损伤分级(SNC 2000)

级别	临床表现
轻度	GCS 15 分,定向力正常,无局灶性神经功能障碍
中度	GCS 14~15 分,意识障碍<5 分钟,无局灶性神经功能障碍
中度	GCS 9~13 分,意识障碍≥5 分钟,局灶性神经功能障碍
严重	GCS 3~8 分

2.瞳孔

意识和瞳孔的评估是颅脑损伤后最基础也是最重要的观察内容。瞳孔的观察内容包括大小和对光反射。

3.体温的监测

脑温可通过脑实质或脑室内置探温管进行直接监测,也可通过颈静脉球置管间接测量。常用的衡量核心体温的方式有直肠及膀胱测温等。控温治疗期间,推荐每小时观察、记录体温,测量 2 个测量点的温度以增强监测的精确性。脑温一般比核心体温高(0.3±0.3)℃(范围：-0.7～2.3℃）。直肠温度接近于脑温。参考值如下：脑中心（36.8±1.0）℃，脑实质（37.3±0.3）℃，硬膜外（36.9±0.5）℃，直肠（36.7±0.7）℃。

4.颅内压监测

约2/3颅脑外伤患者有颅内高压（ICP＞20mmHg）现象。经皮脑室内压力监测是颅内压监测的"金标准"，一般放置时间≤1周。临床上多将ICP＞20mmHg并持续15分钟以上作为治疗介入的阈值。监测期间需注意防治测压管感染、出血、脱管、错位等并发症。保持头轴位，避免前屈、过伸、侧转。

5.脑组织氧分压或颈内静脉血氧饱和度监测

正逐渐成为床旁脑氧合监测的标准，能帮助评估脑局部变化及全身系统性改变对脑的影响。

6.神经内分泌功能监测

颅脑外伤急性期常可有垂体前叶激素改变，虽然此类激素改变的相关因素及治疗至今仍有争议，但对于严重颅脑外伤患者，推荐进行神经内分泌功能监测，尤其是有肾上腺功能减退征象者。若患者对升压药无反应或反应不明显，应怀疑有肾上腺功能减退的可能。高颅压、CT表现异常及颅底骨折患者有下丘脑-垂体损伤的潜在可能。尿崩症是下丘脑-垂体损伤的显著表现。有研究指出，血心钠肽（ANP）、脑钠肽（BNP）、内源性类洋地黄物质（EDLS）及抗利尿激素（ADH）浓度可作为颅脑外伤的判断性指标，尤其是EDLS和ADH的浓度随着脑损伤程度加重而增加，对病情判断有一定的指导价值。

7.肾功能监测

肾小球滤过率是评估危重患者肾功能的最佳单体指标。一般可以从尿量、血肌酐和尿素浓度间接计算肌酐清除率，即肌酐清除率＝（尿肌酐浓度×尿量）/血肌酐浓度。临床上，单独的血肌酐浓度也可评估患者的肾功能是否稳定、恶化差或好转。

（二）危重症护理

重症颅脑外伤的护理策略在于提供高质量的一般护理和协助治疗方案的实施。

1.一般护理

床头抬高30°～45°，以降低ICP，改善脑灌注压，减少呼吸机相关性肺炎的发生率。保持头颈部呈正中位，以改善静脉回流，降低ICP。去骨瓣减压患者避免骨窗受压。减少对颈静脉的压迫，颈托或气管切开固定带勿过紧。翻身动作轻柔，避免ICP增高。做好口腔、眼睛及皮肤清洁。执行以循证为基础的呼吸机相关性肺炎及导管相关性血流感染的集束化护理措施。遵医嘱给予缓泻剂，避免因用力排便增加腹内压。

2.镇静治疗的护理

镇静剂及止痛剂的使用可缓解疼痛、减压及抑制兴奋状态，理论上可协助维持ICP在可接受水平。但镇静剂同时可对神经功能的评估造成障碍，并影响血流动力学。护士应定时评估患者的镇静及疼痛分值，严格遵医嘱给药。丙泊酚使用期间，要警惕丙泊酚输注综合征（PIS）的发生，尤其是儿童患者。其症状出现在大剂量、长时间输注后，出现代谢性酸中毒、高脂血症、肝脏脂肪浸润和肌肉损伤、难治性心力衰竭等严重并发症甚至导致死亡。若临床上出现突发显著的心动过缓、横纹肌溶解、肌红蛋白尿或高脂血症，应立即通知医生。若长时间（＞5～7天）应用阿片类或苯二氮草类药物,一旦骤停或骤减可产生戒断症状,应逐渐减量停药。

3.液体疗法的护理

液体疗法在重型颅脑损伤治疗中有着重要的作用。根据目前的指南,CPP维持的目标已从70mmHg下降到50～60mmHg。一般情况下,成人晶体液输入量为1～1.5L/d,以保证体液平衡及尿量。若白蛋白作为扩容剂,则滴速宜慢,建议20%白蛋白100mL输注时间应＞4小时;避免高血压及血管升压素的使用;监测血红蛋白浓度,保持在正常水平(＞120g/L);经常物理疗法以激活淋巴回流系统。密切监测血钾、血钠及血氯指标,维持血钾3.6～4.4mmol/L。应避免快速输注含氯液体,防止高氯性酸中毒。低钠血症可能与脑水肿的发展相关,严重颅脑损伤者尤其要避免,包括CSWS及SIADH。CSWS患者,BNP增高,醛固酮效应降低,从而减少肾脏重吸收钠的能力,导致尿钠增高,应补钠的同时根据尿量补液;SIADH在神经科患者中常见,由于抗利尿激素分泌增多,体液潴留,血浆钠浓度降低,应补钠的同时利尿。

4.渗透疗法的护理

20%甘露醇及高渗盐水可降低血液黏度和血细胞比容,增加脑血流量和氧输送,反射性调节脑小动脉血管收缩,降低脑容量和颅内压,是常用的脱水剂。一般用药后15～30分钟脑细胞渗透性收缩达到高峰。颅内高压需应用渗透疗法时,20%甘露醇0.25～1.0g/kg或3%氯化钠溶液250mL静脉快滴10～20分钟或者3%氯化钠溶液1～2mL/(kg·h)静脉维持。静脉快滴20%甘露醇有低血压的危险,因此必须在纠正低血压后应用。同时推荐留置导尿以监测尿量。有报道,低血容量患者若血浆渗透压＞320mOsm/L,有急性肾小管坏死及肾衰竭的可能。治疗期间,钾、镁及磷酸盐通过尿液排出,有电解质失衡的风险。输注20%甘露醇后,还有高钾血症及心动过速的可能。因此,建议监测血浆渗透压及血电解质每2～6小时1次,维持血钠为145～155mmol/L。

5.脑脊液引流的护理

一般采取间歇引流多于持续引流。引流管应放置于等同15～20mmHg压力的高度,以避免过度引流致脑室狭窄。若引流障碍,可能是管道问题,如阀门未开、血块堵塞或导管端嵌在脑室壁等。一旦发生导管端嵌在脑室壁,可关闭引流20分钟后再开放检查是否通畅。引流过程中,注意各连接的紧密性,避免脱开,预防感染。不主张采用腰椎穿刺持续引流,因可诱发脑疝的发生。

6.过度通气的护理

人工过度通气[动脉二氧化碳分压($PaCO_2$)]≤3.3kPa)通过收缩脑血管、减少血流,从而快速降低颅内压,已成为治疗重型颅脑损伤的基石。有限度地使用人工通气,能改善重型颅脑损伤的神经康复,至少避免医源性脑缺血。呼吸机参数的设置及调整目标为保持$PaCO_2$ 35～40mmHg。若患者处于呼气末二氧化碳分压($ETCO_2$)监护下,且肺功能稳定,将$ETCO_2$和$PaCO_2$与基础值对比1～2次/日,以决定是否行血气分析监测。一般在肺功能稳定情况下,$ETCO_2$和$PaCO_2$是基本相等的。如果呼吸机处于压力控制模式,降低$PaCO_2$,增加频率的方式优于增加潮气量,不会影响$ETCO_2$和$PaCO_2$。若呼吸机处于容量控制模式,增加每分通气量后,需密切观察峰值压力,以减少肺部过度扩张的危险。

7.巴比妥类药物的护理

目前,使用高剂量巴比妥类药物降低颅内压是颅脑外伤协会指南Ⅱ级循证推荐的、重度颅脑损伤及顽固性高颅内压患者的标准治疗方法。应用前提是患者的血流动力学状态稳定,ICP持续>20mmHg,其他标准治疗方式,如适当镇静、镇痛、渗透疗法、脑脊液引流及过度通气无效。用药期间需密切监测血压变化,避免低血压的发生,可以使用升压药。

8.高热的护理

应用药物和物理降温的综合措施,实施常温(控制体温36.0～37.5℃),可以降低脑组织代谢,减少耗氧量,有效改善预后,降低颅脑二次损伤率及感染率。目前常用的降温方式有体表降温法和核心降温法,前者包括水循环冰毯、水凝胶覆层的水循环降温贴等,后者包括血管内降温导管、药物降温等。降温过程中要注意监测体温、保护皮肤、预防及控制寒战。

9.营养支持

在颅脑损伤急性期,营养支持是仅次于人体主要功能(呼吸和循环)及颅内压的第3顺序优先处理项目。肠内营养应在伤后24～48小时开始,成人总热量25～50kcal/(kg·d),具体取决于外伤时间;基本入液量30mL/(kg·d)。进行肠内营养时,遵循浓度由低到高、容量从少到多、速度由慢到快的原则。一般从20mL/h(1.0kcal/mL)开始,监测胃潴留的前提下每8小时增加10～20mL,2～3天内逐渐加量至目标能量需求,以防止代谢紊乱,尤其是病情不稳定者。若72小时内无法达到能量需求,应通知医生考虑肠外营养补充。若入量仅1500kcal/d,需额外补充维生素和微量元素。若预期肠内营养时间可能超过2～4周,建议空肠造瘘。可以经口进食者,应加强普通饮食。同时,重症TBI后,由于自主神经功能紊乱,急性消化道出血的发生率高,需按医嘱早期给予止酸剂和胃黏膜保护剂,及早发现出血征象。

10.重症监护期的神经康复

在重症监护期间,每日全面评估患者的行为、功能及认知状况等,有利于预后。尤其自主神经功能障碍、吞咽障碍、呼吸道及长时间气管切开的护理、非惊厥性癫痫、严重内分泌紊乱是关注的重点。

(1)自主神经功能障碍:在结束镇静治疗阶段,患者常有高血压、心动过速、呼吸机人机对抗、高热、多汗及流涎等临床症状,多数由于自主神经功能障碍所致,但常被误认为需要继续镇静、人工呼吸及抗生素治疗。

(2)呼吸功能障碍:超过60%的严重脑外伤患者有呼吸道问题,在拔除气管切开套管前需排除是否存在吞咽障碍,全面评估患者的吞咽功能,如纤维支气管镜下吞咽功能评价。

(3)创伤后遗忘:见于约70%脑外伤患者。遗忘的持续时间可能是预测患者认知、神经及功能障碍预后的最佳因素之一。护士可以通过加尔维斯顿定位和失忆测试(GOAT)进行评估,并应用个体化的现实定向训练加以改善,如在患者床前放置白板,交流用短句,随时提醒患者时间、地点及人物,制订规律的日夜作息时间等。

第二节 蛛网膜下隙出血

蛛网膜下隙出血(SAH)是指各种原因引起脑底部、脑及脊髓表面血管破裂的急性出血性脑血管疾病,血液直接流入蛛网膜下隙,又称原发性 SAH。此外,临床还可见到因脑实质内、脑室出血,硬膜外、硬膜下血管破裂等血液穿破脑组织流入蛛网膜下隙者,称继发性 SAH;也有外伤性 SAH。一般所谓的蛛网膜下隙出血仅指原发性蛛网膜下隙出血,约占急性脑血管病的 10%左右,占出血性脑卒中的 20%,本节所述者仅限于此。

蛛网膜下隙出血属于中医学"真头痛"范畴。

一、病因病机

(一)西医病因病理

1.病因及发病机制

(1)病因:最常见的病因是先天性动脉瘤,约占 50%以上,其次是脑血管畸形和高血压动脉硬化性动脉瘤。还可见于烟雾病、各种感染引起的动脉炎、肿瘤破坏血管、血液病、抗凝治疗的并发症。

(2)发病机制

①先天性动脉瘤:好发于脑底动脉环的前部,由于 Willis 环动脉壁发育异常或受损,随年龄增长,受动脉壁粥样硬化、高血压和血流涡流冲击等因素影响,动脉壁弹性减弱,管壁薄弱处向外膨出形成动脉瘤。典型动脉瘤仅由内膜和外膜组成,比较薄弱,易破裂出血。

②脑动静脉畸形:先天发育异常形成的畸形血管团,血管壁极为薄弱,当激动或其他原因即可破裂出血。

③其他:如动脉炎、颅内炎症、转移癌均可直接损伤血管壁而造成出血。

发生 SAH 后,血液流入蛛网膜下隙可使颅内容量增加,引起颅内压增高或脑疝;血液凝固造成 CSF 回流受阻,引起急性阻塞性脑积水;血细胞破裂释放各种炎性物质,可引起化学性脑膜炎、血管痉挛和蛛网膜粘连;还可引起交通性脑积水,下丘脑功能紊乱等。

2.病理

动脉瘤好发于 Wills 环及其主要分支血管,尤其是动脉分叉处,多为单发,10%～20%为多发。

蛛网膜下隙的血液主要沉积在脑底部和脊髓的各脑池中,呈紫红色,蛛网膜可呈无菌性炎症反应,蛛网膜及软脑膜增厚、色素沉着;脑白质广泛水肿,皮质有多发性斑块状缺血病灶。镜下可见轻度的脑膜炎症反应,软脑膜和蛛网膜上可见含铁血黄素吞噬细胞。

(二)中医病因病机

SAH 发病急骤,多因情绪激动、用力排便、咳嗽等诱发。青壮年平素多性情急躁,五志过极皆可化火,心肝火旺,灼伤肝阴,肝阳偏亢;中老年人肝肾渐亏,水不涵木,肝阳偏亢,复因暴怒,肝阳暴涨,风扇火炽或因用力而使气机升降失常,气血逆乱,上冲于脑,脑脉破裂发为本病。

病初多以实邪阻滞为主，风、痰、瘀诸邪交结互现，其轻者，邪阻脉络，不通则痛，表现为剧烈头痛，其重者则邪闭脑窍，神志不清。本病顺症者，经调治将息，邪去正衰，后期出现肝肾阴虚，气血不足的表现；逆症者，邪气独留，正气衰败，元气败脱，多成不治。总之，本病主要为肝经病变，以实证居多，风、火、痰、瘀为其标，肝肾阴虚、气血亏虚为其本，情志内伤为其最常见的诱发因素，风(肝风)、火(心火、肝火)、痰、瘀乃其重要的病理因素，常相兼互化，相互影响，互为因果。病变部位在脑，病变脏腑涉及心、肝、肾。

二、临床表现

(1)各个年龄组均可发病。脑血管畸形破裂多发生在青少年，先天性颅内动脉瘤破裂则多发于 30～60 岁，老年人以动脉硬化而致出血者为多。绝大多数病例为突然起病，可有用力、情绪激动等诱因。少数可有较轻的头痛、脑神经麻痹等前驱症状，系由于微量血液外渗或瘤体扩张压迫邻近结构所致。

(2)起病时最常见的症状是患者突然剧烈头痛、恶心、呕吐。可有局限性或全身性抽搐、短暂意识不清，甚至昏迷。少数患者可有精神症状、头昏、眩晕、颈背或下肢疼痛等。体征方面最主要的是脑膜刺激征。脑神经中以一侧动眼神经麻痹最常见，提示该侧有后交通动脉瘤。其他脑神经偶可受累。少数患者早期有某一肢体轻瘫或感觉障碍等局灶性神经体征，可能是由于部分血液进入脑实质或脑水肿而引起，数日后出现的偏瘫等则往往是继发的脑血管痉挛所致。眼底检查可见视网膜片状出血、视盘水肿。

(3)临床表现与年龄、病变部位、破裂血管大小等有关。例如：后交通动脉及颈内动脉瘤常引起同侧动眼神经麻痹；前交通动脉及大脑前动脉瘤可引起精神症状，单侧或双侧下肢瘫痪和意识障碍等；椎-基底动脉瘤则可引起后组脑神经及脑干受累症状等；大脑中动脉瘤可出现偏瘫、失语和抽搐等症状；大脑后动脉瘤出现同向偏盲、Weber 综合征和动眼神经麻痹表现。

(4)60 岁以上的老年患者临床表现常不典型，头痛、呕吐、脑膜刺激征均可不明显，而其意识障碍则较重。个别极重型的出血患者可很快进入深昏迷，出现去大脑强直，因脑疝形成而迅速死亡。

(5)常见并发症有：①再出血，是 SAH 致命的并发症；②脑血管痉挛(CVS)，是死亡和致残的重要原因，早发性者出现于出血后，历时数十分钟至几小时缓解，迟发性者见于出血后 4～15 天，以 7～10 天为高峰期；③脑积水，急性脑积水发生于发病后 1 周内，迟发性者见于发病后 2～3 周；④其他尚有抽搐、低钠血症等并发病。

三、辅助检查

1.颅脑 CT

颅脑 CT 是确诊蛛网膜下隙出血的首选诊断方法。CT 检查可见蛛网膜下隙高密度出血征象，多位于大脑外侧裂、环池等。CT 增强扫描可显示动脉瘤体及动静脉畸形。但出血量不多、病变在后颅窝或贫血患者，CT 易漏诊。

2.脑脊液检查

腰椎穿刺脑脊液检查是诊断 SAH 的重要依据，常见均匀一致的血性脑脊液，压力增高。最初脑脊液中红、白细胞数的比例与外周血中一致（700：1），2～3天后白细胞可增加，为无菌性炎性反应所致。出血数小时后红细胞开始溶血，离心后其上清液呈黄色或褐色。如无继续出血，1～2周后红细胞消失，脑脊液蛋白量常增高，糖和氯化物正常。约3周后黄变症亦消除，可找到较多的含铁血黄素吞噬细胞。腰椎穿刺有诱发重症病例形成脑疝的危险，只有在无条件做CT检查而病情允许的情况下或CT检查无阳性发现而临床又高度怀疑SAH时才考虑进行。

3.DSA

临床确诊的SAH患者应尽早做全脑DSA检查，以确定动脉瘤位置、大小、与载瘤动脉的关系、侧支循环情况及有无血管痉挛等，同时有利于发现烟雾病、血管畸形等SAH病因，为SAH病因诊断提供证据。造影时机一般选在SAH后3天内或3～4周后，以避开脑血管痉挛和再出血高峰期。

4.颅脑MRI、磁共振血管造影（MRA）和CTA

在SAH急性期通常不采用MRI，因可加重出血。对蛛网膜下隙出血MRI不如CT显示清晰，但部分患者可直接显示出脑动脉瘤的瘤体和畸形血管。MRA检查阳性率高于MRI检查。CTA检查比DSA更为快捷，同时被证实对较大动脉瘤敏感性接近DSA，能较好地显示动脉瘤瘤壁是否钙化，瘤腔内是否有血栓，动脉瘤与出血的关系以及动脉瘤位置与骨性标志的关系等。如果不能实施DSA，应考虑CTA和MRA检查。

四、诊断与鉴别诊断

（一）诊断

突然剧烈头痛、呕吐、脑膜刺激征阳性，伴或不伴意识障碍，检查无局灶性神经系统体征，则高度提示本病。CT检查显示蛛网膜下隙及脑池、脑室出血，脑脊液检查呈均匀血性，压力增高，眼底发现玻璃体膜下出血等，支持临床确诊，DSA检查可确定病因诊断。

（二）鉴别诊断

1.颅内感染

各种类型的脑膜炎虽有头痛、恶心呕吐，脑膜刺激征阳性，但常先有发热，腰椎穿刺CSF检查不是血性脑脊液，而是呈炎性改变。

2.脑出血

高血压脑出血患者腰椎穿刺脑脊液检查也可呈血性，但患者长期以来有高血压病史，发病后有内囊等脑实质出血的定位体征，头颅CT扫描为脑实质出血。

3.偏头痛

本病也是突然起病的剧烈头痛、恶心呕吐，但偏头痛患者过去常有类似发作史，无脑膜刺激征，脑脊液检查正常可资鉴别。

五、治疗

（一）治疗思路

首先明确患者病因，有手术指征者应立即手术，不具备手术指征者以西医为主进行内科治疗,中医药辨证论治对防止出血、预防血管痉挛有一定作用。手术治疗患者虽然病因已去除,但术后可能存在脑组织的损伤,中药治疗有利于患者的康复。

(二)西医治疗

本病治疗原则是防治再出血、降低颅内压、防治继发性脑血管痉挛,减少并发症,寻找出血原因,治疗原发病和预防复发。

1.内科治疗

(1)一般处理:出血后须绝对卧床休息4~6周,在此期间一切可能引起血压和颅内压增高的因素均应尽量避免,包括用力排便、喷嚏、情绪激动等。要避免大便秘结及尿潴留,便秘者可用开塞露、液状石蜡或缓泻剂,昏迷者应留置导尿管。应用足量的止痛和镇静剂,以保持患者安静休息。

(2)降颅压治疗:应积极进行脱水降颅压治疗,可用20%甘露醇、呋塞米、白蛋白等。

(3)防止再出血:为了防止动脉瘤周围的血块溶解引起再度出血,用较大剂量的抗纤维蛋白溶解剂以抑制纤溶酶原的形成,此类药物还有减轻脑血管痉挛的作用。常用药物有6-氨基己酸、氨甲苯酸、氨甲环酸和酚磺乙胺等。

(4)调控血压:血压过高亦可导致再出血,因积极控制血压,同时注意维持脑灌注压。如果平均动脉压>125mmHg或收缩压>180mmHg,可在血压监测下静脉持续输注短效安全的降压药,包括乌拉地尔、拉贝洛尔、艾司洛尔等。注意避免使用硝普钠,因其可升高颅内压,长期输注还可能导致中毒。一般应将收缩压控制在160mmHg以下。

(5)防治迟发性血管痉挛:口服尼莫地平能有效减少SAH引起的不良结局。推荐早期口服或静脉泵入尼莫地平改善患者预后。

(6)脑积水处理:SAH急性期合并症状性脑积水应进行脑脊液分流术治疗。对SAH后合并慢性症状性脑积水患者,推荐进行永久的脑脊液分流术。

(7)癫痫的防治:在SAH出血早期可预防性应用抗惊厥药,但不推荐长期使用,若患者存在癫痫发作史、脑实质血肿、脑梗死或大脑中动脉瘤,可考虑使用。

(8)低钠血症及低血容量的处理:应避免给予大剂量低张液体和过度使用利尿剂。可用等张液来纠正低血容量,使用醋酸氟氢可的松和高张盐水来纠正低钠血症。

2.手术治疗

手术治疗是去除病因、及时止血、预防再出血及血管痉挛、防止复发的有效方法。手术治疗选择和预后判断主要依据SAH的临床病情分级,一般可采用Hunt和Hess分级(见表3-2-1)。

表3-2-1 动脉瘤性SAH患者Hunt和Hess临床分级

级别	标准
0级	未破裂动脉瘤
Ⅰ级	无症状或轻微头痛
Ⅱ级	中-重度头痛、脑膜刺激征、脑神经麻痹
Ⅲ级	嗜睡、意识混沌、轻度局灶性神经体征
Ⅳ级	昏迷、中或重度偏瘫、有早期去大脑强直或自主神经功能紊乱
Ⅴ级	昏迷、去大脑强直、濒死状态

Hunt 和 Hess 分级≤Ⅲ级时,推荐发病早期(3 天内)尽早进行治疗。Ⅳ级、Ⅴ级患者手术治疗预后较差,是否需要进行血管内治疗或手术治疗仍存在争议,但经内科治疗病情好转后可行延迟性(10～14 天)血管内治疗或手术治疗。目前推荐的手术方法是动脉瘤夹闭或血管内介入栓塞术。

(三)中医治疗

1.辨证论治

(1)肝阳暴亢,瘀血阻窍证

症状:突发头痛,疼痛剧烈,状如刀劈,伴有恶心呕吐,烦躁不安,易激动,口干口苦,渴喜冷饮,舌暗红或有瘀斑,苔黄,舌下脉络迂曲,脉弦。

治法:平肝潜阳,活血止痛。

方剂:镇肝息风汤加减。

(2)肝风上扰,痰蒙清窍证

症状:剧烈头痛,颈项强直,伴有恶心呕吐,头晕昏沉或眩晕,谵妄神昏,喉中痰鸣,舌质淡,苔黄或白腻,脉弦滑。

治法:平肝息风,化痰开窍。

方剂:羚角钩藤汤合温胆汤加减。

(3)瘀血阻络,痰火扰心证

症状:头痛日久不愈,痛有定处,突然头痛加剧,伴恶心呕吐,颈项强直,四肢抽搐或半身不遂,口干但欲漱水不欲咽,唇甲紫暗或持续发热,尿赤便秘,舌质暗,有瘀斑,苔黄燥,脉弦。

治法:活血化瘀,清化痰热。

方剂:通窍活血汤合涤痰汤加减。

(4)元气败脱,神明散乱证

症状:突然昏仆,不省人事,频频呕吐,肢体瘫软,手撒肢冷,冷汗淋漓,气息微弱,二便自遗,面青舌痿,舌质紫暗,苔白滑,脉微弱。

治法:益气固脱,回阳救逆。

方剂:独参汤或参附汤加减。

2.常用中药制剂

(1)安宫牛黄丸功效:清热解毒,镇惊开窍。用于痰蒙清窍证。口服,每次 1 丸(3g),每日 1～2 次,口服或鼻饲。

(2)参附注射液功效:益气回阳。用于气阳欲脱证。静脉滴注,20～40mL 加入 5% 葡萄糖注射液或 0.9% 氯化钠注射液 250～500mL 中,每日 1 次。

(3)生脉注射液或参麦注射液功效:益气生津固脱。用于气阴欲脱证。静脉滴注,20～40mL 加入 5% 葡萄糖注射液 100～200mL 中,每日 1 次。

六、护理

(一)一般护理

患者在出血急性期或有动脉瘤破裂危险时应绝对卧床休息,抬高床头 15～30°,以促进脑部血液回流、减轻脑水肿。保持环境安静,光线柔和。避免各种不良刺激,进食少渣饮食。

(二)加强监护

床旁心电监测,观察生命体征、GCS、瞳孔、血氧饱和度、中心静脉压、血糖及血电解质的变化。再出血和血管痉挛是 SAH 最严重的并发症,一般首次出血后第 1 个月有 20%～30%的再出血可能,其中出血后 24～48 小时为再出血高峰,需注意有无出血征兆。SAH 症状好转后又出现或进行性加重、意识障碍加重、外周血白细胞计数持续增高、持续发热、出现偏瘫伴或不伴感觉减退或偏盲等,是 DID 的先兆症状,均须及时报告医生。

(三)症状护理

1.预防血管痉挛的护理

血管痉挛一般发生在 SAH 后 4～21 天,高峰期在第 7～8 天。危险因素包括脱水、高血糖、高 Fisher 等级及年龄＜50 岁。60%～70%SAH 患者可有血管痉挛,表现为神经功能状态下降和(或)局灶性脑缺血。按医嘱扩容,使用钙离子拮抗剂尼莫地平,使用前需询问过敏史,酒精过敏者禁用。微量泵 24 小时维持,避光使用。单独使用可发生心率增快、面部潮红、头痛、头晕、胸闷不适等症状,对血管也有一定的刺激,必须与另一路补液同时滴注。同时监测血压,收缩压＜100mmHg 时慎用。

2.镇静、镇痛的护理

评估患者的疼痛分值、烦躁程度,减少各种声响、光线的刺激。按医嘱使用镇静、镇痛药物,并评价其疗效。

3.低血钠的护理

CSWS 患者不可限制水分摄入,按医嘱输入生理盐水和胶体溶液。SIADH 患者则应限水,饮食偏咸,按医嘱补钠,应用抑制 ADH 的药,如苯妥英钠针剂。

(四)DSA 的护理

1.检查前

(1)应对手术中可能出现的感觉(如注射造影剂时的温热感觉等)以及手术操作情况做一简单说明,以获得患者良好的配合。训练在床上大小便,指导其深呼吸、有效咳嗽的方法和技巧,避免剧烈咳嗽、用力排便等增加腹压的因素。

(2)常规检查血常规、血小板计数、出血和凝血时间,若有明显的凝血机制障碍或出血倾向者禁止检查。

(3)了解患者双下肢足背动脉搏动情况,以便与术后对比。

(4)皮肤准备:插管部位通常选股动脉,术前清洗局部皮肤包括阴毛。告知患者进入手术室后,医生可能会剃除手术区域影响操作的毛发以减少感染风险。

(5)胃肠道准备:一般禁食 6 小时,不禁水。如需口服水化治疗,按医嘱指导患者饮水。如对碘或贝类过敏,需报告医生。进入介入室前排空膀胱。

(6)遵医嘱准备用物及药物。

2.检查中

(1)根据患者情况,可局部或全身麻醉。

(2)准备并检查介入器械及材料。

(3)协助患者仰卧位,建立静脉通路,遵医嘱给药。

(4)监测脉搏、呼吸、血压变化,配合医生监测患者肝素化情况并记录。

(5)造影结束,医生拔出动脉鞘管后,配合其实施人工压迫止血或使用血管闭合器(VCD)。人工加压止血需用力压迫股动脉穿刺点,垂直下压 $2\sim3cm$,持续 $10\sim30$ 分钟,再用弹力绷带加压包扎。

3.检查后

(1)体位:传统人工压迫止血后要求卧床制动 24 小时或遵医嘱。应用 VCD 者,穿刺肢体严格制动 $4\sim6$ 小时或遵医嘱。嘱患者不可将腿弯曲,禁做屈髋、屈膝动作,上下肢角度 $>90°$。

(2)观察:监测患者的意识、瞳孔、GCS、SPO_2、生命体征及肢体活动情况。观察穿刺部位伤口敷料是否渗血、肢体温度及足背动脉搏动,每半小时测足背动脉搏动 1 次,连续 8 次。对使用 7Fr 以上鞘管或手术时间过长的患者,以及有糖尿病、缺血性心脏病史者尤其要加强对缺血倾向的观察。如遇患者主诉头晕、头痛,有呕吐、失语、短暂意识障碍、肌力下降,下肢动脉搏动减弱或不清、温度过低等异常表现,均应立即通知医生。不同穿刺点的优缺点及并发症见表3-2-2。

表 3-2-2　不同穿刺点的优缺点及并发症

穿刺动脉	优点	缺点	可能的并发症
股动脉	①最常用,符合人体工程学 ②患者舒适 ③可进入全身动脉系统 ④压迫股骨头 ⑤动脉直径大、易定位 ⑥双侧穿刺均方便	①活动延迟 ②动脉粥样硬化、肥胖患者穿刺困难 ③置管距离较长	①出血/血肿 ②假性动脉瘤 ③血栓形成 ④栓塞
肱动脉	①适用于动脉粥样硬化患者 ②相邻动脉直径大 ③无活动延迟 ④患者舒适	①动脉不易定位 ②血管痉挛 ③左侧操作更佳 ④置管距离较长 ⑤导管路径曲折	①同股动脉并发症,血管痉挛和血栓形成更常见 ②继发血肿导致神经损伤
桡动脉	①穿刺方便 ②压迫止血方便,所需人员少 ③并发症少 ④无活动延迟 ⑤可早期出院	①血管痉挛 ②动脉直径小 ③左侧操作更佳 ④置管距离长 ⑤必须进行 Allen 试验	①出血 ②血栓形成 ③血管痉挛 ④手缺血 ⑤神经损伤

(3)饮食:检查后常规禁食 $4\sim6$ 小时或遵医嘱。

(4)并发症的观察及护理

①局部出血:伤口渗血,皮肤瘀斑、硬结,穿刺部位血肿,是血管内穿刺插管最常见的并发症。小血肿能自行吸收;出血量大者可压迫血管或神经,有时需输血治疗。必要时可给予其他

措施,如弹力绑带包扎髋部可对穿刺点形成 17.5mmHg 有效压力,2.27kg 重沙袋的有效压力为 33mmHg;密切观察穿刺部位及其周围皮肤有无红肿、瘙痒、渗血,有异常时及时报告医生;避免焦虑紧张、激动、烦躁等不良情绪影响,按医嘱予以镇静治疗。

②假性动脉瘤:诊断性 DSA 时的发生率为 0.1%～0.2%,介入治疗时的发生率为 3%～5%。表现为股动脉穿刺点疼痛、有搏动的团块,听诊有杂音。独立危险因素包括低位(股骨头下方)穿刺、大尺寸鞘及使用抗凝剂。直径<2cm 的假性动脉瘤常自行愈合,直径≥2cm 需行 B 超引导下凝血酶注射或压迫,必要时需予手术修补。

③造影剂肾病(CIN)≥排除其他原因后,应用造影剂 24～72 小时出现肾功能(包括新发或原有肾功能不全)急剧下降,血肌酐升高≥25% 或绝对值升高≥44.2μmol/L。在造影剂使用者中的整体发病率为 1%～2%,已成为院内获得性急性肾衰竭的第三大原因。高龄、慢性肾病和糖尿病等是其高危因素。水化治疗是目前公认的有效预防措施,补液方式主要有 3 种:口服、静脉输注、口服和静脉输注相结合。使用造影剂前后 24 小时水化的液体量分别至少为 500mL 和 2500mL,补液起止时间、速度及量需依据患者具体情况(如心、肾功能)和造影剂剂量等进行调整。鼓励患者术后饮水 800～1200mL,保证患者使用造影剂当日尿量>3000mL,前 12 小时尿量不少于 1500mL,以促进造影剂的排出,减轻肾损害。观察患者是否出现水肿、尿少、乏力等非少尿型急性肾衰竭症状,控制血压在正常范围内。

④后腹腔出血(RPH):严重而罕见。常见于行股动脉高位(腹股沟韧带以上)穿刺的女性和瘦小患者,典型表现有腰痛和瘀伤。任何股动脉穿刺术后低血压、心动过速或急性贫血者均应怀疑有 RPH 的可能,需立即通知医生。一旦 CT 确诊后,根据医嘱给予支持治疗,做好输血或腔内支架修复术的准备。

⑤急性下肢动脉血栓形成:约 2% 应用 VCD 的患者可能出现该并发症,临床表现为"6P"征,即疼痛、麻木、苍白、无脉、运动障碍和冰冷。护士应耐心倾听患者的主诉,加强穿刺部位的观察,每 15～30 分钟检查足背动脉的搏动,如发现肢体变冷、苍白、无脉,则提示血栓形成,应尽早通知医生及时治疗。抬高床头使患肢低于心脏平面 15° 左右,以防止体位性缺血及血栓逆流。患肢加盖棉被保暖,切忌用手按摩患肢以免血栓脱落造成肺动脉栓塞。对于诊断明确且患肢疼痛明显的患者可适量给予止痛药,减轻患者的疼痛。做好急诊取栓术的准备工作。

(五)康复指导

(1)禁烟。多饮水,避免酒精和咖啡因的摄入,有助于缓解头痛。

(2)SAH 后,患者可有疲乏、失眠、头痛、感觉异常或消失、味觉异常等改变,随着脑内血块的吸收,会逐渐改善。皮肤温度感障碍的患者,洗浴时应谨慎,避免烫伤。

(3)活动应循序渐进增加,在 72 小时内仍需避免爬楼梯、开车、弯腰等动作。

(4)DSA 检查阴性者,应在 2 周左右复查脑血管造影。

(5)对于使用 VCD 的患者,需向患者说明相关的注意事项。

第三节 动脉导管未闭

一、动脉导管的定义

动脉导管是胎儿期连接主动脉峡部与左肺动脉根部之间的生理性血流通道。

二、动脉导管未闭的定义

婴儿出生后由于肺动脉阻力下降、前列腺素 E, 及前列腺素 E2 含量显著减少, 血液氧分压增高, 约 85% 婴儿在出生后 2 个月内动脉导管闭合, 成为动脉韧带, 逾期不闭合者即为动脉导管未闭。

三、动脉导管未闭的粗细、长短和形态, 动脉导管未闭的分类

根据动脉导管未闭的粗细、长短和形态, 动脉导管未闭的分类包括①管型; ②漏斗型; ③窗型。

四、造成动脉导管未闭的病因

1. 遗传是造成动脉导管未闭的主要内因。

2. 在胎儿期任何影响心脏胚胎发育的因素均可能造成心脏畸形, 如孕母患风疹、流行性感冒、腮腺炎、柯萨奇病毒感染、糖尿病、高钙血症等。孕母接触放射线, 孕母服用抗癌药物或甲苯磺丁脲等药物也可造成胎儿动脉导管未闭。

五、动脉导管未闭的病理生理

正常主动脉压力超过肺动脉压, 由于未闭动脉导管的存在, 血液从主动脉持续流向肺动脉, 形成左向右分流。分流量大小取决于导管直径和主动脉、肺动脉之间的压力阶差。左向右分流导致肺循环血流增加, 左心室容量负荷加重, 左心室肥大; 同时, 肺循环血流量增加使肺动脉压力升高, 引起肺小动脉反应性痉挛。早期出现动力性肺动脉高压, 如果分流量大或时间长, 则肺小动脉内膜增厚、中层平滑肌和纤维增生及管腔狭窄, 终至不可逆性病理改变, 形成阻力性肺动脉高压, 此时肺血管阻力和压力明显升高, 右心负荷加重, 右心室肥厚。当肺动脉压力接近或超过主动脉压时, 血液呈现双向或右向左分流, 患者出现发绀、杵状指(趾), 即艾森曼格综合征, 可致右心衰竭。

六、动脉导管未闭的临床表现

动脉导管直径细、分流量小者常无明显症状。动脉导管直径粗、分流量大者常并发充血性心力衰竭, 表现为易激惹、气促、乏力、多汗, 以及喂养困难、发育不良等。当病情发展为严重肺动脉高压且出现右向左分流时, 可表现为下半身发绀和杵状指(趾), 称为"差异性发绀"。

七、动脉导管未闭的临床体征

胸骨左缘第 2 肋间闻及粗糙的连续性机器样杂音,以收缩末期最为响亮,向颈背部传导,常扪及连续性震颤。肺动脉高压时,表现为收缩期杂音或杂音消失,肺动脉瓣第二心音亢进。左向右分流量大者,可因相对性二尖瓣狭窄而闻及心尖部舒张中期隆隆样杂音。由于舒张压降低,脉压增大,有甲床毛细血管搏动、水冲脉、股动脉枪击音等周围血管征。

八、动脉导管未闭的辅助检查

1.心电图检查

轻者可无明显异常变化,典型表现示电轴左偏、左心室高电压或左心室肥大。肺动脉高压明显者,示左右心室均肥大。晚期则以右心室肥大为主,并有心肌损害表现。

2.胸部 X 线检查

心影增大,早期为左心室增大,晚期时右心室也增大,分流量较多者左心房也扩大。升主动脉和主动脉弓阴影增宽,肺动脉段突出。肺动脉分支增粗,肺野充血,有时透视下可见肺门舞蹈征。

3.超声心动图检查

左心房、左心室增大,肺动脉增宽;如存在肺动脉高压,右心室也可增大,在主动脉与肺动脉分叉之间可见异常的管道交通;彩色多普勒显示降主动脉至肺动脉的高速双期分流;连续多普勒可测得双期连续高速血流频谱。

4.升主动脉造影检查

左侧位连续 X 线片示升主动脉和主动脉弓部增宽,峡部内缘突出,造影剂经此处分流入肺动脉内,并显示出导管的外形、内径和长度。

5.右心导管检查或逆行性主动脉造影检查

对经过上述检查尚不能确诊者,可行右心导管检查或逆行性主动脉造影检查。前者可示肺动脉血氧含量高于右心室血氧含量 0.5VOL％以上,同时可测定肺动脉压力及阻力情况,如插管通过动脉导管进入降主动脉更可确诊逆行性主动脉造影,可见对比剂经动脉导管进入肺动脉的情况。

九、动脉导管未闭的手术方法

(1)结扎/钳闭、切断缝合术。

(2)导管封堵术。

(3)体外循环下结扎导管及内口缝闭术。

十、动脉导管未闭的手术适应证

(1)早产儿、婴幼儿反复发生肺炎、呼吸窘迫、心力衰竭、喂养困难或发育不良者,应及时手术。

（2）无明显症状者若伴有肺充血、心影增大,宜择期手术。

十一、动脉导管未闭的手术禁忌证

（1）艾森曼格综合征是手术禁忌。

（2）在某些复杂先天性心脏病中,动脉导管未闭是患者赖以生存的代偿通道,如主动脉弓离断、完全性大动脉转位、肺动脉闭锁等,在此情况下,不可单独结扎动脉导管,需同期进行心脏畸形矫治。

十二、动脉导管未闭术前运动

应为患儿安排合理的生活制度,既要增强锻炼、提高机体的抵抗力,又要适当休息,避免劳累过度。如果患儿能够胜任,应尽量和正常儿童一起生活和学习,但应防止剧烈活动。避免患儿情绪激动,尽量不使患儿哭闹,减少不必要的刺激,以免加重心脏负担。

十三、动脉导管未闭术前饮食

有持续青紫的患儿,应避免室内温度过高,导致患儿出汗、脱水。给予高蛋白、高热量、富含维生素的饮食,少量多餐,每次不宜进食太饱。有先天性心脏病的婴儿,喂养比较困难,吸奶时往往易气促、乏力而停止吮吸,且易呕吐和大量出汗,故喂奶时可用滴管滴入,必要时可留置胃管进行鼻饲,以保证婴儿能以最佳的营养状态接受手术。哺乳后轻轻放下侧卧,以防呕吐物吸入而引起窒息。手术前禁食 4~6 小时。

十四、动脉导管未闭用药指导

术前如果需要使用药物来改善心功能,使用血管活性药物的患儿必须保证良好的静脉通路,以免外渗带来局部组织坏死,一旦外渗,可用酚妥拉明湿敷。并监测心率、血压,避免药物突然大量进入体内造成心率与血压的大幅度波动。先天性心脏病患儿禁止大量输液,如必须输液时,滴液速度须缓慢,以防加重心脏负担,导致心力衰竭。使用前列腺素,可选择性的降低肺动脉的压力。

十五、动脉导管未闭术后转运注意事项

（1）转运前保证血流动力学稳定。

（2）所有引流管和导线必须固定于皮肤上,婴儿鼻气管插管也应固定于上唇,避免脱落。

（3）心电、血压监测,为明确血氧饱和度和外周灌注情况,应检测动脉血氧饱和度。

（4）所有药物应用输液泵或注射泵给予,并保证泵的电池电源充足。

（5）在转运中应准备再次气管插管的设备、心源性休克抢救的药物、起搏器、便携式除颤仪等急救药品及器械。

十六、动脉导管未闭术后体温监测

动脉导管未闭的患儿手术后常规采用肛温作为体温监测的指标。低体温的新生儿、低体重的婴儿可以使用暖箱、辐射台或使用热水袋(使用时注意水温防止烫伤)。反应性高热的婴儿以物理降温为主,可用冷水袋、温水擦浴、乙醇湿敷(禁忌使用刺激强的降温方法)。术后低温会使患儿出现微循环灌注不良,增加左心后负荷,对心功能恢复不利;高温则增加心脏负担和全身耗氧量。因此,维持术后患儿的正常体温对术后康复十分有利。

十七、正常的呼吸频率

不同年龄段的小儿,正常的呼吸频率见表3-3-1。

表 3-3-1　不同年龄段小儿呼吸频率的正常值

年龄	呼吸频率(次/份)
新生儿	40～60
1个月～1岁	30
1～2岁	26
2～4岁	24
4～6岁	22
6～8岁	21
8～10岁	20
10～12岁	19
12～14岁	18

十八、动脉导管未闭术后呼吸道的管理

1.术后应用呼吸机辅助通气

要确保小儿充分镇静,防止气管插管脱出,也防止因剧烈活动而致的耗氧量增加。气管插管位置固定于最佳状态,应约束好患儿上肢,每班测量导管露出部分的长度和床旁X线检查以确定气管插管的位置,防止气管导管过深进入一侧支气管而致对侧肺通气不良。经常听诊两肺呼吸音,观察双侧胸部呼吸动度是否一致,根据肺部听诊掌握吸痰时机,尽量少吸,吸痰管的外径应小于气管插管内径的2/3,吸痰时动作轻柔,上下旋转一次不超过15秒,吸痰前后给予吸纯氧2分钟。加强肺部运动治疗,如翻身、拍背等。患儿神志清醒,自主呼吸有力,咳嗽反射好,血流动力学稳定,血气分析正常,引流液不多,胸部X线片正常,可在同步间歇指令基础上逐步减少辅助呼吸次数,直至脱机,改为气管插管内低流量吸氧30分钟,血气分析满意,常规使用地塞米松,经充分吸痰后,可拔除气管插管,改为面罩吸氧或双鼻吸氧管吸氧。

2.拔除气管插管后的管理

拔除气管插管后取半卧位,指导患儿做深呼吸及有效的咳嗽,若带呼吸机时间超过24小

时者,为了预防喉头水肿,生理盐水 20mL 加盐酸肾上腺素 1mg 和地塞米松 5mg 喷喉,每 20～30 分钟 1 次,连续 2～3 次,并根据喉头喘鸣改善情况适当减少或增加喷喉次数,另外定时雾化吸入,每次雾化结束后立即坐起拍背和双侧卧位侧拍,以利于痰液从细支气管向大气管引流,并鼓励患儿咳嗽。对不配合者,可经鼻咽吸痰,防止痰液滞留,阻塞呼吸道。在病情允许的情况下,除了定时翻身拍背之外,还应鼓励患儿早期下床活动,以增加肺活量,减少肺部并发症的发生。

十九、管径选择

不同年龄段的小儿,选择气管插管的管径大小见表 3-3-2。

表 3-3-2　小儿气管插管管径大小

年龄或体重	插管管径大小(mm)
＜1500g	2.5～3.0
新生儿～6 个月	3.0～3.5
6～18 个月	4.0
18 个月～3 岁	4.5
3～5 岁	5.0
5～6 岁	6.0
6～10 岁	6.5
10～16 岁	6.0～7.0

二十、术后尽早停用机械通气的原因

(1)小儿术后常规应用机械通气,可减少呼吸肌做功,减轻心脏负担,保证全身供氧。

(2)由于小儿喉腔狭窄、短小,黏膜组织疏松等生理特点,使用呼吸机时间延长,合并症较多。因此应及时停用机械通气,减少并发症。

二十一、动脉导管未闭术后呼吸机脱机的指征

患儿完全清醒,肺功能状况好,自主呼吸增强而平稳,咳嗽有力,痰液明显减少,肌力良好,各循环稳定,动脉压＞11.7KPa(90mmHg),无心律失常,胸部 X 线片大致正常,肢端温,尿量正常,精神状态好,逐渐减小呼气末正压(PEEP)降至零水平,同时把 FiO_2 降到 0.40 以下,同步间歇指令呼吸为 4 次/分,血气分析氧分压(PaO_2)为 11.9kPa(80mmHg),二氧化碳分压($PaCO_2$)少于 6kPa(45mmHg)可行脱机。

二十二、动脉导管未闭术后循环系统监护

术后常规给予心电及有创及无创血压监测,静脉应用强心利尿药物。通过补液及应用血

管活性药物使术后早期血压维持在 80/50mmHg～100mmHg,根据血压变化随时调整药物剂量及输液速度,若血压仍不稳定,应立即通知医师。保持心血管功能稳定,维持良好的血压和末梢灌注是患儿术后恢复的重要条件。术后密切观察心率及心律的变化,使患儿术后心率维持在(120～140)次/分,若安静时患儿突然出现心率或心律变化,及时检查电解质并立即报告医师,并准备好抗心律失常药物及除颤等抢救物品。

二十三、正常的收缩压

不同年龄段的小儿,正常的收缩压见表 3-3-3。

表 3-3-3　不同年龄段小儿收缩血压的正常值

年龄	均值(mmHg)	范围(mmHg)
新生儿	80±16	46±16
6 个月～岁	90±25	50±20
1～4 岁	95±25	65±25
4～5 岁	100±20	65±15
6～10 岁	105±15	57±8
10～16 岁	115±19	60±10

二十四、正常的心率

不同年龄段的小儿,正常的心率见表 3-3-4。

表 3-3-4　不同年龄段小儿心率的正常值

年龄	均值(次/分)	范围(次份)
新生儿	123	94～154
1～2 天	123	91～159
3～6 天	129	91～166
1～3 周	148	107～182
1～2 个月	149	121～179
3～5 个月	141	106～186
6～11 个月	134	109～169
1～2 岁	119	89～151
5～7 岁	100	65～133
8～11 岁	91	62～130
12～15 岁	85	60～119

二十五、动脉导管未闭术后，泌尿系统的监护

尿量能直接反映术后肾灌注及肾功能状况，也是反映心功能和组织灌注是否良好的重要指标之一。应每小时记录尿量一次，并密切观察尿色、滴速及性质，一旦出现血红蛋白尿，立即给予利尿、碱化尿液等处理。

二十六、动脉导管未闭术后，消化系统的监护与营养支持

动脉导管未闭的患儿手术后，体外循环使消化道处于较长时间的低灌注状态，术后低血容量、低氧血症多会使消化道症状持续和加重，容易产生腹胀。术后可留置胃管进行胃肠减压引流，注意其色、质、量。气管插管拔除后 6 小时可进食水，确保患儿无呕吐、呛咳及胃内潴留后可循序渐进地恢复正常喂养。让患儿少食多餐，食物宜清淡、易消化，保证摄入足够蛋白质、维生素，控制零食和饮料摄入。病症复杂、心功能低下及术后持续有充血性心力衰竭的患儿应限制钠盐的摄入。术后 3～4 天根据病情应适当的控制摄入量，以减轻心脏负担，以利于术后恢复。对于术后禁食超过 2～3 天者，需肠外营养或静脉营养以保证热量。

二十七、动脉导管未闭术后，神经系统的监护

严密观察患儿有无双眼凝视、视觉是否存在、肢体有无抽搐及运动障碍、何时清醒、两侧瞳孔是否等大等脑损伤症状。当疑有脑损伤时，按时按剂量使用脱水剂及脑保护药物。

二十八、动脉导管未闭术后，心包纵隔引流管的护理

1.保持引流管通畅

保持管道的密闭和无菌，应仔细检查引流装置的密闭性，引流瓶有无破损，各衔接处是否密封，以免漏气。水封瓶平面应低于引流管胸腔出口水平 60～100cm，避免引流液倒流而造成逆行感染。手术后经常挤压引流管，特别是术后 12 小时内，每 30～60 分钟挤压 1 次，应用止血药物后特别注意挤压引流管，以免管口被血凝块堵塞造成心脏压塞。更换引流瓶时，必须先双重夹闭引流管，以防空气进入，注意无菌操作，防止感染。遇到特殊情况时，如发生活动性内出血，应不停地挤压引流管。若引流量偏多且有凝血块，或引流量突然减少或引流不畅，经挤压引流管无效且伴有生命体征变化，首先考虑心脏压塞的发生。

2.密切观察引流液的颜色、量、性质

正常情况下，心脏手术后 2～3 小时内引流量较多，3 小时后引流量逐渐减少，颜色由鲜红色变为淡红色，呈浆液性。若出血量成人为 200mL/h，小儿为>4mL/(kg·h)，并且连续 3 小时以上者，引流的颜色逐渐加深，由淡红、暗红转为鲜红色，则提示有活动性出血，需再次开胸止血。出血较多时应持续挤压引流管，以免发生堵管现象。

3.拔管的护理

手术后 48～72 小时，引流量明显减少，且颜色变淡，引流液逐渐转为淡红色或黄色液体，

引流量在每 24 小时 50mL 以下,即可拔除引流管。拔管时要快速,拔管时用无菌纱布按压插管处伤口并拉紧线打结,以防气体进入,拔管后要立即观察患者有无胸闷、呼吸困难、切口漏气、漏液、出血、皮下气肿等症状。保持引流口清洁干燥,注意观察引流口有无分泌物或红肿,发现异常情况及时报告医师处理。

二十九、术后健康指导

(1)患儿术后应逐步增加活动量,在术后 3~6 个月内要限制剧烈活动和重体力劳动,不可过度劳累,以免发生心力衰竭。

(2)儿童术后应加强营养供给,多进高蛋白、高热量、高维生素饮食,以利于生长发育。

(3)注意气候变化,尽量避免到公共场所,避免呼吸道感染。

(4)遵医嘱按时服药,不可随意停药,不可增减药物用量。

(5)一般术后 3~6 个月可以去上学,定期门诊随访。

第四章　妇产科护理

第一节　生殖系统炎症

一、非特异性外阴炎

（一）病因

由于解剖的特点，女性外阴部与尿道、阴道、肛门邻近，经常受到经血、阴道分泌物、尿液、粪便的刺激，若不注意皮肤清洁易引起外阴炎；其次，尿粪瘘患者的尿粪、糖尿病患者的含糖尿液、穿紧身化纤内裤导致局部通透性差、局部潮湿以及经期使用卫生巾的刺激等均可引起非特异性外阴炎。

（二）临床表现

外阴皮肤瘙痒、疼痛、烧灼感，于活动、性交、排尿及排便时加重。炎症多发生于小阴唇内、外侧和大阴唇，严重时可波及整个外阴部。检查可见外阴皮肤肿胀、局部充血、糜烂，常有抓痕，严重者形成溃疡或湿疹，甚至外阴部蜂窝织炎、外阴脓肿，伴腹股沟淋巴结肿大。慢性炎症可使皮肤增厚、粗糙、皲裂，甚至苔藓样变。

（三）辅助检查

1.一般检验项目

因粪便、糖尿等的刺激可引发外阴炎。因此，通过尿糖、大便常规等一般检验诊断项目的检查，可以了解或排除引起外阴炎的某些原因。

2.特殊检验项目

（1）阴道分泌物显微镜检查：包括阴道清洁度检查、阴道分泌物涂片检查病原体。

（2）阴道分泌物细菌培养：包括细菌的分离培养及鉴定、病原菌药物敏感性试验。

（四）诊断

根据病史及临床表现，诊断不难。有条件时应检查阴道分泌物，了解是否因滴虫、念珠菌、淋菌、衣原体、支原体、细菌等感染引起；对中老年患者应查尿糖，以除外糖尿病伴发的外阴炎；对年轻患者及幼儿应检查肛周有否蛲虫卵，以排除蛲虫引起的外阴部不适。

（五）治疗

1.病因治疗

积极寻找病因，针对不同感染选用敏感药物；若发现糖尿病应积极治疗糖尿病；由尿瘘、粪瘘引起的外阴炎,应及时行修补;由阴道炎、宫颈炎引起者则应对其治疗。

2.局部治疗

(1)急性期应卧床休息,避免性生活。可用 0.1% 聚维酮碘液或 1∶5000 高锰酸钾液坐浴,每日 2 次,每次 15～30 分钟,也可选用其他具有抗菌消炎作用的药物外用。

(2)有外阴溃疡或黏膜破损可予硼酸粉坐浴、VE 霜等促进黏膜愈合。

3.物理治疗

可行微波、红外线等局部物理治疗。

(六)护理评估

1.病史评估

评估患者本次发病的诱因,有无合并症状,目前的治疗及用药;评估既往病史、家族史、过敏史、手术史、输血史,有无糖尿病或粪瘘、尿瘘;了解患者有无烟酒嗜好、性格特征等。

2.身体评估

评估患者意识状态、神志与精神状况、生命体征、营养及饮食情况、BMI、排泄形态、睡眠形态、强迫体位、外阴皮肤情况,有无皮疹、破溃等。

3.风险评估

患者入院 2h 内进行各项风险评估,包括患者压疮危险因素评估、患者跌倒/坠床危险因素评估、日常生活能力评定。

4.心理-社会评估

了解患者的文化程度、工作性质、患者家庭状况以及家属对患者的理解和支持情况。

5.其他评估

评估患者的个人卫生、生活习惯、对疾病认知以及自我保健知识掌握程度。

(七)护理措施

1.一般护理

(1)皮肤护理:外阴皮肤出现皮疹破溃的患者,密切观察皮损大小、严重程度及消退情况,保持皮肤清洁,床单位平整。告知患者内裤应柔软洁净,需每日更换,污染的内裤单独清洗,避免交叉、重复感染。

(2)饮食:禁酒;优化膳食结构,避免进食油腻、辛辣刺激性食物。

(3)生活护理:如患者因局部皮肤破溃活动受到限制时,协助患者大小便,将呼叫器置于患者易触及处,并采取预防跌倒、坠床护理措施;保持会阴部清洁,遵医嘱给予会阴擦洗、冲洗、烤灯等;及时更换清洁病号服、床单位及中单等。

2.病情观察

(1)皮肤:关注患者主诉;密切观察外阴皮肤有无皮疹、破溃、局部充血、肿胀(包括皮损大小,严重程度及消退情况)。

(2)分泌物:观察患者外阴皮损及阴道分泌物的性质、气味、量,警惕异常情况预防感染。

3.应用高锰酸钾的护理

(1)药理作用:本品为强氧化剂,对各种细菌、真菌等病原体有杀灭作用。

(2)用法:取高锰酸钾加温水配成 1∶5000 约 40℃溶液,肉眼观为淡玫瑰红色进行坐浴,每次坐浴 15～30 分钟,每日 2 次。

(3)适应证:用于急性皮炎或急性湿疹,特别是伴继发感染时的湿敷及清洗小面积溃疡。

(4)禁忌证:月经期禁用、禁口服。

(5)注意事项

①本品仅供外用,因其腐蚀口腔和消化道,出现口内烧灼感、上腹痛、恶心、呕吐、口咽肿胀等。

②本品水溶液易变质,故应临用前用温水配制,并立即使用。

③配制时不可用手直接接触本品,以免被腐蚀或染色,切勿将本品误入眼中。

④应严格在医生指导下使用,长期使用高锰酸钾,会引起阴道菌群紊乱。如浓度过高会刺激皮肤及黏膜。

⑤用药部位如有灼烧感、红肿等情况,应停药,并将局部药物洗净,必要时向医生咨询。

⑥不可与碘化物、有机物接触或并用。尤其是晶体,否则易发生爆炸。

(6)不良反应:高浓度反复多次使用可引起腐蚀性灼伤。

4.心理护理

倾听患者主诉,耐心解答患者的疑问,消除患者顾虑,使其积极配合治疗。许多有非特异性外阴炎的患者普遍觉得羞于启齿,患者在医生为其检查、治疗等过程中易产生复杂的心理反应,为了尽快使患者适应陌生的环境,护士应有针对性地实施有效的心理护理。对患者的尊重与关爱是建立良好医患关系的关键,护士应给予患者安全感和信任感,在态度上应该和蔼可亲。通过身心护理使患者得到人性化的服务,提高医疗和护理服务的质量。

5.健康教育

(1)饮食

①禁烟酒。

②优化膳食结构,避免进食辛辣刺激性食物(辣椒、姜、葱、蒜等)。应多食新鲜蔬菜和水果,以保持大便通畅。

③多饮水,防止合并泌尿系感染。

(2)休息与活动:急性期应卧床休息。养成劳逸结合的生活习惯。避免骑自行车等骑跨类运动,减少摩擦。

(3)高锰酸钾坐浴指导:注意配制的浓度不宜过高,以免灼伤皮肤,每次坐浴 15～30 分钟,每日 2 次。坐浴时要使会阴部浸没于溶液中,月经期禁止坐浴。

(4)出院指导:指导患者注意个人卫生,勤换内裤,保持外阴清洁干燥。局部严禁搔抓,勿用刺激性药物或肥皂擦洗。做好经期、孕期、分娩期及产褥期卫生,不穿化纤类及过紧内裤。

(5)感染防控:外阴破溃者要预防继发感染,使用柔软无菌会阴垫,减少摩擦和混合感染的机会。外阴溃疡或烧灼感时,建议硼酸粉坐浴、VE 霜外用。

二、滴虫性阴道炎

(一)病因

滴虫性阴道炎是由阴道毛滴虫引起的常见阴道炎症。阴道毛滴虫适宜在温度 25～40℃、

pH 5.2～6.6 的潮湿环境中生长,在 pH 5 以下或 7.5 以上的环境中则不生长。滴虫的生活史简单,只有滋养体而无包囊期,滋养体生存力较强,能在 3～5℃生存 21 日,在 46℃生存 20～60min,在半干燥环境中约生存 10h,在普通肥皂水中也能生存 45～120min。滴虫有嗜血及耐碱的特性,故于月经前、后阴道 pH 发生变化(经后接近中性)时,隐藏在腺体及阴道皱襞中的滴虫子月经前、后常得以繁殖,引起炎症发作。滴虫能消耗、吞噬阴道上皮内的糖原,并可吞噬乳杆菌,阻碍乳酸生产,使阴道 pH 升高。滴虫阴道炎患者的阴道 pH 5～6.5。滴虫不仅寄生于阴道,还常侵入尿道或尿道旁腺,甚至膀胱、肾盂以及男方的包皮皱襞、尿道或前列腺中。滴虫性阴道炎往往与其他阴道炎并存,美国报道约 60％同时合并细菌性阴道病。

(二)传播途径

1.性交直接传播

与女性患者有一次非保护性交后,近 70％男子发生感染,通过性交男性传染给女性的概率可能更高。由于男性感染滴虫后常无症状,易成为感染源。

2.间接传播

经公共浴池、浴盆、浴巾、游泳池、坐式便器、衣物、污染的器械及敷料等间接传播。

(三)发病机制

早在 1938 年研究人员即发现了阴道毛滴虫,但直到 1947 年才认识到阴道毛滴虫可引起阴道炎。由于缺乏理想的动物模型,对滴虫阴道炎的发病机制了解较少。滴虫主要通过其表面的凝集素(AP65、AP51、AP33、AP23)及半胱氨酸蛋白酶黏附于阴道上皮细胞,进而经阿米巴样运动的机械损伤以及分泌的蛋白水解酶、蛋白溶解酶的细胞毒作用,共同摧毁上皮细胞,并诱导炎症介质的产生,最后导致上皮细胞溶解、脱落、局部炎症发生。

(四)临床表现

潜伏期为 4～28 日。感染初期 25％～50％的患者无症状,其中 1/3 将在 6 个月内出现症状,症状轻重取决于局部免疫因素、滴虫数量多少及毒力强弱。主要症状为阴道分泌物增多及外阴瘙痒,间或有灼热、疼痛、性交痛等。分泌物特点为稀薄脓性、黄绿色、泡沫状、有臭味。分泌物呈脓性是因为分泌物中含有白细胞;呈泡沫状、有臭味是因为滴虫无氧酵解碳水化合物,产生腐臭气体。瘙痒部位主要为阴道口及外阴。若尿道口有感染,可有尿频、尿痛,有时可见血尿。阴道毛滴虫能吞噬精子,并能影响精子存活,可致不孕。检查见阴道黏膜充血,严重者有散在出血斑点,甚至宫颈有出血点,形成"草莓样"宫颈,后穹隆有多量白带,呈灰黄色、黄白色稀薄液体或黄绿色脓性分泌物,常呈泡沫状。带虫者阴道黏膜无异常改变。

(五)诊断

典型病例容易诊断,若在阴道分泌物中找到滴虫即可确诊。最简单的方法是生理盐水悬滴法:显微镜下见呈波状运动的滴虫及增多的白细胞,有症状者阳性率达 60％～70％。对可疑患者,若多次悬滴法未能发现滴虫时,可送培养,准确性达 98％左右。取分泌物前 24～48h 避免性交、阴道灌洗或局部用药,取分泌物时窥器不涂润滑剂,分泌物取出后应及时送检并注意保暖,否则滴虫活动力减弱,造成辨认困难。目前聚合酶链反应(PCR)也可用于滴虫的诊断,敏感性 90％,特异性 99.8％。

（六）治疗

因滴虫性阴道炎可同时有尿道、尿道旁腺、前庭大腺滴虫感染，欲治愈此病，需全身用药，主要治疗药物为甲硝唑及替硝唑。

1.全身用药

初次治疗推荐甲硝唑 2g，单次口服；或替硝唑 2g，单次口服。也可选用甲硝唑 400mg，每日 2 次，连服 7 日；或替硝唑 500mg，每日 2 次，连服 7 日。女性患者口服药物的治愈率为 82%～89%，若性伴侣同时治疗，治愈率达 95%。服药后偶见胃肠道反应，如食欲减退、恶心、呕吐。此外，若出现头痛、皮疹、白细胞减少等时应停药。治疗期间及停药 24h 内禁饮酒，因其与乙醇结合可出现皮肤潮红、呕吐、腹痛、腹泻等戒酒样反应。甲硝唑能通过乳汁排泄，若在哺乳期用药，用药期间及用药后 24h 内不宜哺乳。服用替硝唑者，服药后 3 日内避免哺乳。

2.性伴侣的治疗

滴虫性阴道炎主要由性行为传播，性伴侣应同时进行治疗，治疗期间禁止性交。

3.随访

治疗后无症状者无须随诊，有症状者需进行随诊。部分滴虫性阴道炎治疗后可发生再次感染或于月经后复发，治疗后需随访至症状消失，对症状持续存在者，治疗后 7 日复诊。对初次治疗失败患者增加药物剂量及疗程仍有效。初次治疗失败者可重复应用甲硝唑 400mg，每日 2～3 次，连服 7 日。若治疗仍失败，给予甲硝唑 2g，每日 1 次，连服 3～5 日。

4.妊娠期滴虫阴道炎治疗

妊娠期滴虫性阴道炎可导致胎膜早破、早产及低出生体重儿、但甲硝唑治疗能否改善以上并发症尚无定论。妊娠期治疗可以减轻症状，减少传播，防止新生儿呼吸道和生殖道感染。美国疾病控制中心建议甲硝唑 2g，单次口服，中华医学会妇产科感染协作组建议甲硝唑 400mg 口服，每日 2 次，共 7 日，但用药前最好取得患者知情同意。

5.顽固病例的治疗

有复发症状的病例多数为重复感染。为避免重复感染，内裤及洗涤用的毛巾，应煮沸 5～10min 以消灭病原体，并应对其性伴侣进行治疗。对极少数顽固复发病例，应进行培养及甲硝唑药物敏感试验，可加大甲硝唑剂量及应用时间，每日 2～4g，分次全身及局部联合用药（如 1g 口服，每日 2 次，阴道内放置 500mg，每日 2 次），连用 7～14 日。也可应用替硝唑或奥硝唑治疗。

6.治愈标准

滴虫性阴道炎常于月经后复发，故治疗后检查滴虫阴性时，仍应每次月经后复查白带，若经 3 次检查均阴性，方可称为治愈。

（七）评估和观察要点

1.评估要点

（1）健康史：了解个人卫生习惯，评估是否有诱发滴虫阴道炎的相关因素；既往有无阴道炎相关病史；月经周期与发病的关系。

（2）身体评估：评估患者有无外阴瘙痒、分泌物增多等症状。

2.观察要点

(1)观察患者外阴情况,有无阴道黏膜充血、出血点等。

(2)观察阴道分泌物的量、性状、气味。

(八)护理措施

1.指导患者进行自我护理

(1)保持外阴清洁干燥,勤换内裤,避免搔抓外阴部,以免皮肤破损继发感染。

(2)患者及其性伴侣治愈前避免无保护性行为。

(3)患者内裤、坐浴等用物应煮沸5～10min消灭病原体,以避免交叉及重复感染的概率。

2.告知患者正确用药

甲硝唑:用药期间及停药24h内,禁止饮酒;哺乳妇女用药期间及停用药24h内应停止哺乳;如服药期间发生胃肠道反应及皮疹,应即时告知医师。替硝唑:用药期间及停药72h内,禁止饮酒;哺乳妇女服药后72h内应停止哺乳。

3.指导患者配合检查

取分泌物前24～48h避免性生活、阴道清洗或局部用药。

4.指导患者预防感染

滴虫阴道炎主要由性行为传播,应建议患者性伴侣同时治疗,避免相互传染,影响治疗效果。

5.治愈标准

为连续3次月经干净后,复查阴道分泌物中滴虫均为阴性。

(九)健康教育

(1)告知患者取分泌物前24～48h避免性生活、阴道清洗或局部用药,以免影响检查结果。

(2)给予患者个人卫生指导,保持外阴清洁、干燥。内裤、毛巾等个人专用物品清洗后宜煮沸5～10min,消灭病原体。

(3)告知患者阴道内用药方法,注意浓度、剂量。经期暂停阴道冲洗、坐浴和阴道内用药。

(4)告知患者治疗后需定期复查,了解治疗效果。

三、细菌性阴道炎

细菌性阴道病(BV)为阴道内正常菌群失调所致的一种混合感染。但临床及病理无炎症改变。正常阴道内以产生过氧化氢的乳杆菌占优势。细菌性阴道病时,阴道内能产生过氧化氢的乳杆菌减少,导致其他细菌大量繁殖,主要有加德纳菌、厌氧菌(动弯杆菌、普雷沃菌等)及人型支原体,其中以厌氧菌居多,厌氧菌数量可增加100～1000倍。促使阴道菌群发生变化的原因仍不清楚,推测可能与频繁性交、多个性伴侣或阴道灌洗使阴道碱化有关。

(一)临床表现

10%～40%患者无临床症状,有症状者主要表现为阴道分泌物增多,有鱼腥臭味,尤其性交后加重,可伴有轻度外阴瘙痒或烧灼感。分泌物呈鱼腥臭味是由于厌氧菌繁殖的同时可产生胺类物质所致。检查见阴道黏膜无充血的炎症表现,分泌物特点为灰白色,均匀一致,稀薄,常黏附于阴道壁,但黏度很低,容易将分泌物从阴道壁拭去。

细菌性阴道病除导致阴道炎症外,还可引起其他不良结局,如妊娠期细菌性阴道病可导致绒毛膜羊膜炎、胎膜早破、早产;非孕妇可引起子宫内膜炎、盆腔炎、子宫切除术后阴道顶端感染。

(二)诊断

目前使用最广泛的是 Amsel 诊断标准。

(1)均质、稀薄、白色阴道分泌物,常黏附于阴道壁。

(2)线索细胞阳性:取少许阴道分泌物放在玻片上,加一滴 0.9%氯化钠溶液混合,高倍显微镜下寻找线索细胞,与滴虫阴道炎不同的是白细胞极少。线索细胞即阴道脱落的表层细胞与细胞边缘贴附颗粒状物,即各种厌氧菌,尤其是加德纳菌,细胞边缘不清。

(3)阴道分泌物 pH>4.5。

(4)胺臭味试验阳性取阴道分泌物少许放在玻片上,加入 10%氢氧化钾溶液 1～2 滴,产生烂鱼肉样腥臭气味,系因胺遇碱释放氨所致。

具备上述标准的 3 条就可诊断 BV,其中第 2 条是必备的。其中阴道的 pH 是最敏感的指标,胺臭味试验是最具有高度特异性的指标,但该方法在实际工作中却常受到多种因素的干扰而影响临床诊断的准确性。除临床诊断标准外,还可应用革兰染色,根据各种细菌的相对浓度进行诊断。细菌性阴道病为正常菌群失调,细菌定性培养在诊断中意义不大。本病应与其他阴道炎相鉴别(见表 4-1-1)

表 4-1-1　细菌性阴道病与其他阴道炎鉴别

	细菌性阴道炎	外阴阴道假丝酵母菌病	滴虫阴道炎
症状	分泌物增多,无或轻度瘙痒	重度瘙痒,烧灼感	分泌物增多,轻度瘙痒
分泌物特点	折色,均质,腥臭味	白色,豆腐渣样	稀薄、脓性、泡沫状
阴道黏膜	正常	水肿、斑块	散在出血点
阴道 pH	>4.5	<4.5	>5
胺试验	阳性	阴性	阴性
显微镜检查	线索细胞,极少白细胞	芽生孢子及假菌丝,少量白细胞	阴道毛滴虫,多量白细胞

(三)治疗

治疗原则为选用抗厌氧菌药物,主要有甲硝唑、克林霉素。甲硝唑抑制厌氧菌生长,不影响乳杆菌生长,是较理想的治疗药物,但对支原体效果差。

1.口服药物

首选甲硝唑 400mg,每日 2 次,口服,共 7 日或克林霉素 300mg,每日 2 次,连服 7 日。甲硝唑 2g 顿服的治疗效果差,目前不再推荐应用。

2.局部药物治疗

含甲硝唑的栓剂,每晚 1 次,连用 7 日;或 2%克林霉素软膏阴道涂布,每次 5g,每晚 1 次,连用 7 日。口服药物与局部用药效果相似,治愈率 80%左右。

3.微生物及免疫治疗

国内外大量研究证实,传统抗生素的应用或多或少地影响了阴道菌群的恢复,而应用乳酸杆菌制剂治疗细菌性阴道病及预防其复发效果显著。因此,从微生态学的角度出发,通过生态制剂调整疗法,扶正和保护阴道内的正常菌群的组成和比例,恢复其自然的抵抗外来菌侵扰的能力,促进其本身的自净作用是治疗此类疾病的趋势。目前临床上常用的阴道用乳杆菌活菌胶囊(定君生)即为此类制剂,用法:每日1粒,用10日,阴道置入。

4.性伴侣的治疗

本病虽与多个性伴侣有关,但对性伴侣给予治疗并未改善治疗效果及降低其复发率,因此,性伴侣不需要常规治疗。

5.妊娠期细菌性阴道病的治疗

由于本病与不良妊娠结局如绒毛膜羊膜炎、胎膜早破、早产有关,任何有症状的细菌性阴道病孕妇及无症状的高危孕妇(有胎膜早破、早产史)均需治疗。由于本病在妊娠期有合并上生殖道感染的可能,多选择口服用药,甲硝唑200mg,每日3次,连服7日;或克林霉素300mg,每日2次,连服7日。

6.随访

治疗后无症状者不需常规随访。细菌性阴道病复发较常见,对症状持续或症状重复出现者,应告知患者复诊,接受治疗。可选择与初次治疗不同的药物。

(四)评估和观察要点

1.评估要点

(1)健康史:询问患者有无诱发细菌性阴道病的相关因素。

(2)身体评估:评估患者有无外阴瘙痒、烧灼感等症状及其程度。

2.观察要点

观察患者外阴情况,皮肤有无搔抓痕迹或破溃;阴道分泌物的量、性状、气味等。

(五)护理措施

(1)指导患者遵医嘱按照治疗方案周期正确用药。

(2)注意个人卫生,使用流动水清洁外阴,勤洗换内裤,避免搔抓会阴部造成皮肤损伤。

(3)治疗期间禁止游泳、盆浴,防止逆行感染。

(4)指导患者治疗期间性行为应采取保护性措施,防止交叉感染。

(5)指导选择清淡易消化、高维生素饮食,忌辛辣刺激性食物。

(6)给予患者心理护理及疾病知识的宣教,提高患者治疗的依从性,减少疾病的复发。

(六)健康教育

(1)给予患者个人卫生指导,保持外阴清洁,禁用肥皂清洗外阴,不宜经常使用药液清洗阴道;勤洗换内裤,不穿化纤内裤和紧身衣;避免不洁性行为。

(2)告知患者规范治疗的重要性,进行用药治疗指导。

四、前庭大腺炎

(一)病因及发病机制

前庭大腺位于两侧大阴唇下 1/3 深部,腺管开口于处女膜与小阴唇之间。因解剖部位的特点,在性交、分娩等情况外阴部受到污染时,病原体容易侵入前庭大腺而引起前庭大腺炎。以育龄妇女多见,幼女及绝经后妇女少见。主要病原体为内源性病原体及性传播疾病的病原体,前者如葡萄球菌、大肠埃希菌、链球菌、肠球菌;后者主要为淋病奈瑟菌及沙眼衣原体。急性炎症发作时,病原体首先侵犯腺管,腺管呈急性化脓性炎症,腺管开口往往因肿胀或渗出物聚集而阻塞,使脓液不能倒流而形成脓肿,即前庭大腺脓肿。

(二)临床表现

炎症多为一侧。初起时局部肿胀、疼痛、灼热感,行走不便,有时会致大小便困难。检查见局部皮肤红肿、发热、压痛明显,患侧前庭大腺开口处有时可见白色小点。当脓肿形成时,疼痛加剧,脓肿呈鸡蛋大小肿块,局部可触及波动感。当脓肿增大时,表面皮肤发红、变薄,脓肿可自行破溃。部分患者出现发热等全身症状。

(三)辅助检查

1.触诊

前庭大腺炎首先侵犯腺管,局部有红、肿、热、痛表现,腺管口往往因肿胀或渗出物聚集发生阻塞,使脓液不能外流而形成脓肿,局部可有波动感。腹股沟淋巴结可触及肿大。

2.实验室检查

(1)检查血常规。

(2)细菌培养:培养取材应尽可能靠近脓肿壁,必要时可切取少许脓肿壁坏死组织送培养,也可进行药敏试验。

(3)分泌物涂片检查:在前庭大腺开口处及尿道口尿道旁腺各取分泌物做涂片,查病原菌。

(四)诊断

根据病史及局部外观与指诊,一般不难诊断。应注意尿道口及尿道旁腺有无异常。

(五)治疗

(1)急性炎症发作时,需卧床休息,局部保持清洁。可取前庭大腺开口处分泌物做细菌培养,确定病原体,根据病原体选用口服或肌内注射抗生素。

(2)脓肿形成后需行切开引流及造口术,并放置引流条。外阴用 0.5% 碘伏棉球擦洗,每日 2 次。伤口愈合后改用 1∶5000 高锰酸钾坐浴,每日 2 次。

(六)护理评估

1.病史评估

评估患者本次发病的诱因,有无流产、分娩、外阴阴道手术后感染史,有无局部肿胀、疼痛、灼热感,了解疼痛的性质、部位及局部皮肤情况,了解目前的治疗及用药;评估既往病史、家族史、过敏史、手术史、输血史。

2.身体评估

评估患者的意识状态、神志、精神状况、生命体征、营养及饮食情况、BMI、排泄形态、睡眠形态;了解有无大小便困难、是否采取强迫体位、有无行走不便、有无发热等全身症状。

3.风险评估

患者入院 2h 内进行各项风险评估,包括患者压疮危险因素评估、患者跌倒/坠床危险因素评估、日常生活能力评定。

4.心理-社会评估

了解患者的文化程度、工作性质、患者家庭状况以及家属对患者的理解和支持情况。

5.其他评估

评估患者的个人卫生习惯、生活习惯、性格特征,有无烟酒嗜好,对疾病认知以及自我保健知识掌握程度等。

(七)护理措施

1.一般护理

(1)皮肤护理:保持皮肤清洁、床单位平整,内裤柔软洁净、每日更换,污染内裤单独清洗。

(2)饮食:禁酒,忌辛辣食物。

(3)休息与活动:急性期嘱患者卧床休息,活动时减少局部摩擦。

(4)生活护理:如患者因局部肿胀、疼痛、烧灼感而导致行动不便时,协助患者大小便,并将呼叫器置于患者易触及处;脓肿切开引流及造口术后,遵医嘱擦洗或协助患者坐浴;实施预防跌倒、坠床护理措施;及时更换清洁病号服、床单位及中单等。

2.病情观察

(1)皮肤:关注患者主诉,密切观察外阴部局部充血、肿胀或破溃情况(包括脓肿严重程度及消退情况)。

(2)行脓肿切开引流及造口术后,观察引流液的性质、气味及引流量,警惕感染加重。

(3)注意观察有无发热等全身症状。

3.用药护理

(1)遵医嘱给予抗生素及镇痛剂。

(2)脓肿切开引流及造口术后,外阴用 0.5% 碘伏棉球擦洗,每日 2 次。伤口愈合后改用 1:5000 高锰酸钾坐浴,每次坐浴 15~30min,每日 2 次。

4.坐浴指导

实施坐浴时先将坐浴盆刷洗干净,并做到专人专用。盆内放入清洁的热水约八分满,温度 41~43℃,注意不要过烫,以免烫伤。坐浴前清洁外阴及肛周,坐浴时将伤口完全浸入药液中,每次坐浴 15~30min,中间可以加入热水以维持水温,每日坐浴 1~2 次。

5.心理护理

许多有前庭大腺炎的患者普遍觉得羞于启齿,患者在医生为其检查、治疗等过程中易发生复杂的心理反应。倾听患者主诉,耐心解答患者的疑问,消除患者顾虑,使其积极配合治疗。尽快使患者适应陌生的环境,护士应有针对性地实施有效的心理护理。

6.健康教育

(1)饮食:禁烟、酒,避免进食辛辣刺激性食物。应多食新鲜蔬菜和水果,以保持大便通畅;多饮水,防止合并泌尿系感染。

(2)休息与活动:急性期卧床休息;非急性期也要劳逸结合,避免骑自行车等骑跨类运动,以减少局部摩擦。

(3)用药指导:严格遵照医嘱用药,坚持每天坐浴直至痊愈,避免病情反复或产生耐药。

(4)卫生指导:指导患者注意个人卫生,勤换内裤,不穿化纤类及过紧内裤,保持外阴清洁干燥。局部严禁搔抓,勿用刺激性药物或肥皂擦洗。

(5)感染防控:局部严禁搔抓,勿用刺激性药物或肥皂擦洗,指导患者注意经期、孕期、分娩期及产褥期卫生,勤换内裤,保持外阴清洁干燥,预防继发感染。

五、子宫颈炎

(一)概述

慢性子宫颈炎是生育期妇女最常见的疾病之一,多由急性子宫颈炎未治疗或治疗不彻底转变而来,常因分娩、流产或手术损伤子宫颈后,病原体侵入而引起感染。卫生习惯不良或因雌激素缺乏,局部抵抗力差,也易引起慢性子宫颈炎。其病理特点如下。

1.子宫颈糜烂

炎症刺激子宫颈表面的鳞状上皮脱落,宫颈管柱状上皮覆盖,外观呈红色区,称为子宫颈糜烂。

(1)分型

①单纯型:表面平坦。

②颗粒型:组织增生使糜烂面呈颗粒状。

③乳头型:间质显著增生致表面凹凸不平,呈乳头状。

(2)分度

①轻度(Ⅰ度):糜烂面积小于整个子宫颈面积的 1/3。

②中度(Ⅱ度):糜烂面积占整个子宫颈面积的 1/3~2/3。

③重度(Ⅲ度):糜烂面积占整个子宫颈面积的 2/3 以上。

2.子宫颈肥大

炎症的长期刺激使子宫颈组织充血、水肿,腺体和间质增生导致子宫颈肥大。肥大的子宫颈质较硬,表面多光滑。

3.子宫颈息肉

炎症刺激宫颈管局部黏膜增生,向子宫颈外口突出形成带蒂的赘生物。息肉色红、舌形、质软而脆、易出血、蒂细长,除去后易复发。

4.子宫颈腺体囊肿

子宫颈糜烂愈合过程中发生,检查时见子宫颈表面突出形成多个青白色小囊泡,内含透明黏液。

5.子宫颈黏膜炎

子宫颈黏膜炎又称宫颈管炎,表现为子宫颈口充血,可见脓性分泌物。

(二)护理评估

1.健康史

询问患者有无分娩、流产或手术损伤子宫颈后的感染史,评估患者日常卫生习惯。

2.身体评估

(1)临床表现:白带增多为主要症状,白带呈乳白色黏液状或淡黄色脓性,可有血性白带。轻者多无不适感,严重者可伴有腰骶部疼痛和下腹坠痛,甚至性交后出血或不孕。妇科检查可见子宫颈有不同程度的糜烂、肥大、息肉或子宫颈腺体囊肿等。

(2)心理、社会状况:由于病程较长,白带多致外阴不适,患者思想压力大;因性交后出血或怀疑恶变,使患者焦虑不安。

3.辅助检查

行子宫颈刮片细胞学检查,必要时进行子宫颈活检,以排除子宫颈癌。

(三)护理诊断

(1)组织完整性受损:与炎症及分泌物刺激有关。

(2)焦虑:与病程长或害怕恶变有关。

(3)舒适度改变:与分泌物增多有关。

(四)护理措施

1.配合治疗,促进组织修复,以缓解症状

(1)做好检查和治疗的解释工作:慢性子宫颈炎以局部治疗为主。物理疗法是目前治疗子宫颈糜烂最常用的有效治疗方法;药物治疗适用于糜烂面积较小和炎症浸润较浅的病例;手术治疗适用于子宫颈息肉行息肉摘除术、子宫颈肥大行锥形切除术并送病理检查。子宫颈腺体囊肿可选用物理疗法破坏囊壁。

(2)配合物理治疗,告知患者注意事项

①治疗时间选择月经干净后3~7d。

②术后阴道黄水样排液较多,应保持外阴清洁,2个月内禁止性生活和盆浴。

③治疗后1~2周脱痂时可有少量出血,出血多者应及时到医院就诊。

④一般于2次月经干净后3~7d复查,未痊愈者可择期再做第二次治疗。

2.心理护理

向患者及家属解释发病原因及防治措施,积极配合治疗,防止恶变发生。

3.健康指导

指导妇女定期做妇科检查,发现炎症及时治疗;保持良好的个人卫生习惯,注意性生活卫生。

六、盆腔炎性疾病

盆腔炎性疾病(PID)是指女性上生殖道及其周围组织的一组感染性疾病,主要包括子宫内膜炎、输卵管炎、输卵管卵巢脓肿(TOA)、盆腔腹膜炎。炎症可局限于一个部位,也可同时累及几个部位,最常见的是输卵管炎。PID大多发生在性活跃期、有月经的妇女,初潮前、绝经后或未婚者很少发生PID。若发生PID也往往是邻近器官炎症的扩散。

(一)病因及发病机制

1.急性盆腔炎

产后或流产后感染、宫腔内手术操作后感染、性生活不洁或过频、经期卫生不良、邻近器官炎症蔓延等。

2.慢性盆腔炎

常为急性盆腔炎未经彻底治疗或患者体质较差病程迁延所致,但亦可无急性盆腔炎病史。

(二)临床表现

1.急性盆腔炎

(1)症状:下腹痛伴发热,严重者可出现高热、寒战。

(2)体征:患者体温升高,心率加快,下腹有压痛、反跳痛,宫颈充血有举痛,双侧附件压痛明显,呈急性病容。

2.慢性盆腔炎

(1)症状:全身症状多不明显,有时出现低热、乏力。有些患者可有神经衰弱症状,如精神不振、周身不适、失眠等。局部组织主要是下腹部坠痛、腰骶部酸痛,且在月经前后加重;月经量增多,可伴有不孕。

(2)体征:子宫及双侧附件有轻度压痛,子宫一侧或双侧有增厚。

(三)辅助检查

实验室检查:B型超声检查;X线检查;分泌物涂片检查;心电图等。

(四)诊断

1.急性盆腔炎

有急性感染病史;下腹隐痛、肌肉紧张,有压痛、反跳痛,阴道出现大量脓性分泌物,伴心率加快、低热,病情严重时可有高热、头痛、寒战、食欲缺乏,大量的黄色白带、有味,小腹胀痛,压痛,腰部酸痛等;有腹膜炎时出现恶心、呕吐、腹胀、腹泻等;有脓肿形成时,可有下腹包块及局部压迫刺激症状,包块位于前方可有排尿困难、尿频、尿痛等,包块位于后方可致腹泻。

2.慢性盆腔炎

全身症状为有时低热、易疲劳,部分患者由于病程长而出现神经衰弱症状,如失眠、精神不振、周身不适等,下腹部坠胀、疼痛及腰骶部酸痛,常在劳累、性交后、月经前后加剧。由于慢性炎症而导致盆腔淤血,月经往往过多,卵巢功能损害时会出现月经失调,输卵管粘连会导致不孕症。

(五)治疗

于PID发作48h内开始联合应用广谱抗生素,一次性彻底治愈。

1.门诊治疗

若患者一般状况好,症状轻,能耐受口服抗生素,并有随访条件,可在门诊给予口服或肌内注射抗生素治疗。

2.住院治疗

若患者一般情况差,病情严重,伴有发热、恶心、呕吐;或伴有盆腔腹膜炎、输卵管卵巢囊肿;或经门诊治疗无效;或不能耐受口服抗生素;或诊断不清者均应住院给予抗生素药物治疗为主的综合治疗。

3.中药治疗

主要为活血化瘀、清热解毒药物,例如:银翘解毒汤、安宫牛黄丸或紫雪丹等。

4.其他治疗

合并盆腔脓性包块,且抗生素治疗无效者,可行超声引导下包块穿刺引流术。

(六)护理评估

1.病史评估

评估患者本次发病的诱因,有无急性感染病史,有无发热,有无尿频、尿痛、腹泻等;评估病程长短,月经情况,有无不孕等情况;了解目前的治疗及用药;评估既往病史、家族史、过敏史、手术史、输血史等。

2.身体评估

评估意识状态、神志、精神状况、生命体征、营养及饮食情况、BMI、排泄形态、睡眠形态,有无大小便困难,是否采取强迫体位。

3.风险评估

患者入院 2h 内进行各项风险评估,包括患者压疮危险因素评估、患者跌倒/坠床危险因素评估、日常生活能力评定。

4.心理社会评估

了解患者的文化程度、工作性质、患者家庭状况以及家属对患者的理解和支持情况。评估个人卫生、生活习惯,有无烟酒嗜好,对疾病认知以及自我保健知识掌握程度。

(七)护理措施

1.一般护理

(1)皮肤、黏膜护理:高热患者,皮肤长期处于潮湿状态,全身抵抗力也下降,易发生压疮、感染,应及时更换潮湿的衣裤、床单,保持床单位平整,定时翻身;高热患者的唾液分泌减少,口腔黏膜干燥,口腔内食物残渣易发酵,细菌易生长繁殖,应嘱患者多饮水,多漱口,必要时给予口腔护理;行冰袋降温时,选择合理部位(如腋下、额头,腹股沟等),禁忌用于枕后、耳郭、心前区、腹部、足底等处,并定时更换冷敷部位,避免冻伤,酒精擦浴浓度不宜过高,以 25%~35% 为宜,注意酒精过敏者禁用,避免对皮肤造成损伤。盆腔炎症患者有时会伴阴道大量脓性分泌物,长期刺激外阴皮肤会出现皮疹、破溃,应密切观察会阴部皮肤情况,告知患者保持清洁,每日更换内裤,污染的内裤单独清洗,避免交叉、重复感染。

(2)饮食:高热期间应选择高营养易消化的流食,如豆浆、藕粉、果泥、菜汤等;体温下降或病情好转时,可进食半流食或普食,如面条、粥,配以高蛋白、高热量、高维生素易消化的菜肴,如精瘦肉、豆制品、蛋黄及各种新鲜蔬菜等。

(3)生活护理:保持室内清洁舒适、通风良好,合理降低室温,有利于降低患者体温;高热、大汗时注意保暖;必要时遵医嘱给予口腔护理,预防口腔疾病;长期高热者,机体处于高代谢状态,食欲不佳,活动耐力下降,更应加强生活护理,如协助患者起床如厕等;将呼叫器置于患者手边,实施预防跌倒、坠床护理措施;保持会阴部清洁,遵医嘱给予会阴擦(冲)洗,及时更换清洁、干燥的病号服、床单位及中单等。

2.病情观察

(1)生命体征:密切观察体温的变化,有预见性地给予护理干预,体温过高时给予物理降温;监测患者的出入量,预防脱水。

(2)疼痛:观察患者疼痛的性质、程度,及早发现病情变化给予积极处理。

(3)皮肤、黏膜:观察口腔黏膜情况,预防口腔炎症;观察高危部位皮肤情况,预防压疮。

(4)并发症:警惕因长期高热导致严重脱水、高热惊厥甚至循环衰竭、酸中毒等情况的发生;预防感染控制不佳造成的全身感染,如菌血症、败血症等。

3.用药护理

(1)头霉素类或头孢菌素类药物:头霉素类,如头孢西丁钠 2g,静脉滴注,每 6 小时 1 次;或头孢替坦二钠 2g,静脉滴注,每 12 小时 1 次。常加用多西环素 100mg,每 12 小时 1 次,静脉或口服。头孢菌素类,如头孢呋辛钠、头孢唑肟钠、头孢曲松钠,头孢噻肟钠也可选用。临床症状改善至少 24h 后转为口服药物治疗,多西环素 100mg,每 12 小时 1 次,连用 14 日。对不能耐受多西环素者,可用阿奇霉素替代,每次 500mg,每日 1 次,连用 3 日。对输卵管卵巢脓肿的患者,可加用克林霉素或甲硝唑,从而更有效地对抗厌氧菌。

(2)克林霉素与氨基糖苷类药物联合方案:克林霉素 900mg,每 8 小时 1 次,静脉滴注;庆大霉素先给予负荷量(2mg/kg),然后给予维持量(1.5mg/kg),每 8 小时 1 次,静脉滴注。临床症状、体征改善后继续静脉应用 24~48h,克林霉素改为口服,每次 450mg,每日 4 次,连用 14日;或多西环素 100mg,口服,每 12 小时 1 次,连服 14 日。

4.专科指导

预防炎症扩散,禁止阴道冲洗,尽量避免阴道检查。严格执行无菌操作,防止医源性感染。

5.心理护理

盆腔炎患者一般病程较长,患者心理较为复杂,多有焦虑,应做好心理疏导,减轻患者心理压力。注意倾听患者主诉,耐心解答患者疑问,消除患者顾虑,有针对性地实施有效的心理护理,使其积极配合治疗。患者多会担心发生盆腔炎性疾病后遗症,影响家庭生活和夫妻感情,护士应获取患者的信任,告知患者疾病及预防知识,使患者树立治疗疾病的信心,保持乐观情绪。

6.健康教育

(1)饮食:健康合理的饮食调理有利于患者免疫力以及体质的增强。患者应加强营养,多饮水,避免进食生冷、辛辣等刺激性食物,定时定量进食。发热时选择高营养易消化的流食,如豆浆、藕粉、果泥、菜汤等,体温下降或病情好转时,可进半流食或普食,如面条、粥,配以高蛋白、高热量、高维生素易消化的菜肴,如精瘦肉、豆制品、蛋黄及各种新鲜蔬菜等。

(2)休息活动:急性期采取半卧位卧床休息使感染局限。得到控制后应加强锻炼,增加机体抵抗力,预防慢性盆腔炎急性发作。

(3)用药指导:指导患者连续彻底用药,及时治疗盆腔炎性疾病,防止后遗症发生。

(4)宣讲疾病相关知识:①讲解盆腔炎发病原因及预防复发的相关知识。②急性期应避免性生活及阴道操作;指导患者保持外阴清洁、养成良好的经期及性生活卫生习惯。③对沙眼衣原体感染高危妇女进行筛查和治疗可减少盆腔炎性疾病的发病率。虽然细菌性阴道炎与盆腔炎性疾病相关,但检测和治疗细菌性阴道炎能否降低盆腔炎性疾病发病率,至今尚不清楚。④及时治疗下生殖道感染。

第二节　生殖内分泌疾病

一、功能失调性子宫出血

功能失调性子宫出血是指由于调节生殖的神经内分泌机制失常引起的子宫异常出血,无明显器质性病变存在,简称功血。功血为妇科常见疾病,分为无排卵性功血和排卵性功血,其中,无排卵性功血约占 85%。

(一)病因

月经是子宫内膜在下丘脑-腺垂体-卵巢轴的调节下发生的周期性剥脱、出血。机体内、外因素均可影响该轴的调节功能而使月经量、持续时间和周期发生紊乱。常见的因素有精神紧张、营养不良、环境及气候改变、过度疲劳等。

(二)临床类型

1.无排卵性功血

无排卵性功血好发于青春期和绝经过渡期妇女。青春期功血患者因下丘脑-腺垂体-卵巢轴间的反馈调节尚未成熟,绝经过渡期功血患者因卵巢功能衰退,致卵泡只发育而无排卵。

2.排卵性功血

排卵性功血多见于育龄期女性。患者卵巢虽有卵泡发育及排卵,但黄体功能异常,常表现为黄体功能不足和子宫内膜不规则脱落两种类型。

(三)治疗要点

无排卵性功血:治疗青春期功血以止血、调整周期和促进排卵为原则;治疗绝经过渡期功血以止血、调整周期、减少经量为原则。排卵性功血:以恢复黄体功能为治愈目标。

(四)护理评估

1.健康史

询问患者的年龄、月经史、婚孕史及既往健康状况,排除全身性疾病和生殖器官器质性病变。了解发病前有无精神创伤、过度劳累、环境改变、服药等因素;本次发病的经过、诊治经历及效果;有无继发感染及贫血的征象。

2.身体评估

(1)临床表现

①无排卵性功血:最常见的症状是子宫不规则出血,表现为月经周期紊乱,经期长短不一,

经量多少不定。出血量多或时间长者,可继发贫血。出血期间一般无腹痛及其他不适。

②排卵性功血:黄体功能不全者,月经周期缩短,经期、经量可无变化,易引起不孕或流产。子宫内膜不规则脱落者,月经周期多正常,但经期淋漓不净可长达十余日,经量明显增加。

(2)心理、社会评估:青春期功血患者常因害羞不能及时就诊而延误病情,引发感染或大出血,出血多时,患者常感不适、惊慌。绝经过渡期功血患者因月经不规律来潮,因影响到生活、工作而焦虑,担心疾病严重、怀疑肿瘤的可能而坐立不安。

3.辅助检查

(1)诊断性刮宫:诊断性刮宫简称诊刮.主要适用于已婚患者。通过诊刮达到止血及明确病理诊断的目的。

(2)基础体温检查:无排卵性功血者基础体温呈单相型;有排卵性功血者基础体温呈双相型。

(3)B超检查:了解子宫内膜的厚度,排除生殖器官器质性病变。

(4)子宫腔镜检查:直接观察子宫内膜情况,选择病变区进行活检。

(5)子宫颈黏液结晶检查:经前出现羊齿植物叶状结晶者,提示无排卵。

(五)护理诊断/合作性问题

(1)活动无耐力:与月经过多及经期延长引起的贫血有关。

(2)焦虑:与治疗效果不佳或担心疾病性质有关。

(3)有感染的危险:与出血多、持续不净及继发贫血有关。

(六)护理措施

1.一般护理

嘱患者卧床休息,保证充足睡眠,避免劳累;加强营养,摄入高蛋白、高维生素、含铁高的食物,如猪肝、蛋黄、红枣、胡萝卜、绿叶蔬菜等;保持外阴清洁,禁止盆浴和性生活。

2.病情观察

观察并记录患者的生命体征、液体出入量。出血多时,严密观察血压、脉搏,做好配血、输血及输液的抢救准备和配合工作。有发热、子宫体压痛等感染征象者,遵医嘱给予抗生素治疗。

3.治疗配合

(1)无排卵性功血

①止血:大出血时,采用性激素止血要求8h内见效,24~48h后出血基本停止。96h以上仍不止者,应考虑器质性病变。

a.孕激素:适用于体内有一定雌激素水平的患者,尤其是淋漓不尽的绝经过渡期功血患者。孕激素使持续受雌激素刺激的增生期子宫内膜转为分泌期,达到止血效果,停药后子宫内膜脱落,起到药物性刮宫的作用。常用醋酸甲羟孕酮、甲地孕酮和炔诺酮(妇康片)。

b.雌激素:大剂量使用雌激素可促使子宫内膜生长,有修复创面止血的作用。常用妊马雌酮、己烯雌酚或苯甲酸雌二醇。

c.雄激素:主要用于绝经过渡期功血患者。

d.其他止血药物:肾上腺色腙(安络血)、酚磺乙胺(止血敏)。

②调整月经周期:a.雌激素、孕激素序贯疗法:模拟自然月经周期中性激素的变化,补充雌激素、孕激素,促使子宫内膜发育和周期性脱落,形成人工周期,适用于青春期功血。于撤药性出血第 5d 开始,每日口服结合雌激素或戊酸雌二醇,连服 21d,于服雌激素 11d 起加用黄体酮或醋酸甲羟孕酮,连用 10d,停药后 7d 内可再出现撤药性出血。在下一次出血第 5d 重复用药,连续使用 3 个周期。b.雌激素、孕激素联合法:适用于内源性雌激素水平较高的育龄妇女和绝经过渡期功血患者。从撤药性出血第 5d 起口服避孕药,每日 1 片,连服 21d,连续 3 个周期为一疗程。c.后半周期疗法:适用于青春期或活检为增殖期内膜功血患者。自撤药性出血第 16d 起口服甲羟孕酮,每日 10mg,共 10d。

③促排卵:该法用于育龄妇女功血有生育要求者。促排卵药物有氯米芬(CC)、尿促性腺激素(HMG)等。

(2)排卵性功血

①黄体功能不全:自排卵后开始每日肌内注射黄体酮,共 10d,进行黄体功能替代治疗。可使用氯米芬促进卵泡发育,绒毛膜促性腺激素(HCG)可延长黄体期。

②子宫内膜不规则脱落:自预期下次月经前第 10～14d 开始,每日口服甲羟孕酮 10mg,连续 10d。绒毛膜促性腺激素也可促进黄体功能。

4.心理护理

主动热情与患者沟通、交谈,鼓励其说出内心的不良感受,及时提供必要的信息,帮助患者克服心理障碍,解除思想负担,摆脱焦虑。

5.健康教育

讲解用药的治疗原理和注意事项,强调性激素治疗时,必须严格按照医嘱,准时按量给药,不得随意停服、减量或漏服。采用雄激素治疗时每月总量不能超过 300mg,以防女性男性化。服用促排卵药物者,可测量其基础体温,以便监测排卵情况。治疗期间如发生不规则阴道出血,应及时就诊处理。

二、闭经

闭经是妇科常见症状,通常分为原发性闭经和继发性闭经。年龄超过 16 岁,第二性征已发育但月经尚未来潮或年龄超过 14 岁,仍无第二性征发育者,称为原发性闭经。继发性闭经是指正常月经建立后,因某种病理因素而停经 6 个月以上或以自身月经周期计算停经 3 个周期以上者。临床上多见继发性闭经。青春期前、妊娠期、哺乳期及绝经后月经不来潮属于生理现象。

(一)病因及发病机制

1.下丘脑性闭经

下丘脑性闭经最常见,以功能性原因为主。精神创伤、过度劳累、长期剧烈运动、体重下降和神经性厌食均可诱发闭经;长期应用某些药物(如氯丙嗪、奋乃静等)也可引起闭经;颅咽管瘤压迫下丘脑和垂体柄时导致闭经。

2.垂体性闭经

垂体性闭经常见的原因有席汉综合征、垂体肿瘤、原发性垂体促性腺功能低下等。

3.卵巢性闭经

卵巢性闭经常见的原因有卵巢早衰(40岁以前绝经者)、多囊卵巢综合征、卵巢切除、卵巢肿瘤等。

4.子宫性闭经

子宫性闭经常见的原因有子宫内膜炎症、刮宫过度损伤子宫内膜或粘连、子宫内膜结核、先天性无子宫、子宫腔放射性治疗等。

(二)治疗要点

针对病因进行全身治疗、激素治疗或手术治疗。

(三)护理评估

1.健康史

询问患者月经史、婚孕史、服药史、家族史及发病的可能诱因如环境变化、精神心理创伤、职业、营养状况等。原发性闭经者还应了解其青春期和第二性征发育情况。

2.身体评估

(1)临床表现:年龄超过16岁,第二性征已发育但月经尚未来潮或正常月经建立后停经6个月以上。

(2)心理、社会评估:无法判定确切病因的闭经患者,因担心自身健康而忧心忡忡、焦虑不安;频繁的检查和治疗使者丧失生活的勇气。由于对于未来能否生育的不确定性,年轻患者常表现出悲伤、焦虑。

3.辅助检查

(1)功能试验

①药物撤退试验:用于评估体内雌激素水平,以确定闭经程度。a.孕激素试验:口服醋酸甲羟孕酮或肌内注射黄体酮5d,停药后3~7d观察结果。出现阴道出血为阳性反应,提示体内有一定水平的雌激素;无阴道出血者为阴性反应,进一步做雌激素、孕激素序贯试验。b.雌激素、孕激素序贯试验:口服雌激素21d,最后10d加用孕激素,停药3~7d发生阴道出血为阳性,提示患者体内雌激素水平较低;无阴道出血者为阴性,可重复一次,结果相同者,提示子宫内膜有异常,为子宫性闭经。

②垂体兴奋试验:阳性说明垂体功能正常,病变在下丘脑;阴性说明垂体功能减退,如席汉综合征。

(2)影像学检查:通过B超检查观察盆腔情况。通过蝶鞍X线摄片、CT或MRI检查了解下丘脑、垂体情况。

(3)其他

①血甾体激素测定、基础体温测定、子宫颈黏液结晶检查、阴道脱落细胞检查等。

②诊断性刮宫:适用于已婚妇女,可用于了解子宫腔大小、有无粘连及子宫内膜对激素的反应,必要时行子宫腔镜检查。

③根据病因选择染色体核型检查或其他内分泌检查。

(四)护理诊断/合作性问题

(1)焦虑:与担心闭经影响健康、性生活及生育有关。

（2）功能障碍性悲伤：与长期闭经及治疗效果不佳有关。

（五）护理措施

1.心理护理

允许患者说出不良感受，与患者及时进行沟通，提供信息及帮助。使患者放松心情，树立信心，走出疾病的阴影，积极配合治疗。

2.治疗配合

指导合理用药，向患者说明合理使用性激素治疗的方法、剂量、时间、不良反应等。子宫腔粘连者行扩张分离术，生殖器畸形、卵巢肿瘤等需手术治疗者做好手术配合。

3.健康指导

鼓励患者加强锻炼，合理饮食，生活规律，保持心情舒畅，保持体重适中，积极接受正规治疗。

三、痛经

凡在月经前或月经期出现下腹疼痛、坠胀、腰酸或其他不适，程度较重，影响生活和工作者，称为痛经。痛经分为原发性痛经和继发性痛经。原发性痛经是指生殖器官无器质性病变的痛经；继发性痛经是指由于生殖器官器质性病变引起的痛经。

（一）病因

原发性痛经以青少年常见，确切病因不清，可能与经期子宫内膜释放前列腺素含量过高引起子宫平滑肌收缩产生痉挛性疼痛有关。另外，精神紧张、创伤等精神、神经因素使痛阈降低，也可致痛经发生。

（二）治疗要点

对症治疗，以止痛、解痉、镇静为主，并加强心理治疗。

（三）护理评估

1.健康史

询问患者的年龄、月经史、婚孕史及既往史，疼痛的发生时间、特点、部位及程度，诱发的相关因素、伴随症状等。

2.身体评估

（1）临床表现：月经前或月经期开始后的周期性下腹疼痛为主要症状。在月经前数小时或月经来潮时，出现下腹部痉挛性疼痛、胀痛，疼痛可延至腰骶、背部或大腿内侧，行经第1d最剧烈，持续2～3d逐渐有所缓解，常伴有四肢冰冷、头痛、恶心、呕吐、腹泻等症状，严重者还可发生晕厥。

（2）心理、社会评估：反复发生的痛经常常使患者惧怕月经来潮，甚至会出现烦躁、易怒、忧郁、情绪不稳定等。

3.辅助检查

（1）妇科检查：无异常发现。

（2）B超检查、腹腔镜检查、子宫腔镜检查及子宫碘油造影：用于排除子宫内膜异位症、子宫肌瘤、盆腔炎等器质性病变引发的继发性闭经。

（四）护理诊断/合作性问题

（1）疼痛：与月经期子宫收缩，子宫缺血、缺氧有关。

（2）恐惧：与长期痛经造成的精神紧张有关。

（五）护理措施

1.一般护理

讲解月经期的保健知识，嘱患者适当休息，注意保暖，月经前期及月经期少吃生冷和辛辣等刺激性强的食物，注意经期卫生。

2.治疗配合

疼痛发作时，热敷下腹部或多食热汤、热饮有助于减轻症状。严重者可服用前列腺素合成酶抑制剂，如吲哚美辛、阿司匹林等对症处理。痛经一般发生在有排卵的月经周期，口服避孕药物抑制排卵也可以缓解痛经症状。

3.心理护理

消除患者对月经的紧张、恐惧心理，解除思想顾虑，放松心情。

4.健康教育

平时多参加体育锻炼，尤其是体质虚弱者，应改善营养状态，注意保暖及充足睡眠。

四、绝经综合征

围绝经期是妇女自生殖年龄过渡到无生殖能力年龄的生命阶段，包括从出现与卵巢功能下降有关的内分泌、生物学和临床特征起，至最后一次月经后 1 年。绝经综合征指妇女绝经前后出现性激素波动或减少所致的一系列身体及精神、心理症状。围绝经期妇女约 1/3 能通过神经内分泌的自我调节，达到新的平衡而无自觉症状，2/3 妇女则可出现一系列性激素减少所致的症状。多发生在 45～55 岁，有人可持续至绝经后 2～3 年，少数人可持续到绝经后 5～10 年症状才有所减轻或消失。

（一）病因及发病机制

1.内分泌因素

卵巢功能减退，血中雌、孕激素水平降低，使正常的下丘脑-垂体-卵巢轴之间平衡失调，影响了自主神经中枢及其支配下的各脏器功能，从而出现一系列自主神经功能失调的症状。

2.神经递质

下丘脑神经递质阿片肽（EOP）、肾上腺素（NE）、多巴胺（DA）等与潮热的发生有明显的相关性。5-羟色胺（5-HT）对内分泌、心血管、情感和性生活等均有调节功能。

3.种族、遗传因素

孪生姐妹围绝经期综合征开始时间完全相同，症状和持续时间也极相近。个体人格特征、神经类型、文化水平、职业、社会人际、家庭背景等与围绝经期综合征发病及症状严重程度有关，提示本病的发生可能与高级神经活动有关。

(二)临床表现

1.月经改变

最早出现,表现为月经频发、月经稀发、不规则子宫出血、闭经。

2.泌尿、生殖道症状

主要表现为泌尿生殖道萎缩症状,外阴、阴道发干,性交痛,尿频、尿失禁等反复发生的尿路感染。

3.心血管症状

血压升高或血压波动、假性心绞痛等。

4.骨质疏松

腰背痛、易骨折。

5.皮肤和毛发变化

皱纹增多加深,皮肤变薄、干燥、色素沉着等。

6.性欲下降

7.全身症状

(1)阵发性潮热、出汗,伴头痛、头晕、心悸、胸闷、恶心等。

(2)思想不集中、易激动、失眠、多虑、抑郁等精神神经症状。

(三)辅助检查

(1)激素测定:选择性激素测定有助于判断卵巢功能状态以及其他相关内分泌腺功能。

(2)骨密度测定:确定有无骨质疏松。

(3)实验室检查:了解贫血程度及有无出血倾向、有无血脂增高,排除泌尿系病变。

(4)心电图检查。

(5)B型超声检查。

(6)宫颈刮片:进行防癌涂片检查。

(四)诊断

1.血清 FSH 值及 E_2 值测定

绝经过渡期血清 FSH>10U/L,提示卵巢储血功能下降。闭经、FSH>40U/L 且 E_2<10~20pg/mL,提示卵巢功能衰竭。

2.氯米芬兴奋试验

月经第 5 日起口服氯米芬,每日 50mg,共 5 日。停药第 1 日测血清 FSH>12U/L,提示卵巢储备功能降低。

3.典型的潮热症状

围绝经期及绝经后的特征性症状,是诊断的重要依据。

(五)治疗

1.一般治疗

(1)心理治疗。

(2)注意休息与锻炼,增加日晒时间,注意摄取足量蛋白质及含钙丰富食物。

2.激素替代治疗

(六)护理评估

1.病史评估

对>40岁的妇女,若月经增多或不规则阴道流血,必须详细询问并记录病史,包括月经史、生育史,肝病、高血压及内分泌腺疾病史等。

2.身体评估

(1)评估有无卵巢功能减退及雌激素不足引起的症状。

(2)评估因家庭和社会环境因素变化而诱发的一系列症状。

(3)评估个性特点与精神因素引起的症状:妇女在绝经期以前曾有过精神状态不稳定,绝经后则往往较易发生失眠、多虑、抑郁、易激动等。

(4)评估检查结果。

3.心理-社会状况评估

评估患者及家属对疾病的认知程度,对围绝经期相关知识的掌握情况,对检查及治疗的配合情况;评估社会及家庭支持系统是否建立完善等。

(七)护理措施

1.一般护理

(1)起居护理:合理安排好日常生活及工作,做到生活有规律,劳逸结合。经常进行适当的体育锻炼,尤其是活动少、工作时间多坐者,更要进行适当的户外活动,防止发胖。要有充分的休息和睡眠,居住环境做到整洁、安静、舒适、保持空气流通。

(2)生活护理:注意个人卫生,经常沐浴,注意清洁外阴,尤其在大便后,肛门周围要用温水清洗,避免尿路感染和阴道炎的发生。

2.病情观察

(1)观察患者阵发性潮热、出汗、头痛、头晕、心悸、胸闷、恶心等症状的程度。可根据天气变化增减衣物,避免衣物潮湿。

(2)观察患者情绪变化的程度,如是否易激动、多虑、抑郁,有无失眠等精神神经症状,做好心理调节和疏导,必要时就诊于心理门诊。

(3)观察患者有无尿频、尿失禁等症状,关注患者阴道发干、性交痛的自觉症状。可进行盆底肌训练,锻炼盆底功能,必要时遵医嘱使用激素类药物缓解症状。

(4)关注患者血压变化,是否出现血压波动、假性心绞痛等症状。必要时遵医嘱口服控制血压的药物。

(5)观察患者是否出现骨质疏松症、腰酸背痛、腿抽筋、肌肉关节疼痛等。注意活动适度和钙剂的补充。

3.用药护理

(1)性激素治疗:帮助患者了解用药目的及药物用法、适应证、禁忌证、用药时可能出现的反应等,长期使用性激素的患者需定期随访。

①雌激素补充治疗:效果最好,补充雌激素的剂量和时间依据个体情况而定,要取得患者的良好配合。主要应用尼尔雌醇,每次1~2mg,每2周1次,口服;也可应用雌激素贴剂。雌

激素的疗效与剂量相关,大剂量使用雌激素时,可引起阴道流血、乳房胀痛及阴道分泌物增多等不良反应。长期使用雌激素时,应与孕激素合用,可降低子宫内膜癌的发生率。

②孕激素治疗:适用于围绝经期妇女以及不能或不愿应用雌激素的围绝经期妇女。

主要应用安宫黄体酮,每日 2～6mg,口服。其不良反应有子宫不规律性出血、乳胀、绝经样症状及性欲降低,因此用量应尽可能地减少。

③雄激素治疗:补充雄激素可改善患者长期失眠、抑郁致使身体虚弱的状况,常与雌激素联合应用。大量应用雄激素时可出现体重增加、多毛及痤疮,口服用药时可能影响肝功能。

(2)非激素类药物治疗

①镇静剂:适用于失眠较重的患者,可改善精神及体力状态。可选用地西泮片 2.5～10mg,艾司唑仑片 1～2mg,苯巴比妥片 30～60mg 等。但不宜长期服用,以免产生药物依赖性。

②α-肾上腺受体激动剂:可有效缓解患者潮热、出汗症状。常用的有 a.盐酸可乐定:0.1～0.2mg,每日 2 次,口服。其不良反应有头晕、口干。b.甲基多巴:每次 250mg,每日 2 次,口服。主要有恶心、呕吐等胃肠道不良反应。

4.专科指导

对于围绝经期妇女可到更年期门诊进行咨询,接受指导和护理。

(1)帮助患者了解围绝经期是正常生理过程。

(2)消除患者无谓的恐惧和焦虑,帮助其解决各种心理矛盾、情绪障碍、心理冲突、思维方法等问题,使其以乐观积极的态度对待老年的到来。

(3)耐心解答患者提出的问题,使护患合作、相互信任,共同发挥防治作用。

(4)主要针对女性生殖道、乳腺肿瘤进行防癌检查。

(5)对围绝经期妇女的性要求和性生活等方面给予关心和指导。

(6)积极防治围绝经期妇女常见病、多发病,如糖尿病、高血压、冠心病、肿瘤和骨质疏松症。

(7)防治围绝经期妇女常见、多发的妇科病,如阴道炎症、绝经后出血、子宫脱垂、尿失禁等。

(8)宣传雌激素补充疗法的有关知识。

5.心理护理

告知患者围绝经期是一种生理现象,可出现如精神心理、神经内分泌、生物节律、生理代谢、性功能、认知、思维、感觉、运动、应激和智能等方面的某些变化;同时也要让患者知道,围绝经期也会出现以雌激素缺乏和衰老为特征的某些病理性变化,如心理障碍、糖尿病、肥胖、高血压、心血管疾病、肿瘤、骨质疏松症、阿尔茨海默病等。嘱患者保持心情舒畅,注意控制情绪;生活要有规律,遇事不要着急、紧张,不要胡思乱想;对人生要抱着积极态度,不沮丧,不消极。家人也要了解围绝经期妇女可能出现的症状,给予同情、安慰和鼓励,全社会均应关心和爱护围绝经妇女,帮助她们顺利度过围绝经期。

6.健康教育

(1)饮食:一般不做严格限制,根据食欲情况和消化功能而定,但要保证充分的营养,尤其是蛋白质,如鱼、瘦肉、豆制品、禽类等;避免油腻、高脂肪、高糖食物,如肥肉、猪油、甜点心、糖果等;高胆固醇食物宜控制,如蛋黄、动物内脏、鳗鱼、肉皮、猪蹄等;宜多食新鲜蔬菜及含糖较少的水果,多食香菇、蘑菇、黑木耳、海带等;忌服烈性酒及刺激性调味品。

(2)活动:鼓励患者参加活动锻炼,以持之以恒、循序渐进、动静结合为运动原则。规律的运动,如散步、骑自行车等可以促进血液循环,维持肌肉良好的张力,延缓老化的速度。饭后应休息1~2h后活动;运动前应做好充分的准备活动,防止突然剧烈活动造成的心慌、气促、晕倒等现象;运动后,应进行整理活动,使身体逐渐恢复到正常状态,有利于全身脏器的调整,也可预防对身体不利的因素发生。

(3)用药指导:适当摄取钙质和维生素D,可减轻因雌激素降低所致的骨质疏松;积极防治围绝经期妇女常见病,如糖尿病、高血压、冠心病、肿瘤和骨质疏松症等;指导患者遵医嘱服药,不得自行停药或变更剂量;长期使用性激素类药物的患者应定期复查,以观察用药效果和症状缓解程度。

(4)疾病相关知识宣教:围绝经期妇女应定期做健康检查,以防治雌激素缺乏和衰老性疾病,如绝经期综合征、心血管疾病、骨质疏松症、肿瘤、阿尔茨海默病。在全面体检的基础上,遵照个体化原则制订适当的激素替代治疗方案以保证治疗的全面性。除一般性体检外,还应进行妇科相关疾病筛查包括外阴、阴道及子宫颈炎症和肿瘤、子宫和卵巢肿瘤、盆腔炎症、乳腺良性疾病和肿瘤等。

第三节 生殖系统肿瘤

一、外阴癌

外阴鳞状细胞癌是最常见的外阴恶性肿瘤,占外阴恶性肿瘤80%~90%,多见于60岁以上老年妇女。其他外阴恶性肿瘤还有恶性黑色素瘤、基底细胞癌、前庭大腺癌等。约2/3外阴癌发生于大阴唇,其余1/3发生在小阴唇、阴蒂、会阴、阴道等部位。近年外阴癌发病率有增高趋势。

(一)病因及发病机制

病因目前尚不清楚,可能与以下因素相关。

1.人乳头瘤病毒(HPV)感染

与外阴癌前病变及外阴癌有相关性,以HPV16、18、31等感染较多见。此外单纯疱疹病毒Ⅱ型和巨细胞病毒等与外阴癌的发生可能有关。

2.慢性外阴营养不良

发展为外阴癌的概率为5%~10%。

3.性传播疾病

如淋巴肉芽肿、尖锐湿疣、梅毒、淋病,性卫生不良亦可能与发病相关。

（二）临床表现

1.局部肿物

主要为久治不愈的外阴瘙痒和各种不同形态的肿物，如结节状、菜花状、溃疡状。

2.疼痛

肿物合并感染或较晚期癌肿向深部浸润时，可出现疼痛、渗液和出血。

3.其他

肿瘤侵犯尿道或直肠时，可出现尿频、尿急、尿痛、血尿、便秘、便血等症状。

4.临床分期

采用国际妇产科联盟最新的分期，见表4-3-1。

表 4-3-1　外阴癌 FIGO 分期

FIGO	癌肿累及范围
Ⅰ期	肿瘤局限于外阴，无淋巴结转移
ⅠA期	肿瘤局限于外阴或外阴和会阴，肿瘤最大直径≤2cm，伴间质浸润≤1mm
ⅠB期	肿瘤局限于外阴或外阴和会阴，肿瘤最大直径>2cm 和（或）伴间质浸润>1mm
Ⅱ期	肿瘤有或无侵犯下列任何部位：下 1/3 尿道、下 1/3 阴道、肛门，无淋巴结转移
Ⅲ期	肿瘤有或无侵犯下列任何部位：下 1/3 尿道、下 1/3 阴道、肛门，有腹股沟淋巴结转移
ⅢA期	(1)1 个淋巴结转移（≥5mm） (2)1～2 个淋巴结转移（<5mm）
ⅢB期	(1)2 个或以上淋巴结转移（≥5mm） (2)3 个或以上淋巴结转移（<5mm）
ⅢC期	淋巴结阳性伴包膜外转移
Ⅳ期	肿瘤累及其他区域（上 2/3 尿道、上 2/3 阴道）或远处转移
ⅣA期	肿瘤累及下列部位 (1)上尿道和（或）阴道黏膜、膀胱黏膜、直肠黏膜或达盆壁 (2)腹股沟淋巴结固定或溃疡形成
ⅣB期	任何远处转移，包括盆腔淋巴结转移

注：浸润深度指肿瘤邻近最表浅真皮乳头的表皮-间质链接处至浸润最深点

（三）辅助检查

1.妇科检查

早期为外阴结节或小溃疡，晚期累及全外阴时伴破溃、出血、感染。

2.细胞学检查

病灶有糜烂、溃疡或色素沉着者可做细胞学涂片或印片。

3.病理组织学检查

是确诊外阴癌的唯一方法。

4.其他

B 型超声检查、CT、MRI、膀胱镜检、直肠镜检有助于诊断。

(四)治疗

手术治疗为主,晚期可辅以放射治疗、化学药物治疗等。

1.手术治疗

手术范围取决于临床分期、病变部位、肿瘤细胞分化程度、浸润深度等。手术方式包括外阴局部切除术、单纯外阴切除术、外阴广泛切除术及腹股沟淋巴结切除术等。

2.放射治疗

外阴鳞癌对放射治疗较为敏感,但外阴组织易发生放射反应(肿胀、糜烂、剧痛),难以达到放射治疗量。

3.化学药物治疗

多用于晚期或复发癌的综合治疗。

(五)护理评估

1.病史评估

外阴癌多发生在 60 岁以上的老年人,应评估患者有无不明原因的外阴瘙痒、外阴赘生物病史等;评估患者有无高血压、冠心病、糖尿病等慢性病史。

2.身体评估

评估外阴局部丘疹、硬结、溃疡或赘生物情况,是否伴随疼痛、瘙痒、恶臭分泌物、尿频、尿痛或排尿困难等症状。

3.心理状态评估

外阴癌患者大部分会出现恐惧心理,如害怕疼痛、害怕被遗弃、害怕失去女性性征、害怕死亡,应加强心理疏导,使其勇敢面对疾病,积极配合治疗。

4.营养评估

评估患者对摄入足够营养的认知水平,目前的营养状况及摄入营养物的习惯。术前的营养状况直接关系到术后康复,应通过观察患者皮肤的颜色、弹性和血红蛋白的含量等了解患者的营养状况。

5.疼痛评估

评估患者疼痛部位、性质、程度、持续时间、诱因、缓解方式等,疼痛程度采用数字评分法进行评估。

6.社会状况评估

外阴部是体表特别的隐私部位,术后可能对性生活造成影响,护士应评估患者及家属是否忧虑和担心,及合作程度。

(六)护理措施

1.术前护理

(1)一般护理

①安置好床位,向患者详细介绍病室环境、病室内设施的使用方法、病房人员、规章制度、安全防范制度、饮食等。

②术前准备:a.外阴癌患者多为老年人,常伴有高血压、冠心病、糖尿病等疾病,应协助做好各项检查,积极纠正内科合并症。术前 1d 进行备皮,范围上至耻骨联合上 10cm,下至大腿

上 1/3 的部位,包括外阴部、肛门周围、臀部。b.如外阴需植皮者,应在充分了解手术方式的基础上对取皮部位进行剃毛、消毒后用无菌治疗巾包裹,以备术中使用。c.准备好术后使用的无菌棉垫、绷带、各种引流管。d.其他同妇科手术护理常规。

(2)病情观察:观察患者外阴局部有无丘疹、硬结、溃疡或赘生物,并观察其形态、范围、伴随症状等。

(3)专科指导

①外阴瘙痒的护理:a.嘱患者卧床休息,减少摩擦。b.保持外阴清洁,及时更换内衣裤、床单,每日用温开水清洁外阴及肛周,清洁时禁止用毛巾擦患处,忌用肥皂水或其他刺激性药物擦洗外阴。

②疼痛护理:外阴部对各种刺激比较敏感,在准确评估患者疼痛的基础上,遵医嘱给予抗生素及镇痛药。

(4)心理护理:向患者讲解外阴癌相关知识、手术目的、注意事项,向患者讲解手术的方式、手术中将重建切除的会阴,使患者对手术充满信心,使其消除悲哀、恐惧等不良情绪,积极配合治疗。向患者介绍一些成功的病例,鼓励与病友交往,使其增强信心。

(5)健康教育

①饮食:鼓励患者进食营养丰富的饮食,并定期评估其营养状况。如患者的营养状况较差,应通过改善饮食或静脉营养的方式给予纠正。术前遵医嘱进食少渣饮食。

②活动:指导患者练习深呼吸、有效咳嗽、床上翻身等动作,为术后卧床做准备。讲解术后预防便秘的方法。

③药物指导:需肠道准备的患者,遵医嘱给予肠道抗生素,指导患者餐后服用,减少胃肠道刺激。

2.术后护理

(1)一般护理

①伤口护理:术后 7d,根据伤口愈合情况,决定是否拆线。腹股沟切口术后 7d 拆线。术后第 2 天起,会阴部及腹股沟部可用红外线照射,每日 2 次,每次 20min,促进伤口愈合。

②疼痛护理:会阴部神经末梢非常丰富,对各种刺激比较敏感,在正确评估疼痛的基础上,采取不同的镇痛方法,如更换体位减轻伤口张力、自控镇痛泵的应用、遵医嘱给予镇痛药等,同时应注意观察镇痛效果。

③肠道护理:涉及肠道手术的患者,于术后 5d 给予缓泻剂使大便软化,避免排便困难。

(2)病情观察

①严密观察患者生命体征变化。

②保持引流通畅,注意观察引流物的量、色、性状等。

③观察切口有无渗血,观察伤口皮肤温度、湿度、颜色,有无红、肿、热、痛等感染征象。保持伤口清洁、干燥、透气。

④保留尿管期间,注意观察外阴部是否清洁干燥。

(3)用药护理

①盐酸洛哌丁胺:a.适应证:用于控制急、慢性腹泻的症状,可减少排便次数,增加大便稠

硬度。b.用法:起始剂量,成人 2 粒;维持剂量每日 1～6 粒或遵医嘱服用。c.禁忌证:对本品过敏者。d.不良反应:过敏,如皮疹;消化道症状,如便秘、口干、腹胀、食欲缺乏、胃肠痉挛、恶心、呕吐;头晕、头痛、乏力等。

②外阴癌的化学药物治疗,用于晚期癌或复发癌的综合治疗。常用的化疗方案有单药顺铂与放疗同时进行。常采用静脉注射或局部动脉灌注。

(4)专科指导

①体位指导:术后指导患者取平卧、外展、屈膝体位,并在腘窝处垫软枕,以减少腹股沟及外阴部张力,有利于伤口愈合,并减轻患者不适感。鼓励患者进行上半身及上肢活动,注意预防压疮。

②拆线指导:外阴切口 5d 开始间断拆线,腹股沟切口 7～10d 拆线,阴阜部伤口 7～10d 拆线。

③放疗患者的皮肤护理:a.放射线治疗者的皮肤反应常发生在照射后 8～10d。轻度损伤表现为皮肤红斑,然后转化为干性脱屑;中度损伤表现为水疱、溃烂和组织皮层丧失;重度损伤表现为局部皮肤溃疡。轻度者可在保护皮肤的基础上继续照射,中重度者应停止放射治疗。b.随时观察照射皮肤的颜色及结构完整性,注意保持皮肤清洁、干燥,避免感染,勿刺破水疱,可涂 1%甲紫或用抗生素软膏换药,根据患者皮损程度认真做好皮肤护理。

(5)健康教育

①饮食:鼓励患者合理进食,术后可进食流食或少渣饮食,尽量控制首次排大便时间。对于营养较差的患者,进食高蛋白、高维生素等含营养素丰富、全面的食物以满足机体康复的需要。

②活动:腹部压力会影响伤口愈合,应避免长期下蹲、用力大便、咳嗽等增加腹压行为。

③出院指导:a.注意调整自己的情绪,保持乐观开朗的心态。b.注意保暖,避免感冒着凉。c.告知患者随时复查,外阴根治术后 3 个月复诊,复诊时全面评估患者术后恢复情况。d.外阴癌放疗后 2 年内复发的患者占 80%,5 年内约占 90%。嘱患者重视随访,告知随访时间。术后第 1 年的 1～6 个月每月随访 1 次,7～12 个月每 2 月 1 次;第 2 年每 3 个月 1 次;第 3～4 年每半年 1 次;第 5 年以后每年 1 次,随访内容包括评估放疗效果、不良反应及有无肿瘤复发征象。

(6)延续护理:做好电话及门诊的随访,以便全面评估患者的治疗效果。

二、子宫颈癌

子宫颈癌是女性生殖系统最常见的恶性肿瘤。患者年龄分布呈双峰状,即 35～39 岁和60～64 岁发病率高。近 40 年来,由于子宫颈刮片细胞学检查在我国的普及,使得子宫颈癌能被早期发现、早期诊断和早期治疗,从而大大降低了子宫颈癌的发病率和死亡率。

(一)病因

子宫颈癌的病因尚不清楚。国内外大量临床和流行病学研究表明,与下列因素有关。

(1)早婚、性生活过早(指 16 岁以前有性生活者):绝大多数子宫颈癌患者为已婚妇女,未婚妇女患子宫颈癌者极少见。

（2）早育、多产（产次不少于 5 次）、分娩频繁，有性乱史，该病的发生率明显增高。

（3）慢性子宫颈炎、病毒感染、高危型人类乳头瘤病毒感染是子宫颈癌的主要危险因素。与患有阴茎癌、前列腺癌或其性伴侣患子宫颈癌的高危男子性接触的妇女也易患子宫颈癌。

（4）子宫颈癌的发病率还与经济状况、种族和地理等因素有关。

（二）分类

1.按组织学分类

按组织学可分为鳞癌（80％～85％）、腺癌（15％～20％）和鳞腺癌（3％～5％）。

2.按病变发生和发展过程的病理改变分类

按病变发生和发展过程的病理改变可分为子宫颈上皮内瘤样变（CIN）和子宫颈浸润癌。CIN 包括子宫颈不典型增生和子宫颈原位癌。

3.按其外观形态分类

按其外观形态可分为外生型、内生型、溃疡型、颈管型。

（三）转移途径

转移途径以直接蔓延和淋巴转移为主，血行转移极少见。

（四）临床分期

目前采用国际妇产科联盟（FIGO）临床分期法，大体分为五期。

0 期：原位癌。

Ⅰ期：癌灶局限于子宫颈。

Ⅱ期：癌灶超过子宫颈，阴道受浸润，但未达阴道下 1/3，子宫旁浸润未达盆壁。

Ⅲ期：癌灶已超过子宫颈，扩展到骨盆壁，阴道浸润达下 1/3，有肾盂积水或肾无功能者。

Ⅳ期：癌灶已超过真骨盆或浸润膀胱、直肠黏膜。

（五）临床表现

早期子宫颈癌无明显症状体征，最早症状常为接触性出血及白带增多，晚期明显症状为阴道流血、排液、疼痛及恶病质等全身衰竭症状。

（六）处理原则

子宫颈癌采取以手术和放射治疗（简称放疗）为主、化学治疗（简称化疗）为辅的综合治疗方案。手术治疗适用于Ⅰ期、Ⅱ期无手术禁忌证的患者；放射治疗主要适用于年老、严重并发症或Ⅲ期、Ⅳ期以上不能手术的患者；化学治疗适用于晚期或复发转移的患者。

（七）护理评估

1.健康史

在询问中注意婚育史、性生活史、慢性子宫颈炎病史、与高危男子性接触史等；关注年轻患者是否有接触性出血及月经改变，对年老患者关注绝经后阴道有无不规则流血。

2.身心状况

（1）症状：早期子宫颈癌无明显症状，子宫颈光滑或肉眼上难以与子宫颈糜烂区别，随病变发展，可出现以下表现。

①阴道流血：早期表现为性交后或妇科检查后出血，即接触性出血。外生型子宫颈癌出血

早,量多;内生型子宫颈癌出血晚、量少;年轻患者,可表现为经期延长,经量增多;老年患者绝经后有不规则阴道流血。

②阴道排液:多数患者阴道有白色或血性、稀薄如水样或米泔状、有腥臭味排液。晚期继发感染有大量脓性或米汤样恶臭白带。

③晚期症状:疼痛为晚期主要症状。由于侵犯盆壁,压迫神经,可出现持续性腰骶部或坐骨神经痛。当病变广泛时,可因静脉淋巴回流受阻出现下肢肿痛,如肿瘤压迫输尿管可导致肾盂积液等。

(2)体征

①早期:子宫颈癌无明显表现,子宫颈光滑或呈一般子宫颈炎表现。

②外生型:可见子宫颈赘生物向阴道突起形成息肉状、菜花状,组织脆易脱落,继发感染时可见灰白色渗出物,触之易出血。

③内生型:可见子宫颈肥大、质硬,颈管如桶状。

④晚期:由于癌组织坏死、脱落,形成凹陷性溃疡,有恶臭。

⑤妇科三合诊检查:可扪及两侧盆腔组织增厚、质硬、结节状,有时形成冰冻骨盆。

(3)心理、社会评估:评估患者心理、社会问题的表现及严重程度,分析原因。早期子宫颈癌患者在发现子宫颈刮片结果异常时,常感到震惊而出现一些令人费解的自发行为。几乎所有患者都会产生恐惧感,当确诊后,也会经历"否认、愤怒、妥协、忧郁、接受"各期的心理反应过程。

3.辅助检查

(1)子宫颈刮片细胞学检查:子宫颈刮片细胞学检查为最常用、最简单的早期发现、筛查子宫颈癌的方法,应在子宫颈移行区取材。巴氏染色结果为Ⅲ级或Ⅲ级以上或TBS分类发现异常上皮细胞,均应进行活组织检查。

(2)碘试验:正常的子宫颈阴道部和阴道鳞状上皮含糖原丰富,可被碘染为棕色或深赤褐色,若不染色为阳性,则该处上皮有病变。在碘不染色区取材做活组织检查可提高诊断率。

(3)子宫颈和宫颈管活组织检查:子宫颈和宫颈管活组织检查是确诊子宫颈癌最可靠的依据。选择子宫颈鳞-柱交接部的3点、6点、9点、12点处取组织做活检或在碘试验、阴道镜中观察到的可疑癌变部位取组织做病理检查,所取组织应包含上皮和间质。

(4)其他:氮激光肿瘤固有荧光诊断法。

(八)护理诊断/合作性问题

(1)恐惧:与子宫颈癌诊断有关。

(2)疼痛:与晚期病变浸润、广泛性子宫切除术有关。

(3)排尿异常:与癌细胞浸润、子宫颈癌根治术而影响膀胱正常张力有关。

(九)护理措施

执行《妇科腹部手术护理常规》,同时执行以下护理常规。

1.术前护理

(1)心理护理:倾听患者的主诉,同情理解患者的心情,关心患者对治疗的反应,鼓励家属多给予亲情关怀。

(2)指导患者接受各种诊治方案:评估患者目前的身心状态及对诊治方案的心理反应,鼓励患者提出问题并与患者共同讨论问题,缓解其不安情绪,使患者以积极的态度接受诊疗。

(3)加强营养:给予高蛋白、高脂肪、高维生素饮食,必要时给予静脉营养治疗。

(4)保证手术能够按时实施的护理

①术前为患者及家属讲解各项操作的目的、意义、时间、过程和可能出现的不适,使患者理解并主动配合。

②每日冲洗外阴,勤换会阴垫,保持局部清洁、干燥。

③术前 3 日开始肠道准备,给予少渣、半流质饮食,遵医嘱给予肠道抑菌剂和导泻剂。术前 1 日晚清洁灌肠,保证肠道清洁。

2.术后护理

(1)严密观察患者病情变化,根据护理级别监测生命征。

(2)及时准确记录出入液量。

(3)观察切口是否渗血,保持敷料清洁、干燥。

(4)保持腹腔引流、阴道引流通畅,认真观察引流液的颜色、性质和量的变化,如有异常及时通知医师处理,引流管一般于术后 7～8 日拔除。

(5)留置导尿管的护理:①术后留置尿管 7～14 日,应注意保持通畅,定时更换集尿袋,注意无菌操作。②拔除尿管前 3 日,夹闭尿管,每 2～3h 开放 1 次,以恢复膀胱功能。③拔除尿管后协助患者排尿,无法自行排尿者给予诱导排尿,仍无效时重新留置尿管。

(6)指导卧床患者在床上进行肢体锻炼,以预防并发症的发生。

(7)术后接受化疗、放疗者按相应的护理常规进行护理。

3.做好术后随访

4.健康教育

(1)提供预防保健知识,宣传诱发宫颈癌的高危因素,积极治疗慢性宫颈炎,定期进行妇科普查,发现异常及时就诊。

(2)鼓励患者及家属参与出院计划的制定,以保证计划的实施。

(3)告知患者出院后如有阴道出血或分泌物增多等异常情况,应及时复诊。

(4)向患者及家属宣传随访的重要意义,告知术后随访时间及内容。

①治疗后 2 年内每 3 个月复查 1 次,3～5 年内每 6 个月复查 1 次,第 6 年开始每年复查 1 次。

②随访内容:包括盆腔检查、阴道刮片细胞学检查、胸部 X 线片及血常规等。

(5)根据患者的具体情况指导术后生活方式。

三、子宫内膜癌

子宫内膜癌是指子宫体内膜发生的癌变,以腺癌为主,又称宫体癌。子宫内膜癌是女性生殖器官常见的三大恶性肿瘤之一。多见于老年妇女,在欧盟国家每年有 81500 例妇女患病,内膜癌中位发病年龄是 63 岁,其中 90% 以上的患者都超过 50 岁。近年来发病率有上升的趋势,发病年龄也趋于年轻化。

(一)病因及发病机制

子宫内膜癌的确切病因尚不清楚。未婚、未育、少育、肥胖、高血压、糖尿病、绝经延迟及其他心血管疾病患者发生子宫内膜癌的比例增加。目前认为子宫内膜癌与遗传因素有关。子宫内膜癌可能有两种发病机制:一种是雌激素依赖型,可能与持续的雌激素刺激且无孕激素拮抗下发生子宫内膜增生症,甚至癌变有关;另一种是雌激素非依赖型肿瘤,其发病不是因为雌激素对子宫内膜的刺激,而与其他因素有关,可发生于萎缩的子宫内膜,这类子宫内膜癌的病理形态属少见类型,多见于老年体瘦妇女,肿瘤恶性程度高,分化差,雌孕激素受体多呈阴性,预后不良。

(二)临床表现

1.症状

(1)阴道流血:主要表现为绝经后的不规则阴道流血。绝经后出血是最典型的症状,量一般不多;未绝经的患者常表现为经量增多、经期延长或月经紊乱。

(2)阴道排液:部分患者阴道可出现浆液性或血性分泌物,晚期合并感染时可出现恶臭脓性白带。

(3)疼痛:晚期因癌组织扩散侵犯周围组织压迫神经,可出现下腹及腰骶疼痛,并向下肢及足部放射。

2.体征

早期患者妇科检查可无异常发现。晚期可有子宫明显增大,合并宫腔积脓时可有明显压痛,宫颈管内偶有癌组织脱出,触之易出血。癌灶浸润周围组织时,子宫固定或在宫旁扪及不规则结节状物。

3.临床分期

子宫内膜癌的分期现采用国际妇产科联盟制订的手术-病理分期(见表4-3-2)。

表 4-3-2　子宫内膜癌手术-病理分期

Ⅰ期	肿瘤局限于子宫体
ⅠA	肿瘤局限于子宫内膜或肿瘤浸润<1/2肌层
ⅠB	肿瘤浸润≥1/2肌层
Ⅱ期	肿瘤累及宫颈间质,无宫体外蔓延
Ⅲ期	肿瘤局部和(或)区域播散
ⅢA	肿瘤累及子宫浆膜和(或)附件
ⅢB	阴道和(或)宫旁受累
ⅢC	盆腔和(或)腹主动脉旁淋巴结转移
ⅢC1	盆腔淋巴结阳性
ⅢC2	腹主动脉旁淋巴结阳性
Ⅳ期	肿瘤侵及膀胱和(或)直肠黏膜和(或)远处转移

| ⅣA | 肿瘤侵及膀胱和(或)直肠黏膜 |
| ⅣB | 远处转移,包括腹腔内转移和(或)腹股沟淋巴结转移 |

(三)辅助检查

1.影像学检查

经阴道 B 型超声检查可了解子宫大小、宫腔形状、宫腔内有无赘生物、子宫内膜厚度、肌层有无浸润及深度等,为临床诊断及处理提供参考。还可行盆腔磁共振,以了解癌灶侵犯的深度,指导手术范围。

2.分段诊刮术

早期诊断最常用、最有价值的方法。分段诊刮的优点是能获得子宫内膜的组织标本进行病理诊断,病理检查结果是确诊子宫内膜癌的依据,同时还能鉴别子宫内膜癌和宫颈管腺癌,也可明确子宫内膜癌是否累及宫颈管,为制订治疗方案提供依据。

3.细胞学涂片

包括阴道脱落细胞学检查(阳性率低)、宫腔细胞学涂片(阳性率增高)。常用于子宫内膜癌的筛查,但不能作为诊断依据。

4.宫腔镜检查

可直接观察宫腔内有无病灶存在、了解病灶的生长情况,也可借此取病灶活组织进行病理检查。

(四)治疗

根据患者病情、年龄以及全身情况综合考虑,选择手术、放射或药物治疗。治疗原则以手术为主,按需选择放疗、化疗和激素等综合治疗。

1.手术治疗

手术治疗是子宫内膜癌患者首选的治疗方法,其目的是切除病灶,并进行手术-病理分期。可根据病情选择不同的手术方式,如Ⅰ期子宫内膜癌的基本术式是筋膜外子宫全切除术及双侧附件切除术;Ⅱ期子宫内膜癌可选择广泛性子宫切隙及双侧附件切除、盆腔淋巴结切除术和选择性腹主动脉旁淋巴结切除术;Ⅰ、Ⅱ期子宫内膜癌的手术可采用传统的开腹手术方式,也可根据条件采用腹腔镜手术;对Ⅲ、Ⅳ期子宫内膜癌应进行个体化治疗,以综合治疗为主,可行肿瘤细胞减灭术,尽可能切除大块肿瘤,术后再根据病理结果,必要时加用辅助治疗。

2.放射治疗

放射治疗是子宫内膜癌治疗的主要手段之一,适用于已有转移或可疑淋巴结转移及复发的内膜癌患者。其临床应用包括单纯放疗、术前放疗和术后放疗。单纯放疗适用于高龄、有严重内科合并症或期别过晚等原因无法手术者,对这些患者可采用单纯放疗;术前放疗可缩小癌灶,为手术创造条件。但术前放疗可能影响手术病理分期,现已很少用;术后放疗是内膜癌术后最常用的辅助治疗,可降低复发危险,提高生存率。手术后辅助放疗的指征包括深肌层侵犯、盆腔及阴道残留病灶、淋巴结转移等。

3.药物治疗

(1)化学药物:为辅助治疗方法之一,适用于晚期不能手术或子宫内膜癌治疗后复发的患者。常用的化疗药物有顺铂、阿霉素、紫杉醇等,可单独使用、联合应用,也可与孕激素合用。

（2）激素治疗

①孕激素:多用于晚期、复发患者及少数年轻未生育者的保守治疗。

②抗雌激素制剂:他莫昔芬为非甾体类抗雌激素药物,亦有弱雌激素作用。他莫昔芬与雌激素竞争受体,抑制雌激素对内膜增生作用,可提高孕激素受体水平;与孕激素配合使用可增加疗效。

（五）护理评估

1.病史评估

收集病史时应高度重视患者的高危因素,如老年、肥胖、绝经期推迟、少育、不育、育龄妇女曾用激素治疗但效果不佳的月经失调史及停经后接受雌激素补充治疗史等;评估家属的肿瘤病史;详细询问并记录发病经过、检查、治疗其出现症状后机体的反应等。

2.身心状况评估

评估患者是否有阴道排液,是否有疼痛、贫血、发热等全身症状。评估患者对疾病预后、手术及术后恢复知识是否了解。评估患者是否出现震惊、恐惧、否认、愤怒、妥协、忧郁等心理反应。

3.疼痛评估

内膜癌晚期患者因癌组织扩散,侵犯周围组织压迫神经时可出现下腹及腰骶疼痛,并向下肢及足部放射。用疼痛评估量表进行疼痛部位及疼痛程度的评估。

4.社会状况评估

评估患者的情绪状态、沟通能力、感认知能力（意识、视力、听力、疼痛）及有无宗教信仰。评估患者的家庭经济承受能力,家属对本病的治疗方法、预后是否了解及焦虑程度。

（六）护理措施

1.术前护理

（1）一般护理:开腹手术的患者,术前为患者准备沙袋、腹带。

（2）病情观察

①阴道流血:观察患者阴道流血情况。子宫内膜癌的患者不规则的阴道流血最为多见,绝经后阴道流血是最典型的症状。了解患者的阴道流血量、颜色、性质及阴道排出物。流血多时应注意生命体征变化。

②阴道排液:观察患者阴道排液情况,少数子宫内膜癌患者阴道排液增多,早期多为浆液性或浆液血性排液,晚期合并感染则有大量恶臭的脓血样液体排出。

③全身症状:观察患者的全身症状,如贫血、消瘦、恶病质、发热等情况。患者会出现恐惧和焦虑等心理改变。注意观察患者是否有上述症状及患者的心理变化。

（3）用药护理

①孕激素:以高效、大剂量、长期应用为宜,至少应用12周以上方能评定疗效。鼓励患者遵医嘱坚持服药,应具备一定的耐心和信心。告知患者用药的不良反应为水钠潴留、药物性肝炎等,但停药后可好转。

②他莫昔芬（TMX）:可抑制雌激素对内膜的增生作用。用药的不良反应有潮热、急躁、恶

心、呕吐、白细胞减少等表现。国内外研究表明,与孕激素联合应用对于治疗子宫内膜癌有效,但不主张单独使用。

(4)专科指导

①行盆腔放射治疗的患者,应先灌肠、留置尿管,保持直肠、膀胱处于空虚状态,以免放射性损伤。腔内置入放射源时,保证患者绝对卧床,取出放射源后,鼓励患者逐渐下床活动。

②保留生育功能指导:a.全面评估:保守治疗前需按照初治评估标准进行全面评估,包括病史、身心状况、病情知晓程度,患者双侧卵巢情况。b.若患者为年轻、渴望生育,属于Ⅰa期、高分化腺癌、CA125不高且双侧卵巢外观正常、有随诊条件者,在充分告知风险情况下可保留生育功能;完成生育功能后,需根据情况,行子宫、双侧附件切除术。c.子宫内膜癌保守治疗成功的患者,何时可以怀孕,何时可以开始助孕治疗,对此目前并没有统一的看法。由于保留子宫内膜癌复发率高达46%～50%,因此,多数学者认为,一旦内膜癌消退,就应尽早怀孕。也有人认为,至少应在两次子宫内膜活检中未看到病变后再停用孕激素。而对于有高危因素的患者,子宫内膜正常后,应持续应用孕激素,直至准备怀孕。

(5)心理护理:责任护士主动与患者沟通,了解患者的心理,耐心讲解术后注意事项和术后恢复指导,取得患者配合,减轻患者的紧张情绪。给患者讲解子宫内膜癌的治疗方法和预后等情况,增强患者战胜疾病的信心。强调家属在疾病治疗中的重要作用,让患者充分感受到家庭的温暖与家人的支持和帮助,树立战胜疾病的信心。

(6)健康教育

①饮食:鼓励患者进食高蛋白质、高能量、富含维生素和膳食纤维的食物,多饮水,加强营养,纠正贫血等不良状态。

②休息:为患者提供安静、舒适的睡眠环境,减少夜间不必要的治疗。教会患者使用放松等技巧促进睡眠,必要时按医嘱使用镇静剂,保证患者夜间连续睡眠。

③卫生指导:指导患者保持床单位清洁,注意室内空气流通。指导患者自我护理,注意个人卫生,勤换会阴垫,每天冲洗会阴2次,便后及时冲洗外阴并更换会阴垫,保持外阴部清洁干燥,避免感染。

④疾病相关知识:针对不同患者的需求及学习能力,为患者讲解治疗过程及可能出现的不适反应。努力使患者确信子宫内膜癌的病程发展缓慢,是女性生殖器官肿瘤中预后较好的一种,缓解患者的焦虑情绪,增强治病信心。

2.术后护理

(1)病情观察

①严密心电监护,观察血压、脉搏、呼吸及伤口渗血情况。

②术后6～7d阴道残端感染可致残端出血,需严密观察并记录出血情况,指导患者减少活动。

(2)用药护理:化学药物治疗为辅助治疗方法之一,适用于晚期不能手术或子宫内膜癌治疗后复发的患者。常用的化疗药物有顺铂、多柔比星、紫杉醇、依托泊苷等,可单独使用,可联合应用,也可与孕激素合用。

①依托泊苷:a.目的:作用于DNA化学结构,产生细胞毒作用。b.注意事项:静脉滴注速

度不宜过快,否则易引起低血压;不能与葡萄糖溶液混合,应使用等渗盐水稀释。c.不良反应:骨髓抑制;胃肠道反应,如恶心、呕吐、食欲缺乏、口腔炎、腹泻,偶有腹痛、便秘;过敏反应,有时可出现皮疹、红斑、瘙痒等过敏症;皮肤反应,脱发较明显,有时发展至全秃,但具可逆性。

②多柔比星:a.目的:嵌入 DNA 而抑制核酸的合成。b.注意事项:严重器质性心脏病和心功能异常者禁用;用药期间严格检查血常规、肝功能及心电图。c.不良反应:骨髓抑制,表现为血小板及白细胞减少,多在使用本药后 10d 左右出现;心脏毒性,可表现为心动过缓,严重时可出现心力衰竭;口腔溃疡,可能存在口腔烧灼感的先兆症状。

(3)专科指导:广泛子宫切除术后影响膀胱正常张力,需进行尿管护理。①观察尿的颜色、性质和量及尿道口的情况。②保留尿管期间每天行会阴擦洗 2 次,每周更换抗反流引流袋。保持尿管通畅并使尿袋低于耻骨联合水平,防止逆行感染。③拔除留置尿管时动作轻柔,避免损伤尿道黏膜,拔除尿管后鼓励患者多饮水、多排尿。

(4)心理护理:告知患者及家属子宫内膜癌是女性生殖器官肿瘤中预后较好的一种,缓解患者的焦虑,动员家庭成员关心和爱护患者,让患者体会到家庭的温暖,增强治病的信心。鼓励和指导患者逐步恢复自理能力,最终使患者回归社会。

(5)健康教育

①饮食:进食有营养、清淡、易消化的食物,少食多餐,改善营养状况。

②活动:可根据术后身体恢复情况适当逐渐增加日常活动。

③疾病相关知识宣教:普及防癌知识,定期防癌普查。中年妇女应每年进行妇科检查,尤其注意子宫内膜癌的高危因素。

④出院指导

a.75%～95%子宫内膜癌的复发是在术后 2～3 年内,在治疗后应密切定期随访,争取及早发现有无复发。随访内容:常规随访应包括详细病史(包括任何新的症状)、盆腔的检查、阴道细胞学涂片、胸片、血清 CA125 检测等,必要时可做 CT 及 MRI 检查。随访时间:一般术后 2 年内,每 2～3 个月 1 次,术后 3～5 年每 3～6 个月 1 次,5 年后 1 年 1 次。对保留生育功能的年轻患者应随访了解其生育情况,为其提供相应的健康宣教及生育指导。

b.对绝经期有不规则阴道流血的高危妇女及合并高血压、糖尿病、肥胖的妇女应增加检查次数。一旦发现问题及时做宫颈涂片和诊断性刮宫,以便早发现、早诊断、早治疗。

(6)延续护理

①电话或门诊随访:随访患者的一般情况,做好妇科 B 型超声检查、妇科检查、细胞学检查及影像学检查,并记录。

②术后定期随访。

四、子宫肌瘤

子宫肌瘤是女性生殖系统最常见的良性肿瘤,主要由子宫平滑肌增生形成,其间有少量纤维结缔组织,好发于 30～50 岁女性,20 岁以下者少见。

(一)病因

子宫肌瘤的确切病因尚不清楚,由于其好发于生育期妇女,患病后子宫肌瘤继续生长和发展,绝经后子宫肌瘤停止生长,甚至萎缩或消失等特点,提示子宫肌瘤的发生、发展过程可能与女性激素有关。研究表明,25%～50%的子宫肌瘤存在遗传学异常。

(二)病理

1.巨检

子宫肌瘤表面光滑,为球形实质结节,大小不一,质地较子宫肌层硬,外表有被压迫的肌纤维束和结缔组织构成的假包膜,故与周围肌组织分界清楚,子宫肌瘤与假包膜之间有一层疏松网状间隙,手术时易剥出。一般子宫肌瘤呈灰白色,切面呈漩涡状结构。

2.镜检

子宫肌瘤由平滑肌纤维和不等量的纤维结缔组织构成,肌细胞大小均匀,排列成漩涡状,细胞核呈杆状,染色较深。

(三)分类

1.按子宫肌瘤部位分类

按子宫肌瘤部位分为子宫体肌瘤(90%)和子宫颈肌瘤(10%)。

2.根据子宫肌瘤与子宫肌壁的关系分类

根据子宫肌瘤与子宫肌壁的关系分为肌壁间肌瘤、浆膜下肌瘤、黏膜下肌瘤三种类型。子宫肌瘤可单发,也可多发。各种类型的子宫肌瘤发生在同一子宫上,称为多发性子宫肌瘤。

(四)子宫肌瘤变性

当子宫肌瘤失去原来的典型结构时,称为子宫肌瘤变性。常见的变性有玻璃样变、囊性变、肉瘤变、红色变及钙化。

(五)临床表现

典型症状为经量增多、经期延长及白带增多,多见于大的肌壁间肌瘤及黏膜下肌瘤,伴有下腹部包块及相应的压迫症状。

(六)治疗要点

根据患者年龄、症状、肌瘤大小及生育功能的要求等情况进行全面分析后,可采取随访观察、药物治疗或手术治疗方案。

(七)护理评估

1.健康史

注意了解有无子宫肌瘤好发因素存在、有无子宫肌瘤家族史等。注意既往月经史、生育史,是否有不孕、流产史;询问有无长期使用雌激素类药物、病后月经变化情况、曾接受的治疗经过和疗效。

2.身体状况

(1)症状:大多数患者无明显症状,仅于妇科检查时发现。有无临床表现及症状的轻重与子宫肌瘤发生部位、生长速度及子宫肌瘤有无变性有关。

①月经量增多、经期延长:最常见的症状,多见于黏膜下肌瘤及肌壁间肌瘤。黏膜下肌瘤伴感染时,可有不规则阴道流血或血样脓性排液。如长期多量出血,可导致继发性贫血。

②白带增多:子宫肌瘤使子宫腔面积增大,内膜腺体分泌增多,导致白带增多。

③下腹包块:当子宫肌瘤逐渐增大使子宫超过3个月妊娠大小时,下腹部可扪及包块。

④腰酸、下腹坠及腹痛:常感腰酸或下腹坠胀,当子宫肌瘤发生蒂扭转出现缺血坏死时,可出现急性腹痛,红色变性时腹痛剧烈并伴发热、恶心。

⑤压迫症状:子宫肌瘤生长部位大小不同,可产生不同的压迫症状,压迫膀胱时可出现尿频或尿潴留,如压迫直肠可出现里急后重、便秘等症状。

(2)体征:其体征与子宫肌瘤的大小、数目、位置及有无变性有关,子宫肌瘤较大者可在下腹部扪及质硬、不规则、结节状硬块物;妇科检查时子宫呈不规则形或均匀增大,质硬,表面可有数个结节状突起。黏膜下肌瘤的子宫多为均匀性增大,当肌瘤脱出于子宫颈口或阴道时,可见红色、表面光滑的实质性肿块;如伴有感染,表面可见溃疡,排液有臭味。

(3)心理、社会评估:患者对子宫肌瘤的性质缺乏了解,不知该选择何种治疗方案或因需要手术治疗而感到害怕与焦虑。

3.辅助检查

采用 B 超检查、内镜检查、子宫输卵管造影等协助诊断。

(八)护理诊断/合作性问题

(1)知识缺乏:缺乏子宫切除术后保健知识。

(2)疲乏:与长时间月经量大而致贫血有关。

(3)个人应对无效:与对子宫肌瘤治疗方案的选择无能为力有关。

(九)护理措施

1.术前护理

(1)心理护理:重视患者对疾病的认识和尊重患者的意愿,说明手术不会对患者自身形象和夫妻生活带来大的影响,解除患者的顾虑,愉快接受手术治疗。

(2)纠正贫血:当血红蛋白(Hb)<60g/L 时,遵医嘱输入浓缩红细胞。

(3)评估患者血糖变化,控制血糖<8mmol/L。

(4)评估患者血压和心脏功能,遵医嘱使用降压药,监测血压和心功能。

(5)阴道出血的护理:保持外阴清洁,评估出血量,对出血量、性状准确记录。及时通知医师,遵医嘱使用止血剂。

(6)巨大肌瘤患者出现局部压迫致排尿、排便不畅时,应予导尿或遵医嘱给缓泻剂软化大便,以缓解尿潴留、便秘症状。

(7)肌瘤脱出阴道内者,应保持局部清洁,防止感染。

合并妊娠者应定期进行产前检查,多能自然分娩,不需急于干预,但需预防产后出血;若肌瘤阻碍胎先露下降或致产程异常发生难产时,应遵医嘱做好剖宫产术前准备及术后护理。

2.术后护理

(1)饮食:术后当日禁饮食,后进食免奶、免糖流质饮食,肠蠕动恢复后进半流质饮食,逐渐过渡到普通饮食。

(2)卧位与活动:术后平卧 6h,根据麻醉情况和病情及时改为半卧位;鼓励患者活动肢体,一般术后 24h 可下地活动;早期活动应扶持,运动量适当,可促进肠蠕动的恢复,预防血栓性疾病和坠积性肺炎的发生。

(3)生命征、血氧饱和度监测:注意体温、血压、心律、心率的变化,SpO_2<92%时给予氧气

吸入。

(4)术后不适:腹痛、发热、腹泻、尿潴留、恶心、呕吐、腹胀等,遵医嘱给予相应处理。

(5)保持导尿管通畅,观察尿液的颜色、性状、量,准确记录,有异常及时通知医师。

(6)观察阴道出血情况:子宫肌瘤剥除(剔除)术后,应用缩宫素,以减少子宫出血;术后1周左右肠线吸收后阴道残端可有粉红色分泌物自阴道流出,不需处理;偶有阴道出血较多者,应及时复诊。

(7)并发症观察及护理

①观察有无血栓性疾病:下肢出现血栓性静脉炎时表现为皮肤发紧、肿胀、疼痛,肺栓塞时表现为突然胸痛、咯血、血氧饱和度急剧下降。嘱患者卧床休息,给予氧气吸入并及时通知医师,遵医嘱应用溶栓药物,并注意观察药物疗效及反应。

②腹胀:告知患者勿急躁,鼓励患者适时活动,及时取半卧位,可减轻腹胀。必要时遵医嘱肛管排气,口服四磨汤等。

③观察腹部切口有无出血、感染、裂开,如发现异常及时告知医师。

3.健康教育

(1)子宫肌瘤<5cm,无明显症状或近绝经期者应遵医嘱定期复查。

(2)向接受药物治疗的患者讲明药物名称、使用目的、剂量、方法,可能的不良反应及应对措施。

(3)指导贫血患者进食高蛋白、含铁高、高维生素饮食。

(4)告知患者术后1个月返院复查内容、具体时间、地点及联系人等。

(5)日常活动的恢复需复查后遵医嘱进行。

五、卵巢肿瘤

卵巢肿瘤是女性生殖系统三大恶性肿瘤之一,可发生于任何年龄,上皮性肿瘤好发于50~60岁女性,生殖细胞肿瘤多见于30岁以下女性。由于卵巢位于盆腔深部,恶性肿瘤一旦发现,病变已属晚期,预后较差,5年存活率只有20%~30%,死亡率居妇科恶性肿瘤之首。

(一)病因

卵巢肿瘤的发病可能与家族史、高胆固醇饮食、内分泌等因素有关。未产、不孕、初潮早、绝经迟等是卵巢肿瘤的危险因素,多次妊娠、哺乳和口服避孕药是其保护因素。

(二)组织学分类

卵巢组织成分非常复杂,是全身各器官原发肿瘤类型最多的部位。不同类型卵巢肿瘤的组织学结构和生物学行为,均存在很大差异。按组织来源,卵巢肿瘤可分为卵巢上皮性肿瘤、卵巢生殖细胞肿瘤、卵巢性索间质肿瘤、卵巢转移性肿瘤及卵巢瘤样病变。

(三)病理

常见的几种卵巢肿瘤病理特征。

1.卵巢上皮性肿瘤

卵巢上皮性肿瘤是最多见的卵巢肿瘤,约占卵巢肿瘤的2/3,有良性、恶性、交界性之分。

（1）浆液性囊腺瘤：常见，约占卵巢良性肿瘤的 25%，多为单侧、球形、大小不等、表面光滑、囊性、壁薄，囊内充满淡黄清亮液体。

（2）浆液性囊腺癌：最常见的卵巢恶性肿瘤，多为双侧、体积较大、半实质性、囊液呈血性。肿瘤生长速度快，预后差，5 年存活率仅 20%～30%。

（3）黏液性囊腺瘤：人体中生长最大的一种肿瘤，多为单侧多房，表面光滑，囊液呈胶冻样，偶可自行穿破，黏液性上皮种植在腹膜上继续生长并分泌黏液，极似卵巢肿瘤转移，多限于腹膜表面生长，一般不浸润脏器实质。

（4）黏液性囊性癌：多为单侧，瘤体较大，切面为囊实性，囊液呈浑浊或血性。5 年存活率为 40%～50%。

2.卵巢生殖细胞肿瘤

卵巢生殖细胞肿瘤是来源于原始生殖细胞的一组卵巢肿瘤，好发于年轻妇女及幼女。

（1）畸胎瘤：由多胚层组织构成，分为成熟畸胎瘤和未成熟畸胎瘤。成熟畸胎瘤为良性肿瘤，可发生于任何年龄，以 20～40 岁女性居多。多为单侧，中等大小，壁光滑，囊内充满油脂毛发，有时见牙齿或骨骼，恶变率为 2%～4%；未成熟畸胎瘤为恶性肿瘤，多见于年轻患者，复发及转移率均高，多实性。

（2）无性细胞瘤：中等恶性的实性肿瘤，好发于青春期及生育期妇女。多为单侧，中等大小，表面光滑，切面呈淡黄色。对放疗敏感。

（3）内胚窦瘤：又名卵黄囊瘤，较罕见，恶性程度高，多见于幼女及年轻妇女，多为单侧，体积较大，易破裂，并产生甲胎蛋白（AFP），血清中的甲胎蛋白浓度可作为诊断和治疗监护的重要指标。生长迅速，易早期转移，预后差。

3.卵巢性索间质肿瘤

（1）颗粒细胞瘤：为常见的功能性肿瘤，44～45 岁为多发期，低度恶性，肿瘤能分泌雌激素，青春期前患者出现性早熟，生育年龄患者出现月经紊乱，绝经后期患者则有不规则阴道流血，常合并子宫内膜增生，甚至癌变。多为单侧、光滑、圆形、实性或部分囊性。预后较好，5 年存活率为 80% 以上，但有远期复发倾向。

（2）卵泡膜细胞瘤：良性，多为单侧，表面被覆薄纤维包膜，常与颗粒细胞瘤合并存在，常合并子宫内膜增生甚至子宫内膜癌，恶性较少见。

（3）纤维瘤：良性，多见于中年妇女，多为单侧，中等大小，表面光滑，切面呈灰白色，常伴胸腔积液、腹腔积液者，称为梅格斯综合征。行手术切除肿瘤后，胸腔积液、腹腔积液自行消失。

4.卵巢转移性肿瘤

体内任何部位的原发癌均可能转移到卵巢，常见的库肯勃瘤是一种特殊的转移性癌，其原发部位是胃肠道。恶性程度高，预后极差。

（四）卵巢恶性肿瘤的转移途径与临床分期

1.转移途径

卵巢恶性肿瘤主要通过直接蔓延和腹腔种植方式转移，淋巴道也是重要的转移途径，横膈为转移的好发部位，血行转移者少见。

2.临床分期

Ⅰ期:肿瘤限于卵巢。

Ⅱ期:一侧或双侧卵巢肿瘤,伴盆腔内扩散。

Ⅲ期:一侧或双侧卵巢肿瘤,并有显微镜证实的盆腔外腹膜转移和(或)局部淋巴结转移。

Ⅳ期:一侧或双侧卵巢肿瘤,有超出腹腔外远处转移。

(五)临床表现

1.良性肿瘤

发展缓慢,肿瘤较小,多无症状,常在妇科检查时偶然发现。肿瘤增大时,常感腹胀或腹部扪及肿块。双合诊检查可在子宫一侧或双侧触及圆形或类圆形肿块,包块边界清楚,活动度好,表面光滑,与周围组织无粘连。

2.恶性肿瘤

早期多无自觉症状,出现症状时已属晚期。由于肿瘤生长迅速,短期内会出现腹胀、腹部肿块及腹腔积液等症状;功能性肿瘤可出现不规则阴道流血或绝经后阴道流血表现,可有消瘦、贫血、低热等恶病质表现。三合诊检查可在直肠子宫陷凹处触及质硬结节或肿块,肿块多为双侧性、实性或囊实性,表面凹凸不平,活动度差,与周围组织分界不清,有粘连。

(六)并发症

1.蒂扭转

蒂扭转最常见,属妇科急腹症。好发于蒂长、活动度大、中等大小、重心偏向一侧的肿瘤,可造成肿瘤蒂扭转。肿瘤蒂扭转的典型症状为患者突然出现一侧下腹部剧烈疼痛,伴有恶心、呕吐,甚至休克。盆腔检查可扪及压痛的肿块,以肿瘤蒂处最明显。

2.破裂

腹部压痛、反跳痛、肌紧张,盆腔原存在的肿块消失或缩小。

3.感染

感染较少见,多因肿瘤蒂扭转或破裂后引起。主要表现为腹腔炎征象,同时有白细胞计数增高。

4.恶变

肿瘤生长迅速,尤其呈双侧性,应怀疑为恶变。

(七)治疗要点

怀疑卵巢瘤样病变者,囊肿直径小于5cm,可进行随访观察。确诊为卵巢肿瘤者,原则上应立即手术。恶性肿瘤以手术为主,辅以放疗、化疗等综合治疗。

(八)护理评估

1.风险评估

评估患者的日常活动能力,有无发生压疮、跌倒、坠床的风险及其程度。

2.身体评估

评估患者的年龄、健康状态、意识状态、神志与精神状况、生命体征、营养及饮食情况、BMI、排泄形态、睡眠形态,评估是否采取强迫体位、有无行走不便。有盆腔包块者应重视肿块的生长速度、性质、伴随症状等,评估肿块的部位、活动度、边界是否清楚。

3.病史评估

询问家族史并收集与发病有关的高危因素；了解患者是否疼痛，包括疼痛的性质、部位；了解目前的治疗及用药；评估既往病史、家族史、过敏史、手术史、输血史。根据患者年龄、病程长短及局部体征初步判断是否为卵巢肿瘤，有无并发症。

4.心理-社会评估

了解患者的文化程度、工作性质、家庭状况以及家属对患者的理解和支持情况。评估患者的心理适应情况、社会支持系统、经济状况、性格特征、文化背景等。

5.疼痛评估

评估疼痛部位、性质、程度、持续时间、诱因、缓解方式等，疼痛程度采用数字评分法进行评估。

6.评估患者的个人卫生、生活习惯

对疾病认知以及自我保健知识的掌握程度，了解患者有无烟酒嗜好。

（九）护理措施

1.术前护理

（1）病情观察

①包块：观察生长的部位、性质、活动度、边界是否清楚，是否伴随如尿频、尿潴留、便秘、肠梗阻等。

②疼痛：卵巢恶性肿瘤患者早期多无自觉症状，不易察觉，后期肿瘤浸润周围组织或压迫神经症状明显。密切观察疼痛部位，性质、程度、持续时间，诱因、缓解方式等。

③监测空腹体重及腹围，观察有无腹腔积液。

④观察患者有无呼吸困难或心悸等症状。

⑤关注营养消耗、食欲等，恶性肿瘤患者关注有无恶病质等征象。

（2）用药护理：术前预防性应用抗生素可明显降低手术部位感染率，常用注射用盐酸头孢替安。

①药理作用：本品的抗菌作用机制是阻碍细菌细胞壁的合成。本品对革兰氏阴性菌有较强的抗菌活性，是因为它对细菌细胞外膜有良好的通透性和对β-内酰胺酶比较稳定以及对青霉素结合蛋白1B和3亲和性高，从而增强了对细胞壁黏肽交叉联结的抑制作用所致。

②用法：术前30min预防性应用，将1g本品用生理盐水溶解后静脉滴注，30min到1h内滴注完毕。

③适应证：适用于治疗敏感菌所致的肺炎、支气管炎、胆道感染、腹膜炎、尿路感染以及手术后或外伤引起的感染和败血症等。

④禁忌证：既往对本品有休克史者、对本品或对头孢菌素类抗生素有过敏史者。

⑤不良反应

a.休克：偶有发生休克症状，因而给药后应注意观察，若发生感觉不适、口内感觉异常、喘鸣、眩晕、排便感、耳鸣、出汗等症状，应停止给药。

b.过敏性反应：若出现皮疹、荨麻疹、红斑、瘙痒、发热、淋巴结肿大、关节痛等过敏性反应时应停止给药并做适当处置。

c.肾脏:偶尔出现急性肾衰竭等严重肾功能障碍,因而应定期检查、充分观察,出现异常情况时,应中止给药,并做适当处置。

d.血液:有时出现红细胞减少,粒细胞减少,嗜酸性粒细胞增高,血小板减少,偶尔出现溶血性贫血。

e.肝脏:少数患者可出现一过性丙氨酸氨基转移酶升高和碱性磷酸酶升高。

f.消化系统:恶心、呕吐、腹泻、食欲缺乏、腹痛等症状。

g.呼吸系统:偶尔发生发热、咳嗽、呼吸困难、胸部 X 线片异常。

h.中枢神经系统:对肾衰竭患者大剂量给药时有时可出现痉挛等神经症状。

i.菌群交替现象:偶有出现口腔炎、念珠菌病。

j.维生素缺乏症:偶有出现维生素 K 缺乏症(低凝血酶原血症、出血倾向等),维生素 B 族缺乏症(舌炎、口腔炎、食欲缺乏、神经炎等)。

k.其他:偶有引起头晕、头痛、倦怠感、麻木感等。

⑥注意事项

a.对青霉素类抗生素有过敏史者、孕妇及哺乳期妇女、本人或父母兄弟有易引起支气管哮喘、皮疹、荨麻疹等变态反应性疾病体质者及严重肾功能障碍者应慎用;高龄者、全身状态不佳者因可能出现维生素 K 缺乏症,应用时要充分进行观察。

b.为了避免大剂量静脉给药时偶尔引起的血管痛、血栓性静脉炎,应充分做好注射液的配制、注射部位的观察、注射方法的熟练等,并尽量减慢注射速度,现用现配。

(3)腹腔化疗的护理:腹腔化疗主要用于卵巢癌扩散至盆、腹腔内,合并腹腔积液,腹膜面及横膈下常有广泛转移者。腹腔用药直接接触肿瘤,加强了药物对肿瘤的作用,其疗效与药物浓度呈正相关。腹腔化疗能有效防止晚期卵巢癌复发转移,缩小肿瘤病灶。通过对腹腔化疗密切观察及化疗前后的精心护理,减轻了化疗药物对正常组织的损害,提高了患者对化疗的耐受性,有效预防了并发症的发生。同时正确引导患者树立战胜疾病的信心,可有效提高治疗效果。

①腹腔化疗前:讲解腹腔化疗的目的和方法。嘱咐患者尽量排空膀胱以免穿刺时误伤膀胱。清洁腹部皮肤,测量腹围、空腹体重、身高,以准确计算化疗药物的剂量。若有腹腔积液的患者应先缓慢放出腹腔积液,一次放出量最多不能超过 1000mL,以免腹压突然降低发生虚脱。进行腹腔灌注前应将液体温度加温至与患者体温相近,以减少腹部刺激。

②腹腔化疗中:严密观察患者有无出现腹痛、腹胀及其他胃肠道不良反应,监测患者血压、呼吸、脉搏等。及时更换输液,防止空气注入腹腔,影响化疗药物的输入。严密观察穿刺部位是否有红、肿、胀、痛等,若有液体外渗应及时更换敷料,以防化疗药物外渗,引起局部皮肤坏死。

③腹腔化疗后:注药后协助患者变换体位,从平卧头低位→平卧头高位→左侧卧位→右侧卧位→俯卧位,各种体位均需保持 15min,以使药物在腹腔内均匀分布,便于吸收和提高疗效。操作后,按压穿刺点 5~10min,以免液体流出、皮下出血。

④不良反应

a.腹痛、腹胀:因腹腔内一次性灌注大量液体,易出现腹胀、腹痛等症状。当患者诉腹胀时,应向患者解释原因,解除患者顾虑,转移患者注意力。高浓度化疗药物的持续浸泡可刺激腹膜和肠管,引起痉挛性腹痛,如灌注速度过快则可加重腹痛症状,故在控制灌注速度的同时可在灌注液中加入利多卡因、地塞米松等药物以减轻刺激症状。若患者腹痛明显,应密切监测生命体征,在遵医嘱给予镇痛药物的同时,向患者解释腹痛原因,安慰患者,消除其恐惧心理。

b.药物外渗:化疗前先用生理盐水连接输液通道,确定药物无外渗时,再输注化疗药。输注过程中观察有无渗漏现象,严密观察穿刺部位是否有红、肿、胀、痛等,随时询问患者是否有疼痛感。怀疑有渗漏时应立即停止输注化疗药。

c.感染:进行操作时应严格遵守无菌原则。穿刺部位要保持清洁,如发生渗血、渗液,应及时通知医生处理。

d.肠粘连:化疗药物输注后,嘱患者多翻身活动,抬高臀部,使药物充分弥散,一方面促进药物的均匀分布和吸收,另一方面也可减少肠粘连的发生。

(5)并发症的护理观察

①便秘、尿潴留:巨大肿块出现局部压迫致排尿、排便不畅时,应予以导尿,使用缓泻剂软化粪便。

②蒂扭转:患者突然发生一侧下腹剧痛、可伴有恶心、呕吐甚至出现休克。

a.协助患者取舒适体位,以减轻疼痛,减少疲劳感和体力消耗。患者呕吐时协助患者坐起或侧卧,头偏向一侧,以免误吸。

b.观察患者腹痛及呕吐情况,记录呕吐次数,观察疼痛的性质、程度、缓解方式及呕吐物的性质、量、颜色和气味等。

c.观察患者有无脱水征象,如出现软弱无力、口渴,皮肤黏膜干燥,弹性减低,尿量减少、烦躁、神志不清等症状及时通知医生,遵医嘱补充水分和电解质。

d.急性疼痛未明确诊断时,不可随意使用镇痛药物,以免掩盖病情。

e.观察患者有无休克征象,记录尿量、生命体征。

③肿瘤破裂:患者突然出现急性腹痛,有肿瘤破裂的可能。大囊肿破裂时常伴有恶心、呕吐,易导致腹腔内出血、腹膜炎及休克。若患者腹痛缓解后又突然加剧,同时出现烦躁、面色苍白、肢端温度下降、呼吸及脉搏增快,血压不稳或下降等表现,血常规检查示红细胞计数、血红蛋白和血细胞比容等降低,常提示腹腔内有活动性出血,应立即通知医生。

④感染:患者出现发热、腹痛,腹部压痛、反跳痛、肌紧张等,提示感染的可能。应协助患者取半坐卧位,以减少炎症扩散,密切观察生命体征变化,遵医嘱给予抗生素治疗,加强巡视。

⑤腹腔积液:a.协助患者取舒适体位,大量腹腔积液时可取半卧位,使膈肌下降,有利于呼吸。b.每日监测患者腹围、空腹体重。c.遵医嘱给予低盐饮食,补充蛋白质。d.遵医嘱使用利尿剂,准确记录出入量。e.腹腔穿刺前排空膀胱,以免穿刺时损伤膀胱。f.腹腔穿刺引流时注意要点:协助医生操作,注意保持无菌,以防止腹腔感染。操作过程中如患者自感头晕、恶心、心悸、呼吸困难,应及时告知医护人员,以便及时处理。注意观察并记录积液的颜色、性质、量。放液速度不宜过快,每小时不应超过 1000mL,一次放腹腔积液量不超过 4000mL,以免引起蛋白质急性大量丢失及电解质紊乱。若出现休克征象,立即停止放腹腔积液。大量放腹腔积液

后需束以腹带,以防腹压骤降,内脏血管扩张而引起休克。放腹腔积液前后均应测量腹围、生命体征,检查腹部体征,以观察病情变化。

⑥心理护理:护士应积极主动与患者沟通,了解患者的心理状态,消除患者的焦虑、恐惧等不良情绪反应。列举身边预后良好的病例来鼓励患者,使其树立战胜疾病的信心,积极配合治疗。

2.术后护理

(1)病情观察

①观察阴道流血的颜色、性质、量。

②观察伤口渗血的情况。

③恶性肿瘤患者,应观察其出入量情况及生命体征。

(2)用药护理

①注射用奈达铂

a.药理作用:奈达铂为顺铂类似物。进入细胞后,甘醇酸酯配基上的醇性氧与铂之间的键断裂,水与铂结合,导致离子型物质(活性物质或水合物)的形成,断裂的甘醇酸酯配基变得不稳定并被释放,产生多种离子型物质并与 DNA 结合,并抑制 DNA 复制,从而产生抗肿瘤活性。

b.用法:现用现配,用生理盐水溶解后,再稀释至 500mL,静脉滴注,滴注时间不应少于1 小时,滴完后需继续点滴输液 1000mL 以上。推荐剂量为每次给药 $80\sim100\text{mg/m}^2$,每疗程给药 1 次,间隔 $3\sim4$ 周后方可进行下一疗程。

c.适应证:主要用于头颈部癌、小细胞癌、非小细胞肺癌、食管癌、卵巢癌等实体瘤。

d.禁忌证:有明显骨髓抑制及严重肝、肾功能不全者;对其他铂制剂及右旋糖酐过敏者;孕妇、可能妊娠及有严重并发症的患者。

e.注意事项:听力损害,骨髓、肝、肾功能不良,合并感染,水痘患者及老年人慎用。本品有较强的骨髓抑制作用,并可能引起肝、肾功能异常。应用本品过程中应定期检查血液常规,肝、肾功能,并密切注意患者的全身情况,若发现异常应停药,并适当处置。对骨髓功能低下、肾功能不全及应用过顺铂者,应适当减少初次给药剂量;本品长期给药时,毒副反应有增加的趋势,并有可能引起延迟性不良反应,应密切观察。注意出血倾向及感染性疾病的发生或加重。本品主要由肾脏排泄,应用本品过程中须确保充分的尿量以减少尿液中药物对肾小管的毒性损伤。必要时适当输液,使用甘露醇、呋塞米等利尿剂。饮水困难或伴有恶心、呕吐、食欲缺乏、腹泻等患者应特别注意。对恶心、呕吐、食欲缺乏等消化道不良反应应注意观察,并进行适当的处理。合用其他抗恶性肿瘤药物(氮芥类、代谢拮抗类、生物碱、抗生素等)及放疗可能使骨髓抑制加重。育龄患者应考虑本品对性腺的影响。本品只能静脉滴注,应避免漏于血管外。本品配制时,不可与其他抗肿瘤药混合滴注,也不宜使用氨基酸溶液、pH$\leqslant$5 的酸性液体(如电解质补液、5%葡萄糖溶液或葡萄糖氯化钠溶液等)。本品忌与含铝器皿接触。在存放及滴注时应避免直接日光照射。

②紫杉醇

a.目的:抑制细胞分裂和增生,发挥抗肿瘤作用。

b.注意事项:治疗前,应先采用地塞米松、苯海拉明及 H_2 受体拮抗剂治疗。轻微症状如面色潮红、皮肤反应、心率略快、血压稍降可不必停药,可将滴速减慢。但如出现严重反应如血压低、血管神经性水肿、呼吸困难、全身荨麻疹,应遵医嘱停药并给以适当处理。有严重过敏的患者下次不宜再次应用紫杉醇治疗。

c.不良反应:过敏反应:多数为Ⅰ型变态反应,表现为支气管痉挛性呼吸困难、荨麻疹和低血压。几乎所有的反应发生在用药后最初的 10min。骨髓抑制:贫血较常见。神经毒性:表现为轻度麻木和感觉异常。胃肠道反应:恶心、呕吐、腹泻和黏膜炎。

③吉西他滨

a.目的:破坏细胞复制。

b.注意事项:可引起轻度困倦,患者在用药期间应禁止驾驶和操纵机器;滴注药物时间的延长和增加用药频率可增大药物的毒性,需密切观察。

c.不良反应:骨髓抑制:可出现贫血、白细胞计数降低和血小板减少。胃肠道反应:出现恶心、呕吐、腹泻等。肾脏损害:出现轻度蛋白尿和血尿。过敏:出现皮疹、瘙痒、支气管痉挛症状。

(3)化验及检查护理指导:CA125 是监测卵巢癌的一项特异性较强的指标,对卵巢癌的诊断、监测、术后观察和预后判断都有较好的实用性。正常值一般<35U/mL,其升高幅度与肿瘤的发展程度相关。其数值对手术或治疗后肿瘤复发的监测有重要意义,复发者 CA125 的阳性率甚至高于原发瘤,持续升高的血清 CA125 常意味着呈恶性病变或治疗无效,而测定值明显下降则预示治疗显效。

(4)并发症护理观察:高龄、手术时间长、癌症患者术后遵医嘱指导并帮助患者穿着抗血栓弹力袜以促进下肢静脉血液的回流,预防血栓的发生,注意保持弹力袜平整。术后使用气压式循环驱动泵按摩下肢,以避免因术后活动少而发生血栓的危险。

(5)心理护理:晚期卵巢癌患者对自己的病情很容易产生悲观、绝望心理,这种心理对治疗和康复很不利,故必须引起高度重视。及时把握患者的心理活动,抓住时机有针对性地对患者进行心理疏导,尽量消除患者的悲观情绪,以减轻患者的心理压力,保持乐观情绪,树立战胜疾病的信心。对于性格内向的患者可以与家属取得一致,善意地隐瞒病情,手术后尽可能地利用家人的关心和医护人员的耐心疏导逐渐让患者接受事实并配合治疗。卵巢癌患者普遍思想负担重、顾虑多,容易产生恐惧心理,对治疗丧失信心,表现为情绪低落。这时需要安慰患者,与患者建立融洽的护患关系,给患者讲解腹腔化疗的优点及重要性,使患者了解化疗的目的,简单说明操作步骤及可能出现的不良反应,使患者有充分的心理准备,使之能积极有效地配合治疗。

(6)健康教育

①饮食:进食高蛋白(牛奶、鸡蛋、瘦肉等)、富含维生素 A(动物肝脏、蛋类、鱼肝油等)的食物,避免高胆固醇饮食。

②休息与活动:术后鼓励患者早期活动,有利于增加肺活量、减少肺部并发症、改善血液循环、促进伤口愈合、预防深静脉血栓、预防肠粘连、减少尿潴留的发生。开腹手术患者活动时应注意保护伤口,避免过度活动影响伤口愈合。恢复期应劳逸结合,避免重体力劳动。

③疾病相关知识宣教

a.普查:30岁以上妇女每年应行妇科检查,高危人群每半年检查1次,必要时进行B型超声检查和CA125等肿瘤标记物检测。

b.高危人群:乳腺癌和胃肠癌患者治疗后应严密随访,定期妇科检查,确定有无卵巢转移。

c.随访:卵巢非赘生性肿瘤直径<5cm,应定期(3~6个月)接受复查。卵巢恶性肿瘤易复发,应长期随访与监测。在治疗后第1年,每3个月随访1次;第2年后每4~6个月1次;第5年后每年随访1次。随访内容包括症状、体征、全身情况、盆腔检查及B型超声检查。根据组织学类型,进行血清CA125、AFP、hCG等肿瘤标志物测定。

④出院指导

a.手术患者:遵医嘱坚持治疗,按时复查。注意饮食合理搭配,少食辛辣、盐腌、油炸食物,多吃蔬菜水果。劳逸结合,避免重体力劳动。保持会阴清洁,勤换内裤。卵巢肿瘤患者术后不宜马上进行性生活,通常应等到身体完全恢复、阴道残端愈合良好,复查时根据医嘱确定恢复性生活的时间。

b.化疗患者:注意口腔卫生,使用软毛刷清洁口腔。化疗前及化疗期间应多饮水,尿量维持在每日2000mL以上。预防便秘,保持大便通畅。出院期间如出现腹痛、腹泻、阴道出血、异常分泌物及发热、乏力应立即就医。告知患者化疗引起的脱发不必担心,停药后会自行恢复,化疗结束后恶心、呕吐及胃部不适大概要持续1周。嘱患者加强营养,少食多餐,进食一些清淡、易消化的食物。化疗后2~3d复查血常规及肝、肾功能等,4周后复查血常规、尿常规、肝肾功能、肿瘤标志物、心电图、酌情做胸部X线检查,结果合格后,根据预约时间再次入院进行化疗。如有不适随时就诊。

(7)延续护理

①化疗结束后督促患者定期在门诊进行复查,及时发现有无复发迹象。

②建立定期随访登记本,电话或门诊随访患者的情况,做好肿瘤标志物、B型超声检查、妇科检查及影像学检查的记录。

③定期开展"妇科肿瘤健康教育"活动,与患者进行交流、沟通,拉近医患距离。告知患者肿瘤俱乐部微信平台,患者遇到问题可随时咨询。定期开展肿瘤知识讲座,讲解妇科肿瘤疾病相关知识,提高患者对疾病的认识,增强患者战胜疾病的信心。

第五章　儿科护理

第一节　麻疹

麻疹是由麻疹病毒引起的一种急性出疹性呼吸道传染病。临床上以发热、结膜炎、流涕、咳嗽、口腔麻疹黏膜斑（又称柯氏斑）及全身斑丘疹,疹退后糠麸样脱屑并留有色素沉着为主要表现。本病传染性极强,易并发肺炎。病后免疫力持久,大多终身免疫。

一、病因和病理生理

麻疹系全身性疾病,当病毒侵袭任何组织时均出现多核巨细胞是其病理特征。皮疹处见典型上皮合胞体巨大细胞,并见角化不全和角化不良,海绵层细胞间水肿和细胞内水肿;表面血管扩张伴周围少量淋巴细胞与组织细胞浸润。颊黏膜下层的微小分泌腺炎症致浆液性渗出及内皮细胞增生而形成麻疹黏膜斑。

病程中出现两次病毒血症:病毒经鼻咽部侵入,在局部上皮细胞内繁殖,而后播散到局部淋巴组织,在感染后第2~3d形成第一次病毒血症;此后病毒在局部和远处器官的单核-巨噬细胞系统内繁殖,大量病毒再次侵入血流,造成第二次病毒血症(感染后第5~7天),随后病毒到达皮肤和内脏,引起全身广泛性损害而出现一系列临床表现如高热和出疹。至感染第15~17天,病毒血症逐渐消失,器官内病毒快速减少至消除。

麻疹病毒属于副粘病毒科麻疹病毒属。已发现8个不同基因组共15个基因型,但仅有一个血清型。麻疹病毒体外生存力弱,对热(56℃、30min)、酸(pH<4.5)、紫外线和消毒剂均敏感,但在低温下能长期存活。

二、流行病学

患者是唯一的传染源,从眼结膜及鼻咽分泌物、血和尿中排出病毒。主要通过直接接触和呼吸道分泌物飞沫传播。自出疹前5d至后4d传染性最强。有并发症者传染性可延长至出疹后10d。

应用麻疹疫苗前,麻疹呈周期性流行,患者多为9岁以下儿童。广泛使用麻疹疫苗后,流行形式主要为散在发病。近年来,8月龄以下和15岁以上年龄组发病明显增加。

三、治疗要点

治疗原则：无特效抗病毒药物，主要为加强护理，防治并发症。

（一）对症治疗

体温超过40℃者酌情给予小量（常用量的1/3~1/2）退热剂，咳嗽剧烈时可服镇咳祛痰剂或雾化吸入，伴有烦躁不安或惊厥者给予镇静剂。注意补充维生素，尤其是维生素A和D。保持水、电解质及酸碱平衡，必要时静脉补液。

（二）并发症治疗

根据各种并发症，给予相应治疗。

四、护理评估

（一）健康史

评估患儿的年龄、营养状况及既往疾病病史。了解既往有无传染病患者的接触史；是否接种过麻疹疫苗及接种时间。近期有无接受过主动或被动免疫，如注射丙种球蛋白等。

（二）身体状况

评估有无发热、喷嚏、流涕、咳嗽等上呼吸道感染症状，有无流泪、畏光，口腔有无麻疹黏膜斑。注意有无皮疹，皮疹的性质、分布、颜色，疹间皮肤是否正常以及出疹的顺序。有无肺炎、喉炎、脑炎等并发症表现。

1.典型麻疹

(1)潜伏期：为6~21d，一般为10~14d，免疫者可延长至28d。

(2)前驱期：发热开始至出疹，持续3d。主要症状有：①发热：为首发症状，热型不定，多为中度以上发热；②结合膜炎：充血、流泪、畏光；③上呼吸道感染症状：在发热同时出现喷嚏、流涕、干咳等；④麻疹黏膜斑：为麻疹的特征体征。在发疹前1~2d出现，为灰白色斑点（直径为0.5~1mm)，初见于两侧颊黏膜上相对于下白齿对应处，周围有红晕，常迅速增多，部分可融合，于出疹后2~3d内消失。

(3)出疹期：持续3~5d。皮疹先见于耳后、发际、颈部到颜面部，然后从上而下延至躯干、四肢，最后到手掌、足底。皮疹初为玫瑰色斑丘疹，疹间可见正常皮肤，逐渐融合成片，转为暗红。出诊时，全身中毒症状加重，体温升高、咳嗽加剧，肺部可闻干、湿性啰音，伴嗜睡或烦躁。

(4)恢复期：一般为3~5d。皮疹按出疹先后顺序消退，消退处可有糠麸样脱屑及淡褐色色素沉着，1~2周后完全消失。体温随之下降，全身情况好转，呼吸道症状也逐渐消失。

2.其他类型麻疹

(1)轻型麻疹：见于体内尚有一定免疫力者。潜伏期延长，前驱期症状轻，麻疹黏膜斑不典型或不出现，皮疹稀疏、色淡，疹退后可见脱屑，但可不遗留色素沉着，无并发症。

(2)重型麻疹：见于体弱、有严重继发感染者。表现为起病即高热持续40℃或体温不升。中毒症状重，皮疹密集融合或疹出不透或皮疹骤退或皮疹呈出血性，并伴有黏膜和消化道出血。

（3）注射过麻疹减毒活疫苗的患儿还可出现皮疹不典型的异型麻疹（非典型麻疹综合征），再次感染者常无典型的黏膜斑，患儿持续高热、肌痛、乏力、头痛或伴有四肢水肿。

3.常见并发症

（1）肺炎：是最常见、较严重、病死率高的并发症。原发性肺炎在病程早期发生，常在出疹及体温下降后消散，但免疫缺陷患儿预后较差，病死率高。继发细菌感染性肺炎，常见肺炎链球菌、流感嗜血杆菌、金黄色葡萄球菌或腺病毒等，多发生于出疹期。

（2）喉炎：原发于麻疹病毒或继发细菌感染所致，可有声音嘶哑、犬吠样咳嗽，可致气道阻塞，严重者可窒息死亡。

（3）麻疹脑炎：大多发生在出疹后 2～6d 或前驱期或恢复期，其临床表现和脑脊液检查同一般病毒性脑炎。脑炎的轻重与麻疹轻重无关，与其他病毒性脑炎相似，但病死率高，后遗症多。

麻疹患儿应注意与其他出疹性疾病相鉴别（见表 5-1-1）。

表 5-1-1 儿童出疹性疾病的鉴别要点

病名	病原	前驱症状	皮疹特点	发热与出疹关系
麻疹	麻疹病毒	卡他性症状较严重，结膜炎，高热，口腔麻疹黏膜斑	红色斑丘疹，自头面部→颈→躯干→四肢，退疹后有色素沉着及细小脱屑	发热 3～4d，出疹期热更高，热退疹渐退
风疹	风疹病毒	卡他症状轻或无，低热或不发热	斑丘疹，自面部→躯干→四肢，退疹后无色素沉着及脱屑	发热后半天至 1d 出疹
猩红热	乙型溶血性链球菌	高热、中毒症状重、杨梅舌、咽痛明显	皮肤弥漫充血，上有密集针尖大小丘疹，持续 3～5d 退疹，1 周后全身大片脱皮	发热 1～2d 出疹，出疹时高热
幼儿急疹		无或仅有轻微症状	先躯干，迅速波及颈面部和近端肢体	热退疹出
药物疹		原发病症状	皮疹痒感，摩擦及受压部位多，与用药有关，斑丘疹、疱疹、猩红热样皮疹、荨麻疹	发热、服药史

（三）辅助检查

1.一般检查

血白细胞总数减少，出疹期间淋巴细胞相对增多。

2.病原学检查

发热期间从患儿呼吸道分泌物中分离出麻疹病毒或用免疫荧光法从呼吸道分泌物或尿沉渣脱落细胞检测到麻疹病毒抗原。

3.血清学检查

多采用酶联免疫吸附试验(ELISA 法)进行麻疹病毒特异性 IgM 抗体检测,可诊断急性期感染。

(四)心理-社会状况

评估患儿及其父母的心理状况、对疾病的应对方式;了解家庭对疾病的了解程度、防治态度。

五、常见护理诊断/问题

(1)体温过高:与麻疹病毒感染有关。

(2)有皮肤完整性受损的危险:与皮疹有关。

(3)营养失调,低于机体需要量:与食欲下降、高热消耗增加有关。

(4)潜在并发症:肺炎、脑炎、喉炎。

六、预期目标

(1)患儿体温降至正常范围。

(2)患儿皮疹消退,皮肤完整。

(3)患儿住院期间体重不明显下降。

(4)患儿不发生并发症或并发症得到及时发现和处理。

七、护理措施

(一)一般护理

主要做好隔离,提供舒适环境,保证足够休息,同时做好身体清洁。保持室内空气新鲜,每日通风 2 次(避免患儿直接吹风以免受凉),保持室温 18～22℃,湿度 50%～60%。如有畏光,则光线要减弱,避免光线直接刺激。

(二)病情观察

麻疹的并发症多,应密切观察,尽早发现。出疹期如透疹不畅、疹色暗紫、持续高热、咳嗽加剧、鼻翼翕动、喘憋、发绀、肺部啰音增多,为并发肺炎的表现,重症肺炎可致心力衰竭。患儿出现频咳、声嘶,甚至哮吼样咳嗽,吸气样呼吸困难、三凹征,为并发喉炎的表现。患儿出现嗜睡、惊厥、昏迷,为脑炎的表现。患儿还可导致原有结核病恶化。如出现上述表现应予以相应护理措施。

(三)用药护理

遵医嘱使用有效的抗生素,避免耳毒性、肾毒性的药物,注意药物配伍禁忌,严格无菌操作,严格查对。遵医嘱及时补充维生素 A,注意观察治疗效果,防止维生素 A 中毒。可以使用小量退热剂,忌用乙醇、冷敷以免影响透诊。

(四)家庭护理

麻疹的治疗主要是对症治疗,没有特效药,所以麻疹的护理显得尤为重要。在患病期间要注意隔离,应严格隔离到出疹第 5 天后,以免交叉感染。在发热时,家属不要用较强的退热药,也不要使用物理降温方法,待温后擦洗身体,以利于透疹。发热期间要多饮水,饮食清淡,禁食生冷食品。要保持空气新鲜,房内的光线不宜太强。家属要注意宝宝的口腔清洁,可用漱口液或淡盐水每日漱多次,来预防口腔炎。若高热不退,疹又透不出,呼吸困难,是病情加重的征象,应及时到医院诊治。

(五)并发症的护理

1.肺炎

肺炎是麻疹最常见的并发症,死亡原因绝大多数是并发肺炎。

体位:呼吸困难时,应给患儿取半卧位,婴幼儿可将头颅部垫高,以减轻呼吸困难。帮助患儿翻身、排痰,保持患儿舒适。

吸氧:呼吸困难伴有发绀应给予患儿氧气吸入。置氧气面罩于患儿口鼻部,用松紧带固定于两耳,根据患儿的缺氧情况调节氧流量的大小和持续时间。密切观察缺氧改善的情况,防止氧中毒,停氧时先将面罩取下,再关氧气开关。

维持静脉通畅:及时开放静脉,有利于及时用药,是抢救和治疗的关键,应选择适当的血管穿刺,并牢固固定,要尽量保护血管提高进针率,观察穿刺部位皮肤有无红肿、药液有无外漏现象,严格控制液体的输入速度,不宜过快,以免发生肺水肿,一般小儿为每分钟 20～30 滴,合并心力衰竭的小儿应以每分钟 12～15 滴为宜。

2.喉炎

保持室内空气温暖湿润,避免干燥和烟尘刺激。颈前部可用湿热敷,定时雾化,呼吸道分泌物多者应及时清除。咳嗽剧烈者可用镇咳药,选用 1～2 种抗生素合用,必要时做气管切开。

(六)皮肤护理

减短指甲,防止抓伤。保持床单整洁干燥和皮肤清洁,每日用温水擦浴更衣(忌用肥皂)。腹泻患儿注意臀部清洁,及时评估透疹情况,如透疹不畅,可用鲜姜煎水服用并抹身(需防烫伤),以促进血循环,使皮疹出齐、出透,平稳度过出疹期。

(七)高热护理

麻疹患儿体温可高达 40.0℃以上,部分可并发高热惊厥。高热应采取降温措施,但温度维持在正常范围不利于皮疹的出现,故应监测体温,密切观察体温变化,向家属解释,避免发生误会。物理降温宜用温水浴,禁乙醇浴,防止乙醇对皮疹的刺激。

(八)心理护理

多与患儿沟通交流,使其感到轻松亲切和开心。同时,护士要多鼓励,多表扬患儿,满足其被重视的心理需求。对昏迷患儿,此时应做好其家属的心理工作,使他们保持冷静,以更好地配合医护人员的治疗工作。应用熟练穿刺技能,避免反复穿刺给患儿带来过度疼痛和恐惧感。

第二节 幼儿急疹

幼儿急疹,又称婴儿玫瑰疹,是人类疱疹病毒 6 型导致的婴幼儿期发疹性热病,特点是持续高热 3～5d,热退后疹出。

一、病因和流行病学

病原体为人类疱疹病毒 6 型,病毒颗粒呈球形,直径为 200nm。其核衣壳为 162 个壳微粒组成的立体对称 20 面体,其内是由双股 DNA 组成的核心,核衣壳外有一层脂蛋白包膜。无症状的成人患者是本病的传染源,经呼吸道飞沫传播。胎儿可通过胎盘从母体得到抗体,出生后 4 个月时抗体阳性率为 25%,11 个月为 76%,5 岁时为 90%,17 岁时达 98%。本病多见于 6～18 月小儿,3 岁以后少见,春、秋雨季发病较多,无男女性别差异。

二、临床表现

幼儿急疹好发于 3 岁以下的婴幼儿,生后 6～7 个月为发病高峰。国外有学者对年龄为 4～12 个月的幼儿急疹进行统计,发现 98.2% 为生后 6 个月发病。其典型表现为患儿无明显诱因突然高热,体温一般是 38.9～40.5℃,但除食欲缺乏以外,患儿往往精神好,此有助于与其他感染引起的发热相鉴别。极个别患儿表现为低热,体温不超过 38℃,发热 3～5 日后,体温突然下降,一般 24h 内降至正常,热退后或体温下降同时体表开始出皮疹。本病的皮疹为玫瑰红色的斑疹或斑丘疹,直径 15mm 初起时散在分布,以后相邻近的皮疹可以融合成大片,皮疹主要集中于头面、颈部及躯干、四肢相对较少,肘膝以下及掌跖部多无皮疹。24h 内皮疹出满,1～2h 后皮疹开始消退,不留色素沉着及脱屑。发病期间患儿常合并耳后、枕部淋巴结肿大,并有轻度烦躁、不适及腹泻等症状。

潜伏期一般为 5～15d。

(一)发热期

常突起高热,持续 3～5d。高热初期可伴惊厥。此期除有食欲减退、不安或轻咳外,体征不明显,仅有咽部和扁桃体轻度充血和头颈部浅表淋巴结轻度肿大。表现为高热与轻微的症状及体征不相称。

(二)出疹期

病程第 3～5 天体温骤然退至正常,同时或稍后出现皮疹。皮疹散在,为玫瑰红色斑疹或斑丘疹,压之褪色,很少融合。首现于躯干,然后迅速波及颈、上肢、脸和下肢。皮疹持续 24～48h 很快消退,无色素沉着,也不脱皮。

三、辅助检查

血常规检查,见白细胞总数减少,伴中性粒细胞减少。也可随后出现白细胞总数增多。病毒分离是 HHV-6、7 型感染的确诊方法。

四、诊断

发病年龄:6~10个月多见,<3个月或>1岁少见。

发热特点:一般为幼儿第1次发热,热度高,达38.5~40℃,持续时间长,3~5d,以4d最常见,物理降温或用退热药,体温可下降至37.5~38℃,但只能维持4~6h,4~6h后再发热,如此反反复复3~5d,疹出热退(或者是热退疹出)。

出疹特点:3~5d疹出热退(或者是热退疹出),皮疹与发热不同时存在,为红色斑丘疹,头额、躯干多见,皮疹1d出齐,次日开始消退,不留色素沉着。查血周围白细胞减少,淋巴细胞分类计数升高。患病后有持久免疫力,不会再得第二次。

五、治疗

幼儿急疹为自限性疾病,无特殊治疗方法,主要是健康指导,加强护理及对症治疗。

六、护理要点

(一)一般护理
患儿多休息,注意隔离,多饮水,给予易消化清淡流食半流食饮食。

(二)病情观察
注意体温变化,对有高热惊厥倾向的婴幼儿及时做好降温处理。

(三)用药护理
高热患儿应予以退热镇静剂,加强水分和营养供给。一般38.5℃以上应给予药物降温,38.5℃以下的患儿可以物理降温,高热惊厥时及时止惊。适当应用清热解毒的中药,如板蓝根冲剂、清解合剂或抗病毒口服液等;发生惊厥时,可予镇静剂,如苯巴比妥、地西泮等;腹泻时,可予止泻及助消化药。

(四)家庭护理
嘱患儿多饮水,继续母乳喂养或给予牛奶、米汤、豆浆、粥、面条等易消化的饮食。保持室内清洁和空气流通,食醋蒸熏:按每立方米空间用食醋10mL,以2倍水稀释后加热,每次熏2h,隔日一次,有较好的预防作用。疹期卧床休息高热时予物理降温,并适当应用退热剂,防止高热惊厥。宝宝休息的地方要安静,空气注意流通并保持新鲜;被子不能盖得太厚、太多,这样不利于散热;注意宝宝的皮肤要保持清洁卫生,经常给孩子擦去身上的汗渍,既防止着凉同时防止出疹的宝宝感染。

(五)心理护理
此时部分宝宝可能很依赖妈妈,希望一直依偎在妈妈怀里,可能是疾病导致宝宝的心理需要。所以请妈妈们尽量满足宝宝的心理需要,也有利于亲子关系。

七、健康教育

宣传幼儿急疹的基本知识,应急简单处理。

第三节 手足口病

手足口病(HFMD)是由肠道病毒引起的急性传染病,多发生于学龄前儿童,以3岁以下年龄组发病率最高。主要临床表现是手、足、口腔等部位出现斑丘疹、疱疹。少数病例进展迅速,可出现脑膜炎、脑炎、脑脊髓膜炎、神经源性肺水肿、循环衰竭等。

一、病因和病理生理

(一)病因

引起手足口病的肠道病毒以肠道病毒71型(EV71)、柯萨奇病毒A组16型(CoxA16)最为常见。肠道病毒能抵抗乙醚和乙醇。56℃ 30min可灭活,煮沸立即死亡。干燥环境,紫外灯照射0.5~1h可灭活。

(二)发病机制和病理

经上呼吸道侵入人体后,主要在局部黏膜上皮细胞内增殖,在局部淋巴组织中繁殖,释放入血产生第一次病毒血症。大部分为隐性感染,产生特异性抗体。少数人因机体免疫力低下,病毒可进入血液产生病毒血症,进而侵犯不同靶器官造成感染的播散。

二、流行病学

患者和隐性感染者均为传染源。疾病早期经唾液或口鼻分泌物排出病毒,急性期大量病毒从粪便中排出。粪便排毒时间可长达3~5周。所以传播途径主要为粪,口传播、飞沫传播或密切接触传播。人群普遍易感,临床以年幼儿童患者为主,感染后可获得持久免疫力。全球性流行,夏秋季为高峰季节。

三、治疗要点

(一)普通病例

注意隔离,避免交叉感染。适当休息,饮食清淡忌食酸辣等刺激性食物,多饮水。做好口腔和皮肤护理,口腔溃疡可用碳酸氢钠含漱液含漱。高热者可用退热剂。并发细菌感染可用抗生素。

(二)重症病例

神经系统损害,需控制颅内压,限制入量,使用甘露醇等脱水治疗,必要时使用利尿剂;酌情应用丙种球蛋白、糖皮质激素;及时应用血管活性药,同时给予氧疗和呼吸支持;根据病情使用呼吸机辅助呼吸。

(三)恢复期治疗

给予支持疗法,促进各脏器功能恢复;肢体功能障碍者予康复治疗。

四、护理评估

(一)健康史

评估患儿的年龄、营养状况及既往疾病病史。了解既往有无传染病患者的接触史;如有,接触方式是什么;有无接种手足口疫苗;近期有无接受过主动或被动免疫。

(二)身体状况

潜伏期平均 2~14d。根据病情发展,将病程分为以下 5 期,普通病例仅有第 1 期表现。

1.第 1 期(出疹期)

急性起病,主要表现为不同程度发热,伴有咳嗽、流涕、食欲缺乏等。手、足、口、臀部出现红色斑丘疹,很快转为疱疹,疱疹周围有炎性红晕,疱内液体较少。口腔内见散发疱疹或溃疡,多位于咽喉部、舌部、硬腭、唇和颊黏膜处。部分患儿仅表现为皮疹或疱疹性咽峡炎,个别患儿可无皮疹。此期为手足口病普通病例,绝大多数患儿在 1 周内痊愈,预后良好。

2.第 2 期(神经系统受累期)

少数患儿累及中枢神经系统,多在病程第 1~5 天内出现,表现为精神差、嗜睡、易惊、头痛、呕吐、肢体抖动、颈项强直等症状,此期为手足口病重症病例重型。

3.第 3 期(心肺功能衰竭前期)

多发生在病程 5d 内,由重症病例发展而来,表现为呼吸和心率增快、出冷汗、面色苍白、皮肤花纹、四肢发凉、毛细血管再充盈时间延长、血压升高及血糖升高,此期为手足口病重症病例危重型。

4.第 4 期(心肺功能衰竭期)

由重症病例危重型发展而来,表现呼吸急促或窘迫、口唇发绀、咳粉红色泡沫样痰或血性液体,持续低血压或休克,此期病例属于手足口病重症病例危重型,病死率较高。

5.第 5 期(恢复期)

心肺衰竭纠正,病情逐步好转,神经系统受累症状和心肺功能逐渐恢复,少数可遗留神经系统后遗症状。

(三)辅助检查

1.血常规

白细胞正常或降低,病情危重者白细胞计数可明显增高。

2.病毒分离

自鼻咽拭子、呼吸道分泌物、粪便或疱疹液可分离出肠道病毒。

3.血清学检查

急性期与恢复期 CoxA16 和 EV71 等肠道病毒中和抗体有 4 倍以上的升高可确诊。

(四)心理-社会状况

评估患儿及其父母的心理状况、对疾病的应对方式;了解家庭对疾病的了解程度、居住环境、学校环境、家庭经济状况及防治态度。评估患儿有无因进入陌生的住院环境而产生焦虑和恐惧。

五、常见护理诊断/问题

(1)皮肤完整性受损：与肠道病毒引起的皮疹及继发感染有关。

(2)体温过高：与病毒感染有关。

(3)潜在并发症：脑膜炎、肺水肿、呼吸衰竭、心力衰竭。

六、预期目标

(1)患儿皮疹消退，皮肤完整。

(2)患儿体温降至正常范围。

(3)患儿不发生并发症或并发症得到及时发现和处理。

七、护理要点

(一)一般护理

及时隔离，做好心理护理，减除患儿的焦虑、恐惧情绪，注意休息，清淡饮食。

(二)病情观察

由于引起手足口病的肠道病毒也具有侵害脑和心脏的特性，可引起脑膜炎、心肌炎等并发症，故家属应严密观察孩子的病情变化，发现患儿有高热、剧烈头痛、呕吐、面色苍白、哭闹不安或嗜睡时应立即到医院就诊。

(三)用药护理

小儿手足口病一般为低热或中等度热，无需特殊处理，可让患儿多饮水，如体温超过38.5℃，可在医师指导下服用退热剂。

(四)家庭护理

1.消毒隔离

首先应将患儿与健康儿隔离。患儿应留在家中，直到热度、皮疹消退及水泡结痂。一般需隔离 2 周。患儿用过的玩具、餐具或其他用品应彻底消毒。一般常用含氯的消毒液浸泡及煮沸消毒。不宜蒸煮或浸泡的物品可置于日光下暴晒。患儿的粪便需经含氯的消毒剂消毒 2h 后倾倒。

2.饮食护理

第一阶段：病初。口疼、畏食。饮食要点：以牛奶、豆浆、米汤、蛋花汤等流质食物为主，少食多餐，维持基本的营养需要。为了进食时减少口疼，食物要不烫、不凉，味道要不咸、不酸。这里介绍一个小窍门——用吸管吸食，减少食物与口腔黏膜的接触。第二阶段：烧退。嘴疼减轻。饮食以泥糊状食物为主如牛奶香蕉糊。牛奶提供优质蛋白质；香蕉易制成糊状，富含碳水化合物、胡萝卜素和果胶，能提供热能、维生素，且润肠通便。第三阶段：恢复期。饮食要多餐。量不需太多，营养要高。如鸡蛋羹中加入少量菜末、碎豆腐、碎蘑菇等。大约 10d 恢复正常饮食。禁食冰冷、辛辣、酸咸等刺激性食物。治疗期间应注意不吃鱼、虾、蟹。

（五）皮肤护理

患儿衣服、被褥要清洁，衣着应宽大、柔软，经常更换。床铺应平整干燥。剪短患儿指甲，必要时包裹患儿双手，防止抓破皮疹。臀部有皮疹的婴儿，应随时清理患儿的大小便，保持臀部清洁干燥。疱疹破裂者，局部可涂擦1%龙胆紫或抗生素软膏。

（六）口腔护理

应保持口腔清洁，预防细菌继发感染，每次餐后应用温水漱口，口腔有糜烂时可涂金霉素、鱼肝油，以减轻疼痛，促使糜烂早日愈合。

（七）保持室内空气通畅

患儿居室内应空气新鲜，温度适宜，定期开窗通风，每日可用乳酸熏蒸进行空气消毒。乳酸的用量，按每10m²的房间2mL计算，加入适量水中，加热蒸发，使乳酸细雾散于空气中。居室内应避免人员过多，禁止吸烟，防止空气污浊，避免继发感染。

（八）心理护理

做好患儿和家属的心理疏导，特别是由于幼儿患病家属生活和工作上的影响。深入了解家属接受教育程度、文化背景及家庭经济情况等，以提供个性化心理疏导，提高家属对疾病的认知，以减轻其焦虑情绪，使患儿及家属树立信心，坚持系统正规治疗。

（九）健康教育

采用交谈、墙报、宣传画等形式向患儿及家属宣讲疾病知识消除其紧张情绪，告知隔离消毒的意义及方法、注意事项等，使他们能积极配合治疗护理，控制感染，预防并发症。

第四节　急性上呼吸道感染

急性上呼吸道感染（AURI）简称上感，俗称"感冒"，是小儿最常见的疾病，主要侵犯鼻、鼻咽和咽部。如果炎症局限，可按炎症部位命名，诊断为"急性鼻炎""急性咽炎""急性扁桃体炎"等。

一、病因

各种病毒和细菌均可引起，以病毒多见，占90%以上，主要有呼吸道合胞病毒、腺病毒、流感病毒、鼻病毒、柯萨奇病毒、埃可病毒、冠状病毒等。病毒感染后，可继发细菌感染，常见的细菌有溶血性链球菌、肺炎链球菌、流感嗜血杆菌。支原体亦可引起。

二、临床表现

症状轻重不一，与年龄、病原体和机体抵抗力有关。

（一）一般类型上感

多发于冬春季节，年长儿症状较轻，以呼吸道局部表现为主；婴幼儿则较重，以发热等全身症状为突出表现。局部症状主要是流涕、鼻塞喷嚏、咽部不适、轻咳与不同程度的发热。全身症状有畏寒、高热、头痛、食欲缺乏、乏力,婴幼儿可伴有呕吐、腹泻、腹痛、烦躁,甚至高热惊厥。体检可见咽部充血,扁桃体肿大,颌下淋巴结肿大、触痛。部分患儿出现不同形态皮疹。肺部体征阴性。

(二)特殊类型上感

1.疱疹性咽峡炎

由柯萨奇 A 组病毒引起,好发于夏秋季,急起高热,咽痛,咽充血,咽腭弓、悬雍垂、软腭等处有疱疹,周围有红晕,疱疹破溃后形成小溃疡。病程 1 周左右。

2.咽-结合膜热

病原体为腺病毒,春夏季发病多,可在集体儿童机构中流行。表现为发热,咽痛,一侧或双侧眼结合膜炎及颈部或耳后淋巴结肿大。病程 1~2 周。

(三)并发症

急性上呼吸道炎症可并发中耳炎、鼻窦炎、咽后壁脓肿、颈淋巴结炎、喉炎、气管支气管炎、肺炎、病毒性心肌炎、病毒性脑炎等。年长儿若患溶血性链球菌性上感可引起急性肾炎、风湿热等疾病。

三、辅助检查

病毒感染者白细胞计数偏低或在正常范围内;细菌感染者白细胞计数及中性粒细胞比例明显增多。

四、治疗要点

以支持疗法及对症治疗为主。注意预防并发症。抗病毒药物常用利巴韦林,抗病毒的中药治疗有一定效果。原则上不用抗菌药物,但如病情较重、有继发细菌感染或发生并发症者,可选用抗菌药物。如确为链球菌感染或既往有肾炎或风湿热病史者,可用青霉素,疗程宜10~14d。

五、护理

(一)一般护理

1.护理评估

(1)评估患儿神志与精神状况;生命体征,如体温、呼吸状况、脉搏快慢、节律、有无血压降低或升高等;营养及饮食情况;液体摄入量、尿量、近期体质量变化;睡眠情况(有无呼吸困难的发生)。

(2)评估患儿的呼吸情况,记录性质、频率、形态、深度,有无鼻翼翕动、三凹征、端坐呼吸等,听诊患儿的呼吸音,监测患儿生命体征。必要时监测、记录患儿的动脉血气分析值。

(3)评估患儿本次发病的诱因、咳嗽、咳痰的情况;观察患儿有无发绀,监测体位改变对患儿缺氧的影响。有无其他伴随症状,如胸痛、呼吸困难。

(4)询问患儿目前服用药物的名称、剂量及用法,评估患儿有无药物不良反应,询问患儿有无明确药物过敏史。

(5)评估患儿心理、精神因素,有无焦虑、恐惧。评估患儿及其家属心理-社会状况。

(6)评估患儿及其家属对疾病知识的了解程度、对治疗及护理的配合程度、经济状况等。

2.保持室内空气新鲜

开窗通风,保持高湿度和适宜温度,保证患儿充足的休息。与其他患儿分开居住,避免交叉感染。告诉患儿此为爱心病房,待病情稳定就可与其他小朋友一起玩耍。

3.病情观察

(1)观察体温变化:在降温30min后复测体温,一般腋温降至37.5℃时可逐渐撤除物理降温,同时应注意观察有无体温骤降、大量出汗、体弱无力等虚脱表现。如有应及时通知医师并给予保温。还应注意孩子夜间的体温变化,避免体温骤然升高引起惊厥。

(2)观察病情变化:如患儿出现烦躁不安、剧烈咳嗽、呼吸困难、高热持续不退或退而复升、淋巴结肿大、耳痛或外耳道流脓等,均为并发症的早期表现,应及时通知医师。

(3)观察口腔黏膜及皮肤:观察有无皮疹,以便能早期发现麻疹、猩红热、百日咳及流行性脑脊髓膜炎等急性传染病。在疑有咽后壁脓肿时,应及时报告医师,同时要注意防止脓肿破溃后脓液流入气管引起窒息。

(二)专科护理

(1)各种治疗及护理操作集中时间完成,保证患儿充足的休息。

(2)维持呼吸道通畅,及时清除口鼻分泌物,痰液黏稠者给予雾化,必要时给予吸痰。

(3)用药护理:①用降温药过程中保证患儿水分摄入。②用雾化吸入药物后指导患儿有效咳嗽、排痰。③滴鼻药宜于饭前15min或睡前给予,滴药后使患儿头向后仰,以免药物进入咽喉被吞下,为避免鼻黏膜损伤不应连续用药超过3d。

(4)化验及检查护理指导:由于患儿对静脉采血等检查存在恐惧与反感心理,应给予安慰开导,告诉患儿做勇敢的孩子,以奖励小花的方式给予表扬和鼓励。

(5)专科指导

①鼻塞:鼻塞严重时应先清除鼻腔分泌物后用0.5%麻黄碱液滴鼻,每天2~3次,每次1~2滴,对因鼻塞而妨碍吸吮的婴儿,宜在哺乳前15min滴鼻,使鼻腔通畅,保证吸吮。在呼吸道感染时,鼻腔、气管分泌物很多,会造成呼吸不畅,鼻孔内如果干痂太多,可以用棉签蘸凉开水,慢慢湿润后轻轻掏出来,如果小儿有俯卧睡眠习惯,此时应保持侧卧,以免引起呼吸困难。在护理小儿过程中,多注意观察他的精神、面色、呼吸次数、体温的变化。

②咽痛:适时可给予润喉含片或雾化吸入。

③高热:体温超过38.5℃时,给予合理的物理降温,如头部冷湿敷、枕冰袋,在颈部、腋下及腹股沟处放置冰袋或用乙醇擦浴,冷盐水灌肠或按医嘱给予解热药,预防高热惊厥。出汗后及时给患儿用温水擦净汗液。注意保证患儿摄入充足的水分。及时更换汗湿衣服。

(6)心理护理:①首先护理人员应与患儿建立良好关系。②在护理过程中尽量使用简短、通俗易懂的言语,并且语气应保持温和,脸部保持微笑,多用肢体动作来表达患儿无法理解的言语。③护理实施过程中可多用肢体接触来给予患儿安抚,比如轻抚患儿头部、小手及脸部等,消除患儿内心对治疗、医院环境等各方面的恐惧情绪,从而让小儿更配合治疗。④缓解家属担忧的心理,护理人员做好对家属的心理沟通,沟通内容应主要围绕治疗的基本现状、治愈情况等,应多以正面积极的态度宣传治疗成功案例,并且为患儿家属讲解康复过程及如何最大力度配合治疗、促进患儿早日康复,解除家属思想包袱,以达到患儿家属配合支持治疗的目的。

六、健康教育

(一)饮食

宜清淡,营养丰富,少食多餐,给予易消化的高蛋白、高热量、高维生素的流质或半流质饮食。多喝水,增加机体新陈代谢速度,以促进呼吸道异物的排出。

(二)休息与活动

提高自身免疫力是防护措施的第一步,平时加强儿童的身体锻炼,增强体质。

(三)外出活动

穿衣要适当,关注天气的变化,避免过热沙尘天气尽量减少户外停留时间;在沙尘天气中进行户外活动应戴口罩,活动后及时漱口和清洗鼻腔和口腔(双手捧清水至鼻,将水轻轻吸入鼻腔或者口腔,然后把水擤出,反复数次),减少细菌感染的风险。避免去人多的地方,以免造成交叉感染。

(四)用药

白细胞及血小板减少,一般发生在治疗完后 2~3 周,随后可自然回升至用药前水平。

(五)疾病相关知识

(1)急性上呼吸道感染常见病因为病毒或细菌感染,为避免反复病情发作应提高患儿免疫力,避免去人多、人挤、环境差的地方。

(2)与其他患儿分开居住,避免交叉感染。告诉患儿此为爱心病房,待病情稳定就可与其他小朋友一起玩耍。

向家属介绍预防上呼吸道感染的知识:增加营养,加强体格锻炼,避免受凉;在上呼吸道感染的流行季节避免到人多的公共场所,有流行趋势时给易感儿服用板蓝根等中药汤剂预防。反复发生上呼吸道感染的小儿应积极治疗原发病,改善机体健康状况。

(3)告知家属雾化的意义及注意事项:可比特可使平滑肌松弛并减轻支气管炎症。使支气管平滑肌扩张,并使气道内分泌物减少。松弛气道平滑肌,降低气道阻力,增强纤毛清除黏液的能力,抑制气道神经降低血管通透性减轻气道黏膜水肿,从而缓解喘憋。能迅速有效地解除气道痉挛。普米克对呼吸道局部抗炎作用具有抗过敏作用,并可收缩气道血管,减少黏膜水肿及黏液分泌可以达到平喘、改善通气的效果缓解喘息的症状。因此先做复方异丙托溴铵(可比特)雾化扩张支气管,再做普米克对局部抗炎平喘达到改善通气消除炎症的效果。应用后用清水漱口防止咽部真菌感染。

(六)出院指导

(1)夜间孩子的体温容易骤然升高,一定要加强体温监测,防止高热惊厥。

(2)饮食应选择清淡、易消化的食物,如米粥、面条等。

(3)平时应适当增加户外活动,提高机体免疫力。

（4）父母要注意天气变化,及时帮宝宝增减衣服,沙尘天气尽量不要外出。

（5）居室应保持适宜的湿度和温度,经常通风换气。

（6）感冒流行时,应尽量少带婴幼儿去公共场所。应尽量避免婴幼儿与感冒患儿一起玩耍,防止交叉感染。

第六章　骨科护理

第一节　脊髓损伤患者

脊髓损伤(SCI)是因各种致病因素(外伤、炎症、肿瘤等)引起脊髓的结构与功能的损害,造成损害平面以下的脊髓神经功能(运动、感觉、括约肌及自主神经功能)的障碍。脊髓损伤分为外伤性脊髓损伤和非外伤性脊髓损伤。外伤性脊髓损伤常见于交通、工业、高空作业、体育事故或自然灾害、战争创伤等,通常和脊柱的骨折或错位有关。非外伤性脊髓损伤见于血管性(动脉炎、脊髓血栓性静脉炎、动静脉畸形等)、感染性(格林巴利综合征、横贯性脊髓炎、脊髓前角灰质炎等)、退行性(脊柱肌肉萎缩、肌萎缩性侧索硬化、脊髓空洞征等)、肿瘤[原发性——脑(脊)膜瘤、神经胶质瘤、神经纤维瘤、多发性骨髓瘤等]。占脊髓损伤总人数的30%。

脊髓损伤是一种严重的致残疾性损伤,往往造成患者不同程度的瘫痪,严重影响患者生活自理能力和参与社会活动的能力。近年来,随着医疗水平的不断提高,更多的脊髓损伤患者不仅从初次损伤中存活下来,而且生活充实并能活到老年。因此,脊髓损伤患者急性期康复护理介入并延续到患者终身已成为必需的工作。

一、主要功能障碍

(一)躯体功能障碍

躯体功能障碍主要为脊髓损伤平面以下的感觉障碍(痛温觉,触压觉及本体感觉的减退、消失或异常)和运动障碍(肌力减退或消失,肌张力增加或降低,反射消失、减退或亢进,而导致截瘫或四肢瘫)。截瘫指脊髓胸段、腰段、骶段椎管内脊髓损伤后,造成运动和感觉功能的损害或丧失(损伤平面在 T_1 或以下的患者)。四肢瘫指颈段椎管内的脊髓神经组织受损而造成颈段以下运动和感觉的损害和丧失(损伤平面在 T_1 以上的患者)。

(二)多系统的并发症

多系统的并发症包括呼吸系统、泌尿系统(神经源性膀胱)和自主神经功能障碍,从而导致患者一系列生活能力和社会活动的障碍。此外,还有运动系统并发症(关节挛缩、骨质疏松、异位骨化、水肿、痉挛等),心血管系统并发症(体位性低血压、深静脉血栓等),消化系统并发症(应激性溃疡、便秘等)和生殖系统(性功能障碍)并发症等。

(三)日常生活活动能力障碍

脊髓损伤后由于运动和感觉障碍以及多系统并发症,导致患者日常生活活动能力发生障碍。

(四)压力伤

脊髓损伤后损伤平面以下的皮肤失去了正常的神经支配,对压力的耐受性降低,患者不能根据所受的压力情况调节姿势,致使皮肤受压过久,血液供应障碍时间过长,容易发生压力伤。

(五)疼痛

疼痛在 SCI 患者中很常见,约有 40% 的患者疼痛影响了日常生活活动能力。疼痛的类型包括:①运动系统疼痛:常发生于颈、肩、腰和手。②神经痛:神经的牵拉、刺激和压迫所导致。③脊髓痛:是一种中枢性疼痛,常表现为损伤水平以下的感觉过敏或烧灼感。④内脏痛:胃、肠和膀胱等内脏受到牵拉可导致疼痛。⑤自主神经过反射(AD)引起的头痛:损伤平面高于 T_6 的完全性损伤的患者可由于尿潴留而发生 AD,导致血压升高而引起头痛。

(六)心理障碍

脊髓损伤急性期心理过程可经过震惊期、否认期、抑郁期、反对独立期和适应期几个阶段。

(七)吞咽功能障碍

SCI 早期,语言和发音功能可能受到损害而影响交流,主要是由于气管插管、气管切开、颈前路手术和使用呼吸机所致。

二、康复评定

评定的内容:首先掌握患者的全身状态及心理状态,然后以各种方法判明患者的残疾程度,即残存的恢复能力,并判明妨碍恢复的因素,计算两者之差,即可正确判明其恢复潜力。把一个动作从各个角度分析,使脊髓损伤患者能够完成这些动作并进行训练。

(一)肌力测定

肌力测定通常使用:0 级,不能动;1 级,能动;2 级,良;3 级,优;4 级,正常。5~6 级分级采用徒手肌力检查法。徒手肌力分级评价标准见康复评定章节。

(二)关节活动度测定

不让关节活动,可使肌肉及肌腱短缩,关节周围软组织的柔软性减少或消失,导致关节挛缩,活动范围减少。关节活动范围受限将成为生活动作的极大障碍。使用关节活动度测定仪测定并记录。

(三)感觉测定

感觉评定用于确定感觉平面。大致分为浅部感觉测定、深部感觉测定和固有感觉测定等使用器械或徒手检查并记录。

(四)呼吸测定

脊髓损伤患者(特别是颈髓损伤患者)中,由于贮备肺活量低下而引起咳痰能力及耐久性低下,这对功能训练的内容或质量将产生较大的影响。对呼吸型和咳嗽的力量进行评定,对最大呼气及吸气时,胸廓扩张以及肺活量进行测定。

(五)功能独立性测定

为了反映脊髓损伤对个体患者的影响,评估患者功能恢复的变化和通过治疗所取得的进步,必须有一个标准的日常生活能力的测定,即功能独立性测定(FIM),包括评价入院时、住院中、出院时 6 个方面的内容、18 个项目。每一项按完成情况评为 7 个等级,最高为 7 级,最低 1 级,最后计算 FIM 总分。FIM 基本反映了患者的生活能力及需要借助依赖的程度,体现出脊髓损伤后主要的功能障碍在患者生活能力方面表现。

(六)平衡测定

脊髓损伤的完全麻痹区,因感觉消失,不能辨认位置。平衡测定,大致分为伸腿坐位评定和轮椅上评定。伸腿坐位的测定分为六个阶段来观察姿势保持能力,故主要评定保持时间的长短和徒手抵抗。

(七)其他评定和测定

反射的检查、痉挛的检查、制作支具及轮椅时的评定、住宅构造评定等。

(八)心理-社会状况评估

脊髓损伤患者因有不同程度的功能障碍,患者会产生严重的心理负担及社会压力,对疾病康复有直接影响。要评估患者及家属对疾病及康复的认知程度、心理状态、家庭及社会的支持程度。

三、康复治疗

(一)脊髓损伤康复目标

每个患者的康复目标都有所不同。最有效的康复路线取决于:损伤的类型(疾病或创伤——颈段、胸段或腰段);患者的现有功能水平;患者的需求和个体化目标;患者的社会经济学和环境状态。

(1)完全性脊髓损伤患者的康复目标为维持残存功能,并学会如何在以后的生活中防止并发症(意即如何适应新的生活方式)。这类患者需要足够的心理支持,还要对其房屋进行适应性修改,并提供相应的支具或其他永久性辅助器具以助行走、吃饭、写字等。

(2)不完全性损伤患者康复目标的设定则需针对其想要重获的功能,因为对他们而言,部分功能的恢复更有可能。

(3)短期目标应根据患者的现有情况每周制订一次。长期目标的制订则需参照评定结束后患者的主观愿望,每两周评价一次,如果没有达到目标,就要继续治疗或调整原定目标。

(4)如果能在正确评价的基础上进行有效的训练,最大限度地发挥残存功能,使患者早日回归家庭并重返社会。脊髓损伤后,通过患者及康复工作者的共同努力,依其损伤平面及轻重,其恢复程度只能达到如下的目标。完全性损伤及不完全性损伤的功能预后大不相同,在制订康复目标时要注意损伤水平(平面)以功能最大限度水平(平面)为准(表 6-1-1)。

表 6-1-1 脊髓损伤康复的基本目标

脊髓损伤水平	基本康复目标	需用支具及轮椅种类
C_5	桌上动作自理,其他依靠帮助	电动轮椅,平地可用手动轮椅
C_6	ADL 可能自理,床上翻身、起坐	手动、电动轮椅,可用多种自助工具
C_7	ADL 自理,起坐、移乘、轮椅活动	手动轮椅,残疾人专用汽车

续表

脊髓损伤水平	基本康复目标	需用支具及轮椅种类
$C_8 \sim T_4$	ADL 自理,起坐、移乘、轮椅活动 应用骨盆长支具站立	手动轮椅,残疾人专用汽车,骨盆长 支具,双拐
$T_5 \sim T_8$	ADL 自理,起坐、移乘、轮椅活动 支具治疗性步行	手动轮椅,残疾人专用汽车
$T_g \sim T_{12}$	ADL 自理,起坐、移乘、轮椅活动 长下肢支具治疗性步行	骨盆长下肢支具,双拐
L_1	ADL 自理,起坐、移乘、轮椅活动 轮椅、长下肢支具,双拐 长下肢支具功能性步行	轮椅、长支具,双拐
L_2	ADL 自理,起坐、移乘、轮椅活动 长下肢支具功能性步行	轮椅、长下肢支具,双拐
L_3	ADL 自理,起坐、移乘、轮椅活动 肘拐,短下肢支具功能性步行	轮椅、短下肢支具,双拐
L_4	ADL 自理,起坐、移乘、可驾驶汽车可不 需轮椅	短下肢支具,洛夫斯特德拐
$L_5 \sim S_1$	无拐,足托功能性步行及驾驶汽车	短下肢支具,洛夫斯特德拐

(二)脊髓损伤外科治疗

外科治疗的主要目标是:①对骨折脱位进行复位,纠正畸形;②椎管减压,有利于脊髓功能恢复;③坚强内固定重建脊柱稳定性;④有利于开展早期康复。颈脊髓完全性损伤存在脊髓受压者减压后还可促进颈脊神经根性恢复,从而改善上肢功能,为进一步提高患者康复水平创造了条件。手术仅是脊柱脊髓损伤治疗的重要环节,而非全部,其主要目的是重建脊柱的稳定性、椎管减压以促进脊髓功能的恢复,为早期康复训练创造条件。在正确及时的急救处理、外科治疗和药物治疗的同时,开展早期康复可以最大限度地减少脊髓损伤并发症,并促进神经功能恢复。如果术后不及早开展康复治疗,外科治疗就失去了其重要意义,这对完全性脊髓损伤患者尤其重要。

(三)脊髓损伤功能训练

1.训练计划

动作训练应尽早开始。伤后尚不能来训练室时,应在床边开始进行动作训练。动作训练要达到的目标,在伤后与回归社会之前的内容有所不同。一般将伤后脊柱骨折脱位治疗的卧床期称为急性期,身边的活动能自立时的训练为离床期,设计好出院后的生活而进行训练为社会回归准备期。

2.关节活动范围(ROM)的训练

(1)急性期关节活动范围的训练:急性期以维持伤前正常的关节活动范围为目标,此时瘫痪为弛缓性,故暴力操作易引起软组织的损伤,有可能形成异位骨化。缓慢活动关节。

(2)离床期关节活动范围的训练:离床期为经内固定及治疗脊柱骨折部位已经稳定,允许坐起的时期。急性期由治疗者被动进行,而离床期则由患者自己动作以扩大关节的活动范围。关节活动范围训练的目的在于动作训练能够顺利地进行,如有关节挛缩阻碍动作训练时则应由康复治疗师积极采取对策。

(3)回归社会准备期关节活动范围的训练:此期的患者即将出院,出院后的健康管理则由患者自己去完成,与排泄及皮肤管理的方法相同,有必要指导患者自己去进行关节活动范围的训练。

3.肌力增强训练

肌力增强训练如同关节活动范围训练,按照各个时期进行。

(1)急性期肌力增强训练:此时的训练在于预防卧床期间产生的肌力下降。训练时以不引起疼痛为准,行等长运动及左右对称性运动。

(2)离床期肌力增强训练:离床期要积极进行肌力强化训练,目的是有助于获得各种动作,尤其是脊髓损伤者,要想达到用上肢支撑体重,需要有足够的肌力来达到肩及肘关节的稳定。方法有:胸腰髓损伤者用铁哑铃等行逐渐增强训练,颈髓损伤者用重锤、滑轮、橡皮带,或康复治疗师的徒手阻力法,坐位训练及支撑动作,或驾驶增加负荷的轮椅,反复地进行动作训练,以达到肌力的增强。

(3)回归社会准备期的肌力增强训练:此期患者身边动作已能自理,乘坐轮椅的时间已增长,故与入院初期相比已大不相同。训练内容有一对一动作训练及由各种运动而提高肌力及耐力,应积极参与集体训练并与其他患者进行竞争。

4.翻身、支撑、起坐、坐位移动训练

(1)翻身动作训练:①为易于完成翻身动作,许多患者利用上肢的反作用来加大上半身的旋转运动量,抓住床栏和床单而使上半身强力旋转。②翻身的训练:不抓物品的翻身方法:交叉两下肢→施行肘伸展双上肢向翻身相反方向水平旋转→肘伸展双下肢努力向翻身方向摆动,旋转→继上身而旋转骨盆,完成翻身。变俯卧位时,先旋转上身,用双肘撑住,然后再旋转骨盆及下肢,完成到腹卧位的翻身动作。

(2)支撑动作训练:①支撑动作的必要条件:上肢要有充分的肌力,尤其肩胛带周围的肌力是必需的。四肢瘫者中,斜方肌在使躯干上提时起重要作用,支撑使躯干前倾则三角肌等肩关节屈肌群起重要作用。四肢瘫臀部不能向后上方抬起。腘绳肌的紧张对增加坐位姿势的稳定性是必要的,支撑动作是预防压疮和自己变换姿势和位置的基本动作。②截瘫者支撑动作训练:手撑在大粗隆的侧方,肘伸展,肩胛带下牵,抬起臀部。开始训练时用支撑台,由此便有效上肢长度加长,易于完成上提动作。然而在抬起状态下,臀部向左右前后活动,在抬臀训练动作练习中,在足跟与垫子之间铺上易滑动板而减轻摩擦,由康复治疗师帮助完成。臀部能高抬后练习向高处转移,此时为保护臀部皮肤,要把垫子铺在台上。膝手位(即匍匐爬位)进行骨盆控制的练习,有助于上肢肌力及平衡能力的改善。③四肢瘫者的训练:四肢瘫者中,将失去的姿势予以恢复的能力很重要。为此,运动开始时仅能做些残存能力小的动作,为提高姿势复原的能力,在垫上,轮椅上向前后、左右破坏平衡,然后做恢复姿势的训练。四肢瘫不能充分抬起臀部时,可在屈膝状态下练习抬起动作。

（3）起坐动作训练

①截瘫患者起坐动作的训练：为完成起坐动作需要力量将接近水平的躯干训练到接近于坐位的姿势，起坐后再训练返回水平位的姿势，逐渐减少倾斜的角度。

用肘的起坐方法：a.仰卧位将头抬起；b.头颈部屈曲的同时肩部伸展与内收使肘呈支撑位；c.用单侧肘移动体重并伸展对侧肘；d.手撑在后方承重，另一侧肘亦伸展，用两手支撑。

翻身起坐的方法：截瘫者的翻身起坐训练：a.利用反作用进行动作，准备向翻身相反方向摆动上肢。b.上肢用大力气向翻身侧摆动并翻身。c.用翻身侧的肘支撑体重，然后在躯体转动时以对侧的手支撑。

②四肢瘫痪者的坐位训练：颈髓损伤者坐位训练开始的早期多出现直立性低血压症状，此时用站立斜台慢慢增加直立性低血压的耐受。从将头抬起30°开始，如有不适就立即回到仰卧位。轮椅坐位训练为得到稳定性，为应对直立性低血压，多使用高靠背轮椅。坐位稳定、低血压症状减少后再由高靠背轮椅换至普通型轮椅。

③四肢瘫者起坐训练：四肢瘫者起坐动作的方法有数种，根据瘫痪水平和残存肌力，关节活动范围等来选择合适的方法进行训练。为了能够在任何情况下都能坐起，要学会多种方法。a.抓住几根绳的起坐方法：利用右前臂将绳子卷起，拉起躯干的同时，左肘靠近躯干并拉起身体，手移向躯干近处，上半身拉成直角；放下绳子，手撑于床面，双手支撑躯干。b.抓住床栏的起坐方法：翻向右侧的前臂事先拉住床栏，翻身到半侧卧位，左手背屈钩住床栏，用双上肢用力拉起上身，屈伸头颈部，利用反作用将右肘的位置慢慢地移蹭向下肢侧。

（4）移动与转移动作训练

①截瘫者的训练：坐位移动（支撑动作中的移动）：在支撑状态下上抬臀部，向前、后、左、右移动，亦可用此方法上下阶梯。

②轮椅与床间的转移：a.轮椅与床斜对着放，不使用扶手，向轮椅垫的前方移动，在轮椅座位上横向移动。b.臀部旋转向床上移动，康复治疗师站在患者的前方辅助及指导。

③轮椅与垫子及地面间的转移：a.从轮椅转移到地面：轮椅与垫子成直角，尽可能接近，转移动作中，重量加于前方而后轮浮起，双手放在扶手上，或单手及肘放在垫上，向前方移动下降，足板为帆布时，用它来下降，完成从轮椅转移到地面。b.从垫子上到轮椅的方法：利用上肢及背肌肌力，臀部向后上方抬起，与轮椅成向后并稍斜向接近。尽可能把扶手压在垫子下，臀部上抬并转移，也有先乘坐到帆布上再做的方法。

④四肢瘫者的训练：肱三头肌残存者臀部上提的动作不充分时，如同截瘫者将轮椅斜向接近，亦可指导在下肢屈曲位完成转移动作。

（5）坐位平衡训练：截瘫者在无靠背的情况下能保持轮椅的坐位，由背阔肌及残存的骶棘肌的作用，躯干从前倾位回到站立位，则动作易于完成，故有效使用上肢肌力，可大旋转扶手轮（扶轮）。四肢瘫者，躯干的动态平衡难以维持，因而对四肢瘫者要调整轮椅坐垫及靠背的角度与高度，以得到稳定姿势的坐位。由于对轮椅的改善而在某种程度上补充了四肢瘫者平衡能力的不足。

5.步行训练

步行训练、站立：站立对于心理、生理、职业、休闲等均有益。站立可使心脏得到强化，改善周身循环,站立使内脏得到适当的位置关系,改善呼吸及消化功能,有利于尿从膀胱排出,有利于尿路感染的预防,站立使下肢及背部肌肉伸展而减少坐位时承重部位的压力。站立训练首先是由斜台站立开始,逐渐使之达到站立位,这样即可避免直立性低血压引起的眩晕或晕厥。站立在心理上亦居重要地位,利用站立轮椅则可与其他人在同一高度相接触或接近环境。站立可增加社交、休闲和劳动的机会,回到原工作岗位,并提高了在家庭环境内的活动性。

(四)辅助器具康复训练

1.颈髓损伤

根据患者功能情况选配高靠背轮椅或普通轮椅,上颈髓损伤可选配电动轮椅。早期活动时可佩戴颈托,对需要的患者可配制手功能位矫形器、踝足矫形器(AFO)等,多数患者需要进食、穿衣、打电话、书写等自助具,坐便器、洗澡椅可根据情况选用。

2.胸1~4脊髓损伤

常规配制普通轮椅、坐便器、洗澡椅、拾物器。符合条件者可配备截瘫步行矫形器(RGO等)或髋膝踝足矫形器(HKAFO),配合助行架、拐杖、腰围等进行治疗性站立和步行。多数患者夜间需要踝足矫形器(AFO)维持足部功能位。

3.胸5~腰2脊髓损伤

大部分患者可通过截瘫步行矫形器(RGO)或膝踝足矫形器(KAFO)配合步行架、拐杖、腰围等进行功能性步行,夜间使用踝足矫形器(AFO)维持足部功能位。常规配制普通轮椅、坐便器、洗澡椅可根据情况选用。

4.腰3及以下脊髓损伤

多数应用踝足矫形器(AFO)、四脚拐或手杖等可独立步行,但部分患者仍需要轮椅、坐便器、洗澡椅。

四、康复护理

(一)急性期康复护理

此期第一目标是使受伤部位安静固定,同时还要防止压疮、尿路感染、呼吸系统疾病及关节挛缩等并发症;在此基础上在床边进行过渡到下一步离床期的功能训练。

1.抗痉挛体位的摆放

各种原因所致的肢体瘫痪性疾病的急性期,因生命体征不平稳、瘫痪肢体不能活动或肢体制动等原因,患者被迫卧床。此时,为了防止压疮,预防肢体挛缩,维持良好血液循环、应注意正确的肢体摆放位置,并每隔1~2小时翻身一次。

四肢瘫的患者,肩关节应处于外展位,肘关节伸直,前臂外旋,腕背伸,拇指外展、背伸,手指微屈。如病情允许应定期俯卧位,伸展髋关节。踝关节保持垂直。

2.关节被动活动

指导对瘫痪肢体的关节每天应进行1~2次的被动运动,每次每个关节应至少活动20次,防止关节挛缩、畸形。

3.体位变换

脊髓损伤患者应根据病情变换体位,一般每2小时变换一次,变换前向患者或家属说明目的和要求,取得患者的理解和配合。体位变换时,仔细检查全身皮肤状态:有无局部压红、破溃,皮温情况,肢体血液循环情况,并按摩受压部位。对颈髓损伤患者应注意轴向翻身以维持脊柱的稳定性。

4.呼吸及排痰

颈脊髓损伤波及呼吸肌的患者,应协助并指导训练腹式呼吸运动及咳嗽、咳痰能力,预防肺感染,促进呼吸功能。

5.大、小便的处理

脊髓损伤后1~2周内多采用留置导尿的方法,指导并教会定期开放尿管,一般每3~4小时开放一次,嘱患者做排尿动作,主动增加腹压或用手按压下腹部使尿液排出。应保证每天水摄入量在2500~3000mL,预防泌尿系感染,以后可根据病情采用间歇导尿法。便秘可用润滑剂、缓泻剂、灌肠等方法。

(二)恢复期康复护理

在恢复期康复护士应配合PT师、OT师监督、保护、辅导患者去实践已学习到的日常生活动作,不脱离整体训练计划,指导患者独立完成功能训练。

1.增强肌力促进运动功能恢复指导

脊髓损伤患者为了应用轮椅、拐杖或自助器,在卧床或坐位时均要重视并协助患者进行肩带肌的训练、上肢支撑力训练及握力训练。肌力Ⅰ级时,给予辅助运动;肌力Ⅱ~Ⅲ级时,可进行较大范围的辅助运动、主动运动及器械性运动,肌力逐渐恢复,可逐步减小辅助力量,肌力达Ⅲ~Ⅳ级时,可进行抗阻力运动。

2.坐位训练的康复护理

病情重的患者可分为长坐位和端坐位训练,可在床上进行。应在康复治疗师的指导下协助患者完成坐位训练,包括坐位静态平衡训练、躯干向前、后、左、右及旋转活动时的动态平衡训综。在坐位平衡训练中,应逐步从睁眼状态过渡到闭眼状态下的平衡训练。

3.转移训练的康复护理

转移训练是日常生活及康复锻炼过程中,有目标、有质量、有意义的体位转换及身体移动。转移训练可增强患者回归社会的信心。主动转移可以提高独立生活的能力,减少患者对他人的依赖,但前提是要有足够的上肢肌力。脊髓损伤患者,尤以 T_{12}-L_1 节段水平损伤的患者需强化训练,争取达到非常熟练的程度,获得完全独立转移的能力,包括帮助转移和独立转移训练,是脊髓损伤患者必须掌握的技能。在协助患者进行转移训练前,康复护士应先演示、讲解,并协助患者完成训练。

(1)床-轮椅转移:由床上移动到轮椅或由轮椅移动到床。

(2)坐-站转移:从坐位转移到站立位。患者应该首先具备1或2级站立平衡能力才可以进行坐-站转移训练。要训练使用矫形器坐起站立,先用双手支撑椅子站起,膝关节向后伸,锁定膝关节,保持站立稳定。用膝踝足支具者,锁定膝关节后,可以开始步行。

(3)辅助转移:需要器械帮助,部分或全部需要他人帮助,才能够完成转移动作。

①滑板:四肢瘫患者在上肢肌力不足以支撑躯体并挪动转移时,可以采用滑板(牢固的塑料板或木板)垫在臀下,从滑板上将躯体滑动到轮椅,或滑动到床上。

②助力:患者如果上肢肘关节屈肌力 3 或 4 级,但手腕无力时不能通过滑板完成转移,则可以用于搂住辅助者的头颈或背部,身体前倾;辅助者头置于患者一侧腋下,两手托患者臀部,同时用双膝关节固定患者的两膝,使用腰部后倾的力量将患者臀部拉向自己的躯干,使患者的膝关节伸直并稳定,然后侧身将患者转移到床上,或从床转移到轮椅上。

③转移训练的康复护理要点:a.做好解释工作,取得配合。b.训练时仅给予最小的辅助,并依次减少辅助量,最终使患者独立翻身。c.据患者的实际肌力和关节控制能力,选择适宜的转移方式。d.有脊柱内固定或骨折愈合不充分时,注意不要产生显著的脊柱扭转剪力。e.转移动作后注意身体下面的床垫和裤子等必须平整,避免造成局部压力过大而导致压疮。f.辅助转移操作者尽量采用缩短运动阻力臂、分解动作、鼓励患者参与等方式,减少对自己腰部的应力,减少发生肌肉、韧带和关节损伤。

4.站立训练的康复护理

病情较轻的患者经过早期坐位训练后,无直立性低血压等不良反应即可在康复治疗师指导下进行站立训练。训练时应注意协助患者保持脊柱的稳定性,协助佩戴腰围训练站立活动。患者站起立床,从倾斜 20°开始,逐渐增加角度,约 8 周后达 90°。

5.步行训练的康复护理

伤后 3～5 个月,已完成上述训练,或佩戴矫形器后进行。先在平行杠内站立,要协助患者训练,并注意保护患者安全;后在平行杠内行走训练。可采用迈至步、迈越步、四点步、二点步方法训练,平稳后移至杠外训练,用双拐来代替平行杠,方法相同,训练结束,可获得独立的站力和行走功能。

6.ADL 能力训练的康复护理

指导和协助患者床上活动、就餐、洗漱、更衣、排泄、移动、使用家庭用具等,训练前应协助患者排空大小便,如患者携带尿管、便器等,应在训练前协助患者妥善固定好。训练后,对患者整体情况进行观察,如有不适感及时与康复医师联系,调整训练内容。

(1)对于手不能抓握的患者,需要配合必要的助具,或进行食具改良来协助进食,如在餐饮具下面安装吸盘,以防止滑动,佩戴橡皮食具持物器等。

(2)对于手功能受限的患者在刷牙、梳头时可用环套套在手上,将牙刷或梳子套在套内使用。

(3)拧毛巾时,可指导患者将毛巾中部套在水龙头上,然后将毛巾双端合拢,再将毛巾向一个方向转动,将水挤出。

(4)沐浴时应辅助患者借助长柄的海绵刷擦洗背部和远端肢体。

7.假肢、矫形器、辅助器具使用的康复护理

康复护士在 PT 师、OT 师指导下,熟悉并掌握其性能、使用方法和注意事项,监督、保护患者完成特定动作,发现问题及时纠正。

8.离床期康复护理训练指导

瘫痪者日常动作的基础是坐位,白天的所有活动都以这种姿势进行。轮椅是其新的腿和脚,同时也是保持这种坐位姿势的装置。已渡过急性期的患者应尽早重新获得坐位功能,争取身边动作的自立,并做好下一步回归社会的准备。

功能训练的要点:为了达到上述目标,在训练室进行集中训练回病房要进一步训练、练习。训练的主要目的是通过积极的残存肌肉的增强和关节活动范围的训练,以促进残存部位的活动。同时,使瘫痪部位的躯干和下肢获得适当的柔软性也很重要。在基本条件齐备之后,即可在轮椅或垫上开始各种动作的训练。

开始指导动作时,即使从安全管理方面着想,康复护士不应离开患者。

(1)起身动作训练指导:健康人能用腹肌和髋关节屈肌的力量立起上身。这些肌肉瘫痪的脊髓损伤者则利用上肢剩余肌肉的作用做些动作。最重要的肌肉是肩关节伸展、内旋及肘关节伸展与颈部屈曲的肌肉。躯干柔软性受损害时,此动作困难。

(2)坐位平衡训练指导:不仅在躯干肌瘫痪的高位胸髓损伤,就连低位胸髓、腰髓损伤,其保持坐位也不能说容易。这是因有髋关节周围肌肉麻痹的缘故。若上身的重心离开髋关节轴,则向前后方向倒下,故上肢的支持很必要。因此,坐位时为使上肢自由,必须练好将重心的位置正好保持在支持面上。

(3)用支撑动作移动身体训练指导:在保持坐位成功之后,下一个目标是移动身体。胸腰髓损伤者移动动作的基本点是两手按在床上而抬起臀部的支持动作。为了充分地做此动作,需加强肩胛骨下牵肌及肩关节屈曲肌等的力量。

9.回归社区家庭准备期康复指导

此时期能从床上自由地移坐到轮椅,身边动作可以自主,患者在医院内的动作随之增多。从这一期开始应积极地鼓励其外出和外宿。由于接触了社会环境,能使患者本人真正地感觉到今后需要做什么。在这个基础上,针对其回归社会的准备,应规定一些具体的目标。如患者年轻,或无重大阻碍因素,应能达到下列一些指标。

(1)应用性的轮椅操作训练指导:①每段约 10~15cm 的升降;②8~10m 左右的登坡能力;③抬高前轮达到平衡。

(2)应用性的转移动作训练指导:①轮椅与平常坐位处之间;②轮椅与汽车之间;③轮椅与床之间;④轮椅与轮椅之间。

(3)在轮椅上能持续做各种活动的耐久性训练指导:功能训练的要点:应用性的转移动作及轮椅操作训练须在离床期后紧接着做面对面的指导。除此以外,在此时期以集体形式作活动性高的运动训练及室外步行训练。多种运动能使平衡能力和轮椅操作能力得到增强。此外,通过以回归社会为目标的室外步行训练,取得上肢肌力及持久力的提高。

(4)步行能力训练指导:颈髓损伤上肢残留部分功能者,只要无并发症,以轮椅为主的日常生活是能自立的。脊髓损伤者站立、步行有以下好处,即经常使用轮椅者易出现下肢挛缩、骨质疏松、下肢血液循环低下、挛缩致痉挛加重等。如能站立、步行、上下阶梯等则其受益甚大,能有稳定的站立,在社交场面上,对树立自己形象很有作用,其精神效果将是巨大的。对此应加强站立及步行的康复训练。

通过上述集体活动,使其从过去的被动训练转变为由患者自身积极参加的训练。正是这种积极性才是回归社会的第一步。可以认为其心理上的巨大效果,更能超过功能上的训练效果。此外,在出院后继续进行运动活动的也有很多,这不但在保持体力上,而且在脊髓损伤者的生存质量(QOL)方面的意义也是很人的。

10.患者及家属的康复健康教育

教育患者和家属/陪护并取得他们的合作应作为一套完整的康复计划的一部分。康复过程的每一步都应同他们进行讨论并对每一项选择的原因做出解释,这能够让患者更深刻地理解损伤及其结局,从而在康复治疗中更好地配合,还有助于他们以积极的态度解决伤后必须面对的一系列问题。

(1)对家属康复教育:家属是患者的陪护者、监护者和重返社会的支持者,在患者的康复过程中起重要作用。对家属或陪护进行康复技能的健康教育,主要包括疾病的相关知识.康复训练项目、心理护理、日常活动的护理技巧等内容。

家属也会在这场巨变中受创(活动和参与),因此在康复程序中家属扮演着至关重要的角色。康复护理应该教会家属/陪护:①如何进行关节活动度练习。②如何进行安全转移或辅助转移。③如何预防压疮及肺部疾患。④如何管理膀胱功能及预防尿路感染。⑤如何在日常生活动作训练中寻求辅助患者及训练患者之间的平衡。

家属最初对患者的过度护理及保护是可以理解的。应该让家属/陪护知道患者现有的及能够重获的功能,应该让他们认识到:患者自己做的及尝试的动作越多,他的独立性就越强。积极的、现实的功能预测对患者日后的生活很重要。

(2)自我观察的教育:患者截瘫部位感觉障碍,出现问题不易发现,因此,应教会患者自我观察,以便及早发现,如压迫部位皮肤的颜色、尿道口是否清洁干燥、大小便外观是否正常、肌肉挛缩的程度是否加重等。

(3)皮肤护理教育:脊髓损伤由于卧床时间长,皮肤抵抗力有所减退,要教育患者及家属定时翻身,更换体位,按摩骨突处,保持床单清洁平整,预防压疮形成。做到勤翻身、勤观察、勤按摩、勤换洗。

(4)预防肺部并发症教育:为防止呼吸道分泌物淤积,引发肺部感染,教育患者要经常变换体位,翻身拍背,指导患者正确的胸腹式呼吸入有效的咳嗽排痰,痰液排出困难时,采用体位排痰法或进行雾化吸入。

(5)预防泌尿系感染教育:留置尿管期间,指导家属每日清洗尿道口 2 次,每周换尿袋2次,导尿管定时开放,尿管拔除后,训练排尿功能,教会患者自己做膀胱按摩,轻轻按压下腹部,协助排尿,同时鼓励患者多饮水,每天 2000~2500mL。为提高患者的自我管理能力,减少尿路感染,提高患者的生活质量,对神经源性膀胱患者进行系统健康教育,教会间隙导尿方法。

(6)肠道的护理教育:指导家属给患者以高纤维素饮食,多食蔬菜、水果,在床上适当增加活动量,促进肠蠕动,指导患者进行顺结肠方向腹部按摩,定时排便,必要时使用缓泻剂,以防便秘或灌肠等确保肠道畅通。

(7)预防失用综合征教育:指导患者保持良好的体位,保持关节的功能位置,预防足下垂,教会患者及家属经常对肢体进行主动和被动活动,以保持关节活动度,防止关节变形、强直、肌肉萎缩;对没有瘫痪的上肢,可利用举哑铃、拉弹簧等方法,增强肌力训练。

(8)功能重建的教育:主要围绕功能锻炼和恢复自理能力两方面,下肢截瘫的患者指导在床上练习自己搬动下肢翻身,练习起坐及坐稳;坐位练习穿脱衣服、鞋子,双上肢撑起躯干;站立练习扶床站立,带支具站立站稳、行走,不带支具站立站稳,从轮椅与床上之间的活动,在轮椅上完成生活需要的动作,如洗漱、进食;截瘫者的练习主要锻炼捏与握的功能,练习捏住汤匙进食,增加力量握住更重的物品。

通过康复健康教育,教会一些生存、生活技能,尽量使其达到最大限度的自理,恢复患者的自尊、自信、自我价值感,为其以后的生存、生活奠定基础,尽快回归家庭、社会。

11.脊髓损伤患者心理康复护理

几乎所有的脊髓损伤的患者因伤残所造成的生活、工作和活动能力的障碍和丧失,产生悲观、焦虑、急躁或绝望情绪,疾病康复受到严重影响。对于脊髓损伤患者产生的各种心理问题,通常运用支持、认知和行为等心理学方法帮助患者尽早渡过心理的危险期,树立康复的信心,使他们顺利回归家庭和社会。同时,在心理康复护理和治疗过程中,还要针对脊髓损伤患者的病情和心理特点,注重心理康复策略。

(1)明确康复训练的价值和意义:帮助脊髓损伤患者正确认识康复训练的重要性,引导他们将注意力集中于康复训练,是患者康复的关键,同时也有利于患者心理能量的正确释放,缓解心理压力。一般情况下,对康复训练意义的评价要切合实际,既不能夸大康复训练的功效,给患者造成"只要积极训练就可以完全康复"的概念;也不能贬低康复训练的作用,认为康复训练无足轻重,有则练之,无则不练,这样会影响患者的康复进程和康复效果。

(2)重建患者的价值取向:残疾并不等于失去自由及一切,也不等于没有作为和价值。但是,患者由于受不合理认知观念的困扰,认为残疾等于失去了一切和做人的尊严,无法享受生活,不能参加工作,不能进行社会交往,家人、社会和朋友不会再接纳自己等。产生这些想法的原因是这部分患者的价值观存在偏差,对残疾本身带有偏见所致。所以,对这部分患者进行心理康复护理的一个主要任务就是重新建立患者的价值取向,正确认识残疾和残疾后的人生价值,树立正确的价值观,重新找回人生的幸福感,坦然面对残疾和未来。

(3)心理康复护理

①震惊阶段的心理康复护理:由于患者情感麻木,思维反应迟钝,所以周围人的关心和安慰,可以给患者积极的支持。合理运用心理防御机制,运用体贴性的语言,向患者正面解释脊髓损伤的知识。收集对患者恢复有利的信息,让他们相信脊髓损伤的恢复仍有希望,缓解患者对残疾的恐惧感,减轻其心理压力。同时,指导家属或朋友给患者更多的关心和照顾。

②否认阶段的心理康复护理:对处于否认期的患者,一切要顺其自然,不要操之过急,允许患者有一个适应、领悟的过程,逐渐接受残疾的现实。要认真倾听他们的想法,注意建立良好的医患关系。对有较强自制力又愿意接受帮助的患者,可在患者情绪较平静后,有计划、有策略地逐步向患者透露病情,使其在不知不觉中逐步接受自己的病情。有些不太愿意接受帮助的患者,则鼓励他们多接触病友,逐渐从周围病友、医护人员处了解病情。对于只相信药物治疗、手术治疗,甚至偏方、秘方,对康复治疗不了解、不接受的患者,可举一些错失康复治疗时机的典型病例,实事求是地宣传脊髓损伤的康复知识,使他们明白康复治疗的重要性,早日接受康复治疗。

③抑郁或焦虑反应阶段的心理康复护理:有研究认为截瘫患者有自杀意念。由于截瘫患者有自杀意念者大部分发生在抑郁期,所以预防自杀是抑郁期健康教育的重点,一些患者表面装得若无其事,其实可能对自杀已有准备,所以要求医护人员、家属、陪护密切注意患者的情绪

变化,防止意外事件的发生。抑郁期患者一般都有自卑心理,无法正确评价自己的价值,对残疾生活过分悲观,所以要引导患者积极面对残疾的现实,让患者逐步明白,残疾并不等于残废,脊髓损伤只要坚持康复,可以重新回归家庭和社会,还可以用角色转换的方式,让患者自己思考,让他放弃轻生的念头。

④对抗独立阶段心理康复护理:该期患者的情况比较复杂,心理障碍的关键是与所处社会环境之间协调不当,在行为上表现为不适应,对治疗易产生抵触情绪。要对患者的行为表示同情和理解,不要一味指责。可以和患者将心比心进行交谈,劝患者认真思考一下,假如为了有依靠,自己什么也不动,也不参加康复训练,吃亏的最终是自己。利用社会支持系统共同做好心理康复。

⑤适应阶段心理康复护理:适应期最突出的心理障碍是患者面对新生活感到选择职业困难。多数患者已无法从事原来的工作,需要重新选择。因此求职咨询和职前培训已成为主要问题,治疗者应在这方面给患者提供信息,同时帮助他看到自己的潜能,扬长避短,努力适应环境。其次,患者残疾后多数在医院或家中长期治疗休息,很少接触社会,对重返社会心理压力较大,害怕旁人讽刺和嘲笑,所以在出院之前要帮助他们学习一些人际交往技巧,学会处理残疾生活可能遇到的一些特殊情况,指导他们处理好和家人的关系。

在实际康复过程中以上5个阶段的划分也不是绝对的,不是所有的患者都经过全部5个阶段,有的患者跨过某一阶段,直接进入另一个阶段,有些患者具有相连两个阶段的心理行为特点。心理康复护理,一定要注意辨别患者的情绪变化,准确判断他们的心理特点,有的放矢,灵活掌握心理康复护理策略,只有这样才能给患者行之有效的帮助。

五、并发症的预防及康复护理

因脊髓损伤而致瘫时,有几种常见而特殊的病理状态,称其为脊髓损伤并发症。对脊髓损伤并发症的早期预防及康复护理,在其日后的社会生活中具有重要意义。脊髓损伤患者可出现多种并发症,其并发症具有易发性、难治性,并易严重化,甚至变为致命性。

脊髓损伤的并发症很多,主要包括运动系统、呼吸系统、心血管系统、压疮和泌尿系统五个方面的问题。

(一)运动系统并发症的预防及康复护理

运动系统并发症最常见的是关节挛缩。关节挛缩是关节周围的皮肤、肌肉、肌腱、神经、血管等病变所致的运动障碍,表现为关节活动范围受限。脊髓损伤病例的挛缩,不仅出现于麻痹区域,也可出现于正常部位的关节。挛缩好发关节有肩、肘、足趾各关节。挛缩影响康复计划、进度及最终目的的日常生活自立度。由于脊髓损伤后要卧床相当长的时间,如果不注意关节活动的训练,则可能出现严重关节挛缩,影响之后的自理能力。

1.早期预防

(1)时机:伤后当日即开始四肢关节的全部活动范围的慎重的被动活动的训练。

(2)正确肢体位置摆放:保持好与卧床姿势相应的安静时抗痉挛体位。关节活动度的被动运动,受伤当日开始,慎重地每日数次,第2周开始每日2次以上。急性期关节活动度被动运动时,要注意保持损伤脊柱的稳定。髋关节在仰卧位时要保持伸展位,侧卧位时髋关节要保持

20°的屈曲位,上肢、肘关节保持伸展位,肩关节仰卧时保持外展、外旋位,侧卧位时保持屈曲90°位,安静肢体位应为内收、外展均在0°位。

(3)床上变换体位:上肢可利用身体本身重量完成肩关节内收、内旋、肘关节屈曲、前臂旋前等,当变换体位之后,又可获得相反的位置。诸如:仰卧位时的肩关节外展,肘关节屈曲,双手置于头下,或者让肩关节外展、肘关节伸直、前臂旋后而上肢与躯干相垂直等姿势。为防止髋、膝关节伸展挛缩,侧卧位时将上面的下肢置于屈曲位。

(4)早期关节被动活动:对所有的关节都要进行关节活动度范围内的活动,每天全部关节活动一遍,每一关节活动5次。运动时尽量不要过快,避免诱发伸张反射,耐心而轻柔地进行。对于残存肌力的部位要让患者自己运动,按功能运动训练的方法进行锻炼。要循序渐进地增大关节的活动度。保存重要关节的活动范围:肩关节屈、伸、外旋与水平外展;肘关节屈、伸,腕关节掌屈、背伸;手指的屈曲及拇指的外展;髋关节的屈、伸,膝关节的屈、伸及踝与足趾关节的屈伸等。

2.夹板的使用和肢体功能的保持

脊髓损伤后,早期就应注意将关节置于功能位。当关节处于活动范围的中间位置,可以使肌肉萎缩和关节囊的挛缩粘连克服到最低限度。康复常用的夹板是以保持肢体功能位为目标,采用聚乙烯树脂泡沫制品或足板,以防止足下垂。

3.康复护理注意事项

(1)脊髓损伤患者定时变换体位,使四肢保持良好的肢体体位,避免训练动作粗暴。

(2)关节挛缩时肢体体位不当可发生压疮,要仔细观察。每日检查身体皮肤情况,做好早期预防压疮。

(3)在病房内的日常生活活动中,瘫痪的肢体因骨萎缩(骨质疏松脱钙)而易出现骨折,康复护理人员在进行辅助动作时要特别小心。

(4)不能过分牵拉受伤肢体,患肢不输液。

(二)呼吸系统并发症的预防及康复护理

1.脊髓损伤水平对呼吸功能的影响

根据脊髓解剖,颈段脊髓损伤,肋间肌、腹肌完全瘫痪,颈4以上水平脊髓损伤者所有呼吸肌功能均丧失,需人工通气。由于交感神经对呼吸系统支配的被破坏使迷走神经的功能占据优势,气道明显收缩变窄,大量分泌物潴留,造成阻塞性通气障碍。在此基础上常可发生肺不张和(或)上呼吸道感染。

临床表现:主要有呼吸急促、脉率增快、明显焦虑、体温升高、呼吸频率改变、分泌物的量和黏稠度增加、肺活量下降等。

2.预防及康复护理

(1)定期翻身、拍背、辅助排痰:肺部并发症预防重于治疗。在患者卧床期间,鼓励患者进行主动呼吸功能训练;定期翻身、拍背、辅助排痰,方法为双手置于肋弓下缘,在咳嗽时向后向上推举胸廓(合并肋骨骨折应注意),当合并呼吸道梗阻时可联合应用体位引流。肺不张的早期采用辅助排痰的方法,定期翻身拍背(康复护理技术见咳嗽及体位引流)。

(2)按医嘱早期合理应用抗生素,控制肺部感染。

(3)对颈段脊髓损伤、痰液黏稠、合并严重肺部并发症气管切开的患者,做好气管切开护理。

(三)心血管系统并发症的预防及康复护理

脊髓损伤有关的心血管系统并发症主要包括:心动过缓、直立性低血压、自主神经的过反射。其发生与脊髓损伤后交感神经和副交感神经功能失调有关。

1.心动过缓的产生机制、预防及康复护理

(1)心动过缓的产生机制:支配心脏的交感神经起自 $T_1 \sim T_4$ 脊髓节段。T_6 以上脊髓损伤影响支配心脏的交感神经,但迷走神经功能正常,因此在脊髓损伤后易出现心动过缓。心率低于 50 次/分可应用阿托品;若仍低于 40 次/分,考虑临时起搏器。任何对迷走神经的刺激都会引起心血管系统的变化,严重的可出现心搏骤停。一般来说,这种情况会在脊髓损伤后 2~3 周自行缓解。

(2)预防及康复护理:①密切观察心率、脉搏变化,护理操作时尽量减少刺激患者。②气管内刺激(吸痰)有可能引起心搏骤停,必要时按医嘱预防性应用阿托品。吸痰操作动作轻柔,预防刺激迷走神经引起心血管系统的变化。

2.直立性低血压的产生机制、预防及康复护理

(1)直立性低血压的产生机制:脊髓损伤后交感神经功能失衡,外周及静脉血管扩张,回心血量减少引起。平卧位变直立位后收缩压下降大于 20mmHg 和(或)舒张压下降大于 10mmHg,即可判断直立性低血压。患者可出现头晕、恶心、出汗等症状。一般来说,伤后 2~6 周可自行缓解。

(2)预防及康复护理:①预防直立性低血压,卧位-坐位变换体位时要逐步过渡,先抬高床头 30°适应半小时,没有不适再逐步抬高床头过渡到 50°、70°、90°进行体位锻炼。②训练直立性低血压患者的坐和站:直立训练,尽早利用斜床进行渐进性站立练习,不但可以提高躯体的整体功能,更对呼吸及心理状态有益,还有助于维持骨密度。T_6 以上损伤的患者在坐或站斜床前需应用腹带,可以维持胸腔内的压力,通过减少腹部活动以减轻血液聚集。③应用弹力绷带、围腰增加回心血量。④必要时按医嘱应用升压药物。

(四)自主神经反射紊乱的预防及康复护理

1.自主神经过反射的产生机制

损伤平面下内脏充盈刺激交感神经引起神经递质释放导致血压增高;副交感神经(迷走神经)反射性兴奋,但其引起的冲动难以通过损伤的脊髓传导到损伤平面以下,无法对抗血压升高,反而引起心动过缓、损伤平面以上血管扩张(头痛、皮肤发红)和大量出汗。

2.自主神经过反射常见引起的原因

有膀胱扩张、泌尿系感染、膀胱镜检和尿动力学检查、逼尿肌括约肌协同失调、附睾炎或阴囊受压、直肠扩张、结石、外科急腹症、痔疮、DVT 和肺栓塞(PE)、压疮、皮肤破损或骨折、昆虫叮咬、衣物卡压、异位骨化、疼痛等。

3.自主神经过反射常见表现

突然出现的血压升高、面部潮红、头痛、心动过缓和过度出汗,有膀胱或直肠胀满、膀胱感染和大便填塞,同时常伴有焦虑。

4.预防及康复护理

(1)对第 6 胸椎以上的高位脊髓损伤者,不要长期留置尿管形成挛缩膀胱。从急性期开始就要充分管理排尿、排便。在导尿等短时间操作或掏大便时,使用利多卡因胶冻。

(2)嘱患者迅速坐起,取直坐位,使静脉血集中于下肢,降低心排血量。松解一切可能引起卡压的衣物或仪器设备,检查矫形器有无压迫或不适,并立即予以解决。每 2～3 分钟监测血压、脉搏一次。

(3)尽快找出和消除诱因,首先检查膀胱是否充盈,导尿管是否通畅,直肠内有无过量粪便充填,有无嵌甲、压疮、痉挛,局部有无感染并及时消除诱因。

(4)遵医嘱快速降血压,静脉注射或肌内注射等。

(五)深静脉血栓形成的预防及康复护理

由于自主神经功能紊乱,加之长期卧床,易发生下肢深静脉血栓形成(DVT)。DVT 的发病率在脊髓损伤的患者中很高。若不采取预防措施,40％脊髓损伤患者会出现 DVT;即使采取措施,临床上仍有 15％的急性脊髓损伤患者出现 DVT,5％的急性脊髓损伤患者出现肺栓塞。DVT 高峰期为脊髓损伤后 7～10 天。

1.DVT 的临床表现及诊断

出现 DVT 的患者表现为单侧下肢肿胀、红斑,下肢疼痛、压痛、沉重感,突发呼吸困难、胸痛、低氧血症、心动过速,不明原因发热。

DVT 的诊断最主要的方法为彩超和(或)肺灌注扫描检查。对临床症状明显但上述检查结果阴性者行静脉造影、肺螺旋 CT 和(或)肺血管造影检查。其中,静脉造影被称为诊断 DVT 的金标准。

2.DVT 的处理强调预防重于治疗

(1)机械预防:伤后尽早开始;常用方法为弹力袜和体外气压装置;受伤 72 小时内发生 DVT 可能性小,可选择单独应用机械方法,受伤 72 小时后建议联合应用机械和药物方法抗凝。

(2)药物方法:使用前应排除活动性出血;伤后 72 小时开始;常用低分子量肝素皮下注射;持续 8～12 周;对于需手术治疗者手术当日停用低分子量肝素即可,而机械抗凝法可持续应用。

3.DVT 和 PE 的治疗

诊断明确即联合应用肝素类药物和维生素 K 拮抗剂(华法林)抗凝治疗;根据 INR 调整华法林的用量,待 INR＞2.0 且持续 24 小时后停用肝素类药物;维生素 K 拮抗剂服用时间至少 3 个月,服药期间维持 INR 在 2～3 之间;对于抗凝有禁忌者可考虑行下腔静脉滤网置入。

4.康复护理措施

(1)讲解发生下肢深静脉血栓形成的病因、危险因素、后果及常见的症状,告知患者如有不适,及时报告医生、护士。

(2)劝其戒烟,避免高胆固醇饮食,给予富含纤维素饮食,多饮水,保持大便畅通,避免因排便困难造成腹内压增加,影响下肢静脉血液回流。

(3)注意观察双下肢皮肤颜色、温度、触觉,肢端动脉搏动情况,双下肢的腿围有无增大,尽早进行下肢被动运动并按摩,促进肢体静脉血液回流和血管、神经功能恢复。

（4）加强静脉通路的管理，尽量避免不必要的穿刺，同时保证患者的液体入量是防止血液浓缩的关键。

（5）遵医嘱准确执行溶栓、抗凝、祛聚治疗方案。

（6）指导患者每天进行下肢被动运动，如以踝关节为中心，做足的上下运动，上下不能超过30°发挥腓肠肌泵的作用；开始起床活动时需用弹力绑绷带或穿弹力袜，适度压迫浅静脉，增加静脉回流，减轻水肿；患肢避免静脉输液；密切观察病情并详细记录。

（六）压疮的预防及康复护理

压疮是指局部皮肤因血运障碍而发生或正在发生坏死。护理不当时，80％脊髓损伤患者出现不同程度的压疮；30％脊髓损伤患者出现一个部位以上的压疮。

（七）泌尿系统并发症的预防及康复护理

尿路感染（UTI）是脊髓损伤（SCI）患者最常见的并发症。脊髓损伤患者不同程度地均有排尿障碍，其中尤以泌尿系感染并发症最为严重，处理不当，可直接威胁患者生命。与普通人群相比脊髓损伤患者死于泌尿系统疾病的概率要高 10.9 倍。脊髓损伤后肾脏、输尿管功能保持正常；逼尿肌和括约肌因失去神经支配而出现功能失调；脊髓损伤患者无法感觉到尿意，无法自主排尿。脊髓损伤后的泌尿系统改变表现为：逼尿肌反射亢进（发生于骶髓以上损伤，表现为不自主排尿、残余尿量多、逼尿肌外括约肌协同失调），逼尿肌无反射（发生于脊髓圆锥或骶神经根损伤，表现为膀胱无收缩能力、充盈性尿失禁）。

1.脊髓损伤后膀胱功能康复护理

脊髓损伤后膀胱功能处理方法有四：留置尿管、间歇导尿、外用集尿器、耻骨上膀胱造瘘。目的是低压储尿、低压排尿、避免泌尿系感染、保护上尿路功能。

（1）留置尿管应用指征：急性期患者输液量多；意识障碍；逼尿肌压力过高；输尿管反流的临时处理；患者双手功能障碍，无法进行间歇导尿；其他不具备间歇导尿条件的情况。

（2）耻骨上造瘘应用指征：尿道结构异常；尿管反复梗阻；尿管插入困难；会阴部皮肤破损；男性患者前列腺炎、尿道炎、睾丸/附睾炎；其他心理问题。

（3）间歇导尿指征：只要患者手功能正常或护理人员具备导尿条件者均应尽早行间歇导尿。

下列情况应避免间歇导尿：尿道结构异常，膀胱颈梗阻，膀胱容量＜200mL，意识不清，或因心理因素无法遵守导尿时间，液体输入量较多，膀胱充盈后可引起较严重的自主神经过反射。

2.泌尿系统感染的康复护理

脊髓损伤后处理不当也会引起泌尿系统的感染，早期症状包括：尿中出现较多沉渣且尿色变混，尿液出现明显异味，血尿。

（1）多喝水，增加导尿次数，禁止喝咖啡等刺激性强的饮料。

（2）出现发热、寒战、恶心、头痛、痉挛加重、不正常的疼痛或烧灼感、自主神经过反射等症状，尿常规白细胞增高，泌尿系统感染，应使用抗生素治疗。应根据药敏实验结果选用敏感抗生素并调整用量。

（3）保持排尿通畅，必要时留置尿管，在排尿通畅的基础上嘱患者尽量多饮水。

（八）排便功能障碍的预防及康复护理

肠道功能障碍是常见并发症，主要表现为顽固性便秘、大便失禁、腹胀，给患者生活带来很大影响。正常排便是一种舒适的生理活动,脊髓损伤后,其重要性如同与朋友约会,没有时间性和事前的约定会令人毫无准备,而在等待的时间未出现会令人焦急,来后接待不当令人感到丧失尊严,因此排便训练就成了一项重要的课程。

1.引起肠道功能碍的原因

(1)脊髓损伤后,由于交感神经系统的下行抑制性功能丧失,使结肠失去动力,表现为结肠传输时间延长,顺应性下降,可出现不同程度的便秘、腹胀和不适。

(2)高位的脊髓损伤,由于结肠平滑肌和骨盆横纹肌的正常功能丧失,而使排便困难,若直肠容积较小,肛门括约肌松弛,可导致大便失禁。

(3)长期卧床,缺少活动,全身代谢降低,肠蠕动减慢。不习惯床上大小便。要利用排便反射而排便。对无便意者,要在急性期养成时间上的习惯间隔,在床上左侧卧位或坐在便座上排便。无肛门反射及球海绵体反射的,或防止尿失禁而服用抗胆碱药时则不产生排便反射,此时双臂抱紧腹部并勒紧施加腹压,如无效则可使用橡胶手套或指套涂橄榄油,轻轻地在不损伤直肠黏膜的情况下掏便。

2.排便功能障碍的预防及康复护理

(1)保证充足的水分摄入:每日晨起、饭前先喝一杯淡盐水,每日饮水量不少于 1000mL,水可作为润滑剂使食物纤维在肠道内充分吸收水分而膨胀,软化粪便,增加粪便体积和重量,刺激肠蠕动,从而达到顺利排便的目的。

(2)饮食护理:饮食宜定时、定量,予以高热量、高蛋白质、高纤维素、易消化的食物。

3.药物治疗

常用缓泻剂、粪便软化剂,如番泻叶、麻仁丸等。

六、社区家庭康复指导

脊髓损伤是可造成终身残疾的严重损伤。现代临床医学和康复医学的发展,使脊髓损伤患者的生存时间明显延长。虽然四肢瘫患者的平均寿命低于正常人群 10～20 年,截瘫患者平均寿命可接近正常人群。随着平均寿命的延长,截瘫患者再入院康复治疗的比例明显升高。研究结果显示,再入院率在伤后四年之内最高。再次入院不仅增加患者经济开支,也是影响患者独立生活能力的主要障碍。脊髓损伤患者学习和掌握如何在残疾的状态下生活,学习有关脊髓损伤的基本问题及自己解决问题的方法,了解如何在自己现实的家庭和社区的条件下进行康复训练,更有利于患者长期保持独立生活能力和回归社会。向患者与家属介绍有关脊髓损伤康复护理和康复训练方面的知识与技巧,是患者学会自我管理、回归家庭和社会的根本保障。

(一)指导患者改造家中的条件

指导患者改造家中的条件以适应轮椅在家中自由通行,帮助患者制订生活自理训练和家中康复训练计划,以保持康复治疗的效果。

(二)指导饮食调节

制订合理的膳食计划,保证维生素、纤维素、钙及各种营养物质的合理摄入。

(三)指导学会自我护理

(1)教会患者和家属在住院期间完成"替代护理"到自我护理的过渡。重点是教育患者学会如何自我护理,避免发生并发症。

(2)住院期间培养患者养成良好的卫生习惯,预防肺部、泌尿系统感染,教会家属搞好大、小环境卫生。患者出院后要定期复查,防止主要脏器发生并发症。

(3)掌握二便管理方法,学会自己处理二便,高位颈髓损伤患者的家属要学会协助他们处理二便问题。

(4)制订一个长远的康复训练计划,教育家属掌握基本康复知识和训练技能,防止二次残疾。

(四)指导心理调适

教育患者培养良好的心理素质,正确对待自身疾病,相信经过系统康复治疗,以良好的心态去面对困难和挑战,充分利用残存功能去代偿致残部分功能,尽最大努力去独立完成各种生活活动,成为一个身残志不残、对社会有用的人。

(五)回归社会

(1)配合社会康复和职业康复部门,协助患者做回归社会的准备,帮助家庭和工作单位改造环境设施,使其适合患者生活和工作。

(2)在康复医师的协助下,对患者进行性的康复教育。残疾人的性教育,是维持家庭的重要手段,家庭完整、家属支持,是残疾者最大的精神支柱,应鼓励他们勇敢地面对未来。

(六)定期随访

定期复诊,早期发现泌尿系统的感染等并发症,及时就诊。

第二节　颈椎病患者

颈椎病是颈椎椎间盘组织退行性改变及其继发病理改变累及周围组织结构(神经根、脊髓、椎动脉、交感神经等),并出现相应的临床表现。颈椎病可诱发多种疾病,所侵害的部位可涉及脊髓、神经、血管等多种重要组织,进而诱发多种特异性表现。如颈交感神经受刺激损伤会出现胃肠功能异常,表现为食欲缺乏、恶心、呕吐、便稀或便秘等,此时,极易与浅表性胃炎、胃溃疡等相混淆。又如第4颈椎压迫神经根,会出现心动过速、冠脉供血不足、心绞痛等症状,若仅给予心脏病药治疗而不治疗颈椎,虽能暂时缓解症状,但易反复发作。另外,颈椎病还能引起呼吸或吞咽困难、血压异常等许多似乎与颈椎病无关的症状。

一、发病概况

颈、肩、腰腿痛以往是中老年人的常见病、多发病。临床统计表明,年龄>50岁者40%以上颈、腰椎有活动受限情况;其中60%会产生颈、腰椎病变,严重者压迫神经系统出现各种症状,甚至造成截瘫。近年来,颈、肩、腰腿痛的发病有年轻化趋势。

二、病因

颈椎位于活动的头颅与相对固定的胸廓之间,由于处于特殊的位置,既要求有高度的灵活性,又要求有一定的稳定性。故病因多样,病理过程复杂。

(1)机体的衰老、颈椎慢性劳损。

(2)外力伤害、不适当的运动。

(3)先天性椎管狭窄、先天性颈椎畸形。

(4)日常生活中,不良的生活习惯、工作姿势不当、睡眠体位欠佳等都是引发颈椎病的最直接原因,应引起足够的重视。

三、临床表现

(一)临床症状

颈椎病的典型症状表现为颈、肩、背、上肢疼痛,甚至四肢麻木,可伴有头痛、头晕、耳鸣、耳聋、视物不清等。依据病变的节段不同,表现各异。

(二)分型及表现

按照临床表现的不同,通常可将颈椎病分为以下类型:

1.神经根型

常有外伤、长时间从事伏案工作和睡眠姿势不当的病史。主要表现为颈部活动受限,颈、肩部疼痛。上颈椎病变,以颈椎疼痛,向枕部放射,枕部感觉障碍或皮肤麻木。下颈椎病变,颈肩部疼痛可向前臂放射,手指呈神经根性分布的麻木和疼痛。并可伴有头痛、头晕、视物模糊、耳鸣等表现。检查可见颈部活动受限,棘突、棘突旁或沿肩胛骨内缘有压痛点。

2.脊髓型

是由颈椎间盘的突出物刺激或压迫交感神经纤维,反射性地引起脊髓血管痉挛,缺血而产生脊髓损害的症状。表现为颈肩痛伴有四肢麻木、肌力减弱或步态异常。严重者发展至四肢瘫痪、尿潴留、卧床不起。体检可见颈部活动受限不明显,肢体远端常有不规则的感觉障碍、腱反射亢进、肌张力增高和病理反射。

3.椎动脉型

主要是头痛、头晕、眩晕,甚至猝倒。有时可有恶心、耳鸣、耳聋和视物不清。

4.交感型

多数有轻微的颈肩痛等交感神经的刺激症状。表现为头晕、头痛、头沉重感、偏头痛、视物模糊、耳鸣、耳聋、心律失常、肢体或面部区域性麻木、出汗异常等。

5.混合型

兼有上述两种以上类型的症状和体征。

6.颈型

仅有颈部酸困不适、疼痛、板滞甚至僵硬等症状。

四、主要功能障碍

(一)功能障碍

依据颈椎病的分型:

(1)神经根型主要功能障碍为上肢、手的麻木、无力等上肢功能障碍,ADL活动能力障碍,活动受限。

（2）脊髓型主要功能障碍为四肢麻木、无力、步态异常，影响上、下肢功能，严重者可能截瘫。

（3）椎动脉型头晕严重者亦可影响 ADL 能力。交感型及颈型不影响四肢功能。

（二）对正常生活的影响

疼痛、头晕影响正常的生活、工作。

五、康复评定

颈椎病的评估可以从疼痛程度、颈椎活动范围进行单项评定，亦可从症状体征以及影响 ADL 的程度进行综合性的评定。其中，针对疼痛程度，可以采用 VAS 画线法，针对颈椎活动范围，可以采用方盘量角器进行颈椎屈曲、伸展、侧弯以及旋转度的具体测量。综合性评定有多种量表可以选用，但应注意各种量表针对不同类型的适用范围。

（一）神经根型颈椎病评价

对神经根型颈椎病，日本学者田中靖久等人的评价方法较为全面而实用，值得借鉴，其正常值为 20 分（表 6-2-1）。

表 6-2-1　神经根型颈椎病评价表

	项目	评分		项目	评分
	A.颈肩部的疼痛与不适			A.椎间孔挤压试验	
	a.没有	3		a.阴性	3
	b.时有	2		b.颈肩痛（+）颈椎运动受限（-）	2
	c.常有或有时严重	1		c.颈肩手痛（+）颈椎运动受限（-）	1
	d.常很严重	0		或颈肩痛（+）颈椎运动受限（+）	
	B.上肢疼痛与麻木			d.颈肩手痛（+）颈椎运动受限（+）	0
	a.没有	3		B.感觉	
症状	b.时有	2		a.正常	2
与	c.常有或有时严重	1	体	b.轻度障碍	1
主诉	d.常很严重	0	征	c.明显障碍	0
	C.手指疼痛与麻木			C.肌力	
	a.没有	3		a.正常	2
	b.时有	2		b.明显减退	1
	c.常有或有时严重	1		c.常有或有时严重	0
	d.常很严重	0		D.腱反射	
				a.正常	1
				b.减弱或消失	0
工作	A.正常	3	手	A.正常	0
和	B.不能持续	2	的	B.仅有无力、不适而无功能障碍	-1
生活	C.轻度障碍	1	功	C.有功能障碍	-2
能力	D.不能完成	0	能		

（二）脊髓型颈椎病评估正常分 17 分（见表 6-2-2）。

表 6-2-2 脊髓型颈椎病评估

Ⅰ 上肢运动功能		Ⅲ 感觉	
不能自己进食	0	A.上肢:严重障碍	0
不能用筷子但会用勺子进食	1	轻度障碍	1
手不灵活但能用筷子进食	2	正常	2
用筷子进食及做家务有少许困难	3	B.下肢:(0~2 同上肢)	
无障碍但有病理反射	4	C.躯干:(0~2 同上肢)	
Ⅱ 下肢运动功能		Ⅳ 膀胱功能	
不能行走(卧床不起)	1	尿闭	0
用拐可在平地行走少许	1	尿潴留,使大劲排尿	1
可上下楼,但要扶扶梯	2	排尿异常(尿频,排不尽)	2
步态不稳,也不能快走	3	正常	3
无障碍但有病理反射	4		

六、康复护理措施

颈椎病的治疗主要是采用非手术疗法,康复治疗护理的目标是:减轻颈神经根、硬膜囊、椎动脉和交感神经的受压与刺激;解除神经根的粘连与水肿;缓解颈、肩、臂肌痉挛;治疗软组织劳损,恢复颈椎稳定性。而对于症状严重,非手术疗法治疗无效者,可考虑手术,术后也应该尽早开始康复治疗。

（一）休息

休息是颈椎间盘疾病治疗的基础,对急性椎间盘突出,休息可促使软组织损伤修复;对慢性椎间盘病变,可减轻炎症反应。

1.纠正生活中的不良体位

注意调整桌面或工作台的高度,长时间视物时,应将物体放置于平视或略低于平视处,长时间固定某一姿势时,应每 2 小时改变头颈部体位,定期远视,有利于缓解眼睛和颈部的疲劳。

2.选择合适的枕头

枕头的长度一般在 40~60cm,或超过自己的肩宽 10~16cm 为宜,它可确保在睡眠体位变化时,始终能支持颈椎。合适的枕头高度能防止颈椎病的发生与发展,枕头的高度以侧卧时与肩同高为宜,一般为 12~15cm。枕头宜置于颈后,保持头部轻度后仰,使之符合颈椎的生理曲度。

3.保持良好的睡姿

一个理想的睡眠体位应该是使头颈部保持自然仰伸位,胸部及腰部保持自然曲度,双髋及双膝略呈屈曲状,如此可使全身肌肉、韧带及关节获得最大限度的放松与休息。采取俯卧位是不科学的,因为俯卧位既不利于保持颈部的平衡及生理曲度,又影响呼吸道的通畅,应努力加以纠正。

4.选择合适的床铺

合适的床铺应有较好的透气性，符合人体各部的生物力学要求，有利于保持颈椎、腰椎的正常生理曲线，维持脊柱的平衡状态。木板床可维持脊柱的平衡状态故有利于脊柱或下肢伤患者，有利于颈椎病的防治，目前使用较多，经济实惠，但透气性稍差。

（二）颈椎制动

可以解除颈部肌肉痉挛，缓解疼痛；减少突出的椎间盘或骨赘对脊髓、神经根及椎动脉的刺激；颈椎术后制动是为了使手术部位获得外在稳定，有利于手术创伤的早日康复。制动方法包括颈托、围领和支架三类：

1.颈托

上面托住下颌和枕骨，下面抵住双肩，前面胸部和后面背部稍延长以阻止前后活动。颈托的活动度较围领小，制动效果好。

2.围领

可用石膏也可用塑料加垫制作而成，比较轻便，容易挟带。围领制动范围小，但可以自由拆卸。颈椎病急性发作时，使用颈围有制约和保护作用，有助于组织的修复和症状的缓解，颈围的高度必须适宜。

3.支架

是用皮革和钢条制作，前面两钢条上端为下颌托，下为胸部护片，后面两钢条上端为枕骨托，下为背部护片，各有三条皮带前后连系，中间皮带通过肩部两块垫片，收紧皮带可使枕颌与两肩加大而增加牵引力。

（三）颈椎牵引的护理

颈椎牵引是治疗颈椎病的有效疗法，可以解除颈肌痉挛，扩大椎间隙，增大椎间孔，减轻颈椎间盘压力，解除血管神经受压，改善神经根袖内血液循环，消除淤血、水肿，伸张扭曲的椎动脉，拉开被嵌顿的小关节滑膜等。颈椎牵引疗法对严重脊髓型颈椎病和有明显颈椎节段性不稳者要慎用。

通常采用枕颌吊带牵引，一般取坐位，年老体弱、眩晕或病情较重者也可采用仰卧位牵引。牵引的角度以颈椎前倾10°～20°为宜，牵引重量应据患者体重、性别、体质和病情等不同而灵活掌握，通常从3～4kg开始，每天或隔天加1kg，最大不超过人体1/4重量。牵引时间，每次15～30分钟为宜，每10次为一疗程，可持续数个疗程直至症状基本消除。护理人员在牵引过程中要仔细观察患者病情变化，及时做相应处置，一旦发现患者出现头晕、恶心、窒息感等不适和症状加重情况，应立即停止牵引或调整牵引重量、时间及角度。

（四）配合物理治疗的护理

可解痉、镇痛、消除神经根的炎症、水肿、减轻粘连、改善局部组织血液循环、调节自主神经功能、促进神经功能恢复。临床上理疗种类较多，可根据患者病情选用直流电药物离子导入、超短波治疗、调制中频电治疗、低磁疗法、超声波治疗及红外线治疗等。要注意其在急性椎间盘突出压迫椎间孔的神经根时，禁用较强烈的热疗。因该部位温度的升高将使血液供应增加，出现水肿，使症状加剧；而轻度加热，可在不改变神经根的病理条件下缓解继发性的肌痉挛。高频治疗患者身上不能携带金属物，颈椎手术有内固定钢板和人工心脏起搏器者禁用此疗法。

电极板必须有绝缘物包裹,以防电击伤。同时,密切观察各种治疗后患者的皮肤情况(有无电击伤或烫伤等),治疗效果和不适应。

(五)配合针灸、推拿疗法的护理

针灸推拿治疗颈椎病简便易行,疗效明显。一般在头颈、肩背和臂等部位和穴位采用针灸推拿,能够疏通经络,缓解疼痛。在治疗前要向患者介绍针灸推拿手法治疗的原理及作用,取得患者主动配合;在操作中切忌动作粗暴,推拿治疗时要观察患者的反应,患者如有不适和异常情况,应立即停止手法治疗。常用的穴位有风池、天柱、大椎、肩髃、肩井、手三里、内关及外关等。

(六)运动疗法

运动锻炼可以增强脊背部肌力,保持颈椎的稳定性,增强颈部韧带的弹性,改善颈椎各关节功能,恢复及增进颈椎的活动功能,防止僵硬,改善血液循环,促进炎症消退,还可缓解肌痉挛,减轻疼痛,延缓肌肉萎缩并促进肌肉恢复。目前主要是通过医疗运动体操的锻炼方法,运动颈椎、颈肩关节。颈部体操较多,常用的颈部康复操有:

1.头前屈后伸运动

头颈部缓慢进行前屈后伸运动。

2.头侧屈运动

头用力向一侧弯曲,停留 3 秒,还原;然后用力向另一侧弯曲,停留 3 秒,还原。

3.头侧转运动

头向左旋转至最大角度,眼望左前方,再将头向右侧旋转至最大角度,眼望右前方。

4.夹背牵颈

双臂用力向后,尽量使两侧肩胛骨靠拢;同时挺胸,头稍低,下颌内收,后颈项上拔,保持 3 秒钟,然后还原。

5.抗阻后伸

双手交叉紧贴后枕部,头颈用力后伸,双手则尽量阻止,持续 3 秒后还原。

以上每项活动重复 10 次。每日 1 次,20 次为一疗程。脊髓型颈椎病及椎动脉型颈椎病发作期应当限制运动,骨质增生明显者需慎重进行。动作应轻柔缓慢,逐渐增加动作幅度和运动量。

(七)心理护理

颈椎病患者由于疾病的折磨,会有焦虑、紧张、烦躁等不良情绪,护理人员应耐心倾听患者的诉说,同情患者的感受,及时疏导患者的不良情绪,耐心解答患者提出的关于治疗及康复预后方面的问题,鼓励患者增强战胜疾病的信心,取得患者的信任,使患者主动配合治疗。

七、康复护理指导

颈椎病是常见病、多发病,虽然发病原因主要是颈椎退行性改变,但是不良的生活习惯、受寒、外伤等是其发病的重要因素。所以进行康复教育,让患者改变不良生活习惯,合理使用枕头,采取正确的睡姿,防止外伤及合理饮食对于防止颈椎病是非常重要的。

1.指导患者在日常工作中注意保持正确的体位,纠正不良体位

选择合适高度的枕头和正确的睡姿;纠正生活中不良体位;避免颈部过屈过伸;颈椎病症

状明显时暂停切菜、剁馅、织毛衣等家务工作。

2.避免受凉

颈部应注意保暖,冬季可穿高领衫及围巾保护颈部,平时注意避免颈部受凉,即使在夏季,也要少穿袒胸露背服装,避免风扇、空调直接吹向颈部。

3.防止外伤

注意防止颈椎意外损伤,坐车时不打瞌睡,因肌肉处于放松的状态下,急刹车时极易造成颈椎损伤。平时劳作及体育锻炼避免过大负荷或不适当活动,防止导致颈椎损伤。

4.饮食指导

颈椎病大多是由于椎体增生、骨质疏松等引起的,所以颈椎病患者应以富含钙、蛋白质、维生素 B、维生素 C 和维生素 E 的饮食为主。如牛奶、鱼、黄豆、瘦肉、猪尾骨、海带、紫菜、木耳等。

第三节　肩周炎患者

肩周炎是肩关节周围炎的简称,是指肩周围肌肉、肌腱、滑囊和关节囊等软组织劳损、慢性炎症、关节内外粘连等引起的以肩部疼痛和功能障碍为主的综合征。此病多见于 50 岁左右的中老年人,有"五十肩"之称,此外还称为"冻结肩""粘连性关节囊炎",在此年龄段有 2%～5% 的患病率,女性多于男性。左右侧未见明显差异,一侧发病后对侧发病的概率约为 10%,同侧复发者罕见。本病有自愈趋势,但病程较长,自然病程在 1 年左右,长者则达 2 年以上。肩周炎是临床的一种常见病和多发病。由于该病病程长、临床症状严重,给患者生活、工作带来不便,也给患者身心健康带来了不良影响。

一、主要功能障碍

1.第 I 期疼痛期

此期为初期急性发病阶段,症状以疼痛为主,可放射至颈部及上臂中部,肩部可出现轻微的功能障碍,主要以局部渗出肿胀为主,肩关节活动基本不受限制。

2.第 II 期功能障碍期

此期肩疼痛的症状减轻,功能障碍为主要临床症状,肩关节活动会出现不同程度的受限,肩部有广泛的压痛,并且部分肌肉会出现僵硬和萎缩。

3.第 III 期缓解期

此期肩关节活动度逐渐恢复(自然病程),症状得到缓解,但仍有 60% 的患者不能完全恢复至正常状态。

二、康复护理评估方法

(一)疼痛

采用视觉模拟评分法(VAS)评价患者的疼痛程度:0～10 分,0 分表示无痛,10 分表示最剧烈疼痛,分值越高,疼痛越重。受试者根据个人疼痛程度在直线对应位置标出,评测者读出反面的刻度作为疼痛的程度。

(二)关节活动度(ROM)

关节活动度又称关节活动范围,是指关节活动时可达到的最大弧度。关节活动有主动与被动之分,关节活动范围分为主动活动范围和被动活动范围。临床常用肩外展、前屈、后伸、外旋、内旋、指椎间距、指耳间距等指标来测量,测量工具可用旋转测量盘和卷尺。指椎间距为患者反手用拇指触及背中线,尽量向上移动,指端至第 7 颈椎棘突的最近距离。指耳间距为患者举手屈肘,手经头顶,中指端至对侧耳尖的最近距离。

(三)肌力

长期制动、缺乏功能锻炼都可导致肌肉萎缩无力、肌力下降,可用握力计、拉力计等测试系统或徒手肌力测试。

(四)肩关节功能评定量表

临床常用此量表来进行肩周炎康复功能的评定,该量表包括肩部疼痛.肩关节活动范围、肌力、日常生活活动能力、局部形态等五个方面的综合评定,总分为 100 分。肩部疼痛最高 30 分,肩关节活动范围最高 25 分,肌力最高 5 分,日常生活活动能力总分 35 分,局部形态最高 5 分。其中肩部疼痛、肩关节活动范围、日常生活活动能力总分占 90%,肌力、局部形态总分占 10%。分值越高,肩关节功能越好(表 6-3-1)。

表 6-3-1　肩关节功能评价量表

项目	评分标准	得分
疼痛	无	30
	有时略痛,活动无障碍	25
	轻度疼痛,普通活动无障碍	20
	中度疼痛,尚能忍受	10
	高度疼痛,活动严重受限	5
	因疼痛完全不能活动	0
肩关节活动范围(°)		
前屈	>150	6
	149-120	5
	119-90	4/3 *
	89-60	2
	59-30	1
	<29	0
外展	>150	6
	149-120	5
	119-90	4/3 *

项目	评分标准	得分
	89-60	2
	59-30	1
	<29	0
外旋	>60	5
	59-40	4/3 *
	39-20	2
	19-10	1
	<10	0
内旋	>60	5
	59-40	4/3 *
	39-20	2
	19-10	1
	<10	0
后伸	>45	4/3 *
	44-30	2
	29-15	1
	<14	0
肌力	正常人的肌力	5
	可抵抗较弱的外力	4
	可抬起肢体但不能抵抗外力	3
	可在床上水平移动但不能抵抗重力	2
	有肌肉收缩但不能产生动作	1
	完全测不到肌肉收缩	0
日常生活活动能力		
穿上衣	容易完成	5
	勉强,完成困难	3
	无法完成	0
梳头	容易完成	5
	勉强,完成困难	3
	无法完成	0
翻衣领	容易完成	5
	勉强,完成困难	3

项目	评分标准	得分
	无法完成	0
系围裙	容易完成	5
	勉强,完成困难	3
	无法完成	0
使用手纸	容易完成	5
	勉强,完成困难	3
	无法完成	0
擦对侧腋窝	容易完成	5
	勉强,完成困难	3
	无法完成	0
系腰带	容易完成	5
	勉强,完成困难	3
	无法完成	0
局部形态	无异常	5
	轻度异常	3
	中度异常	2
	重度异常	0

注：*外旋、内旋、后伸为 3 分

三、康复治疗

康复治疗目的是缓解疼痛和促进肩关节活动功能的恢复。宜采取综合治疗,早期以消炎止痛为目的,晚期则以恢复关节活动功能为主。

(一)运动疗法

用以改善肩部的血液循环及营养代谢,松解粘连,增强肌力,促进肩关节活动功能的恢复,防止肌萎缩。

1.徒手操:立位进行

(1)腰前屈,上肢自然下垂,做前后、左右摆动及画圈动作。

(2)面对墙,足尖距墙一定距离,将患侧上肢前屈上举触墙上移至最高处。

(3)患侧对墙,足与墙一定距离,将患侧上肢外展上举以指尖触墙上移至最高处。

(4)背靠墙,屈肘,将上臂及肘部靠拢体侧并贴紧墙面,以双拇指触墙,再反向触胸。

(5)双手体前相握,前屈上举过头顶,触枕部。

(6)双手背后相握,以健侧带动患侧内收,再以拇指沿腰椎棘突上移至最高处。

2.器械操:立位进行

(1)棍棒操:①双手体前握棒,臂前屈上举左右摆动。②双手背后握棒,臂后伸左右摆动,屈肘上提。③双手背后握棒,以健手握棒上端,患手反握棒下端,斜背棒并向健侧外上方拉推。

(2)吊环操,双手握住吊环,通过滑轮,以健肢拉动患肢外展和以健肢拉动患肢前屈上举。

(3)肩关节回转训练,面对回转训练器,调整手柄在滑动杠上的位置,使患肢伸直做绕环回转动作。

(4)肩梯操,面对或侧对肩梯,前屈或外展患肢用手指钩住阶梯牵拉患肩。

(5)拉力操,面对、侧对或背对拉力器,患手握住拉力绳柄,拉动训练患肩相关肌肉。

3.手法治疗

对肩周炎的手法治疗可以改善肩部的血液循环及营养代谢,缓解疼痛等临床症状,促进肩关节活动功能的恢复。依功能障碍的具体状况,选择针对性的手法技术,常用的手法有:

(1)前屈障碍:①前后向推动肱骨头,表示符号为 A、P、↑。②被动前屈活动。

(2)后伸障碍:①后前向推动肱骨头,表示符号为 P、A、↓。②被动后伸活动

(3)外展障碍:①头足向推动肱骨头,即 Caud ←→。②被动外展活动

每次应用 2~3 种手法,每种手法 60~90 秒,重复 3 遍。

4.按摩

按摩是中国传统医学治疗肩周炎的有效方法之一,现介绍常用手法如下:

(1)松肩:患者坐位,肩部放松。术者站于患侧身后,用拇指推、掌根揉、五指捏等手法沿各肌群走向按摩 5~10 分钟,手法由轻到重,由浅到深。

(2)通络:取肩井、肩架、肩贞、中府、天宗等穴,每穴按压 1 分钟,以患者有酸、麻、胀感为宜。

(3)弹筋拨络:同上体位,术者以拇指尖端垂直紧贴肱二头肌长头肌腱,在肱骨结节间沟内,沿肌腱走向横行拨络。然后再沿喙肱韧带拨络,用拇指和食、中指相对捏拿肱二头肌短头、肱二头肌长头、胸大肌止点等处,最后用捏揉手法放松局部。

(4)动摇关节:体位同上,术者与患手相握,用力抖动,边抖边做肩关节展收、屈伸、旋转、环绕等各方向的活动。另一手置患肩作揉捏,幅度由小到大,注意每次推拿应对其中一两个方位的摆动幅度要超过当时的活动范围,在下一次推时再选另两个方位。

(5)用抖法、搓法结束治疗。

按摩治疗每日 1 次,10 次为 1 个疗程。

(二)物理疗法

理疗能够改善肩部的血液循环及营养代谢,促进充血的消散、水肿的吸收,缓解肌肉痉挛,减轻疼痛,松解粘连。与运动疗法综合应用为宜。常用的物理疗法为:

(1)超短波疗法:宜用于早期,以消炎止痛。取患肩对置,微热量,15~20 分钟。

(2)微波疗法:宜用于早期,置圆形或鞍形辐射器于肩部,50~100W,15 分钟。

(3)超声波疗法:用于松解粘连,肩部接触法,$1.0~1.5W/cm^2$,10~15 分钟。

(4)调制中频电疗法:患肩对置,电量适度,20 分钟。

(5)电磁疗:置磁头于肩前、后部,交变或断续 20 分钟。

(6)红外线疗:肩部照射,20~30 分钟。

(7)蜡疗:肩部盘法,20~30 分钟。

(8)漩水浴:38~40℃,20~30分钟。

各种理疗法的疗程,宜每日 1 次,20~30 次为一疗程。

(三)药物疗法

1.消炎止痛膏

对于疼痛剧烈者,可适当选择应用。

2.封闭

以 1%普鲁卡因 2~5mL 加醋酸泼尼松 0.5~1mL,或其他针剂局部封闭,每周 1 次,共2~3次。

3.中药

(1)活血化瘀、通经活络、散寒祛湿药对症治疗。

(2)中药包局部湿热敷。

(四)针灸

选择针灸肩井、肩髃、肩髎、肩贞等穴位。另外,中医小针刀治疗肩周炎亦有明显疗效。

四、康复护理

(一)生活护理

工作要劳逸结合,注意局部保暖,特别应注意在空调房中时,不要坐在冷风口前,保护肩关节不受风寒,夏季夜晚不要在窗口、屋顶睡觉,防止肩关节长时间地受冷风吹袭。

(二)运动治疗

目前国内外治疗方法有运动疗法(含推拿、松动治疗)、理疗、口服药物、局部或关节腔药物注射、针灸、牵引等,均有一定的效果。但不管采用何种治疗,医疗体育是基础,只有依靠行之有效的锻炼,才有可能较快、较理想地恢复肩关节功能。

1.加强肩关节活动度练习,辅以肌力练习

通常采用主动运动,也可使用体操棒、肋木、吊环等做助力运动训练。要有足够的锻炼次数和锻炼时间,才能取得明显效果,一般每日要锻炼 2~3 次,每次 15~30 分钟。

2.Condman 钟摆运动

肩周炎早期的自我治疗:体前屈90°,健侧肢支撑于桌子上,患肢下垂向前后摆动,内外摆动,画圈摆动,幅度由小到大,手握重物,逐步加负重(1kg→3kg→5kg),每次 20~30 分钟,每天 1~2 次。本项运动适用于第Ⅰ、Ⅲ期的患者,既可通过运动改善关节腔内滑液流动,改善关节活动范围,改善疼痛,又可预防肩周炎后期的粘连。

3.体操棒训练

预备姿势:患者持体操棒于体前,两手抓握棒的距离尽可能大些,分腿直立。为防止以肩带活动代替肩关节活动,可用压肩带。动作:

(1)前上举,以健臂带动患臂,缓慢作前上举,重复 15~30 次。

(2)患侧上举,以健臂带动患臂缓慢作患侧的侧上举,重复 15~30 次。

(3)作前上举后将棒置于颈后部,并还原放下,重复 15~30 次。

(4)两臂持棒前平举,作绕圈运动,正、反绕圈各重复15～30次。

(5)将棒置于体后,两手分别抓握棒两端,以健臂带动患臂作侧上举,重复15～30次。

(6)将棒斜置于体后,先患侧手抓上端,健侧手抓下端,以健臂带动患臂向下作患肩外旋动作,重复15～30次,然后换臂,健侧手抓上端,患侧手抓下端,健侧臂上提作患肩内旋动作,重复15～30次。其他还可选用定滑轮装置,健臂辅助患肩做屈、伸、旋转活动等。

注意事项:①上述动作范围宜逐渐增大;②如一动作完成后感肩部酸胀不适,可稍休息后再作下一动作;③每一动作均应缓慢,且不应引起疼痛。

上述锻炼方法宜一日多次进行,如在家时,可因地制宜,根据以上原则和要领进行锻炼。

4.保护肩关节

在同一体位下避免长时间患侧肩关节负荷,例如患肢提举重物等;维持良好姿势,减轻对患肩的挤压;维持足够关节活动范围和肌力训练;疼痛明显时要注意患侧肩关节的休息,防止有过多的运动,同时避免再次发生疲劳性损伤;疼痛减轻时,可尽量使用患侧进行ADL技能的训练。

5.正确的体位

较好的体位是仰卧时在患侧肩下放置一薄枕,使肩关节呈水平位。该肢位可使肌肉、韧带及关节获得最大限度的放松与休息。健侧卧位时,在患者胸前放置普通木棉枕,将患肢放置上面。一般不主张患侧卧位,以减少对患肩的挤压。避免俯卧位,因为俯卧位既不利于保持颈、肩部的平衡及生理曲度,又影响呼吸道的通畅,应努力加以纠正。

6.关节松动术

主要是用来活动、牵伸关节,故本疗法对肩周炎有较好疗效。根据肩部病变程度,采用不同的分级方法进行治疗。对于关节疼痛明显的患者采用Ⅰ级手法,既有关节疼痛又有活动受限者采用Ⅱ、Ⅲ级手法,而关节僵硬或挛缩但疼痛不著者,则采用Ⅳ级手法,松动疗法每次治疗20分钟,每日或隔日一次,10天为1个疗程,每次治疗时要求患者尽量放松肩部,治疗后应进行主动肩部活动,例如配合行钟摆运动等。关节松动术适用于第Ⅱ、Ⅲ期的患者。

五、社区家庭康复指导

1.治疗原发病

如颈椎病、类风湿关节炎、骨质疏松症等。

2.加强生活护理

防受寒、防过劳、防外伤。尽量减少使用患侧的手提举重物或过多活动肩关节,以免造成进一步疲劳性损伤。

3.坚持运动训练

教会患者有效医疗体操的做法、肌肉完全放松运动、腹式深呼吸和局部自我按摩等。

4.改变患者对疼痛的认知

改变患者对疼痛的认知和处理过程来帮助患者学习自我控制和自我处理疼痛的能力。

第四节　腰椎间盘突出患者

腰椎间盘突出症(HLD)主要指腰椎间盘纤维环及软骨板的不全或完全断(破)裂,致使髓核向裂隙方向突出,对周围的关节、脊髓、神经根产生压迫而引起的一系列症状、体征。临床上 $L_4 \sim L_5$,$L_5 \sim S_1$ 突出占 90% 以上,年龄增大与发病率成正比关系。

一、流行病学

腰椎间盘突出症为临床上最常见的疾患之一,约占门诊下腰痛患者的 10%～15%,占骨科腰痛住院患者的 25%～40%。该病多见于青壮年,其中 80% 以上多见于 20～40 岁,约占 70%,但亦可见于 16 岁以下年幼者,70 岁以上高龄者也可出现,但高龄者多伴有椎管狭窄或神经根管狭窄;在男女性别间的发病率差异较大,男性多于女性,男、女比例约为 4∶1,推测其与男性患者劳动强度过大有关。

二、病因

1.椎间盘退行性变

椎间盘退行性变是本病发生的最基本的因素,无退变的椎间盘可承受 6865kPa 压力,而已退变的椎间盘仅需 294kPa 压力即可破裂。随着年龄的增长,纤维环和髓核含水量、透明质酸及角化硫酸盐逐渐减少,低分子量糖蛋白增加,原纤维变性和胶原纤维沉积增多,使髓核张力下降,失去弹性,椎间盘松弛、变薄,软骨板囊性变。

2.损伤

慢性劳损是加速椎间盘变性的主要原因,也是椎间盘突出的诱因。一次性暴力多引起椎骨骨折,反复弯腰、扭腰则易导致椎间盘损伤。

3.局部环境的改变

妊娠妇女因盆腔、下腰部充血,结构相对松弛,腰骶部承受了较大的重力,故易出现椎间盘损伤;有脊柱滑脱症、脊柱骨折或脊柱融合术等病史者也易出现椎间盘突出症。

三、分型

(一)按病变程度分

根据病变程度临床上按 CT 的表现分为:

1.椎间盘膨出

移位的髓核仍在纤维环内,但因纤维环张力减弱,髓核向外膨大。

2.椎间盘突出

纤维环已破裂移位的髓核已从裂隙突出,对相邻组织造成压迫。

3.椎间盘脱出

髓核离开突出的纤维环裂口,在椎管内下沉或贴附于神经或其他组织。

（二）按突出部位分

1.中央型

突出发生在椎体后中线,压迫硬膜囊,如体积大时还可压迫两侧神经或马尾,而出现相应区域的感觉减退或麻木。

2.偏侧型

最多见的突出物移向后外侧,体积大时甚至发生侧隐窝或椎间管的狭窄,压迫神经。引起一系列症状。

3.外侧型

突出发生在小关节外侧,就诊时常被忽略。

四、临床表现

（一）症状

1.下腰痛

是最早出现的症状。但也有的患者起始即为腰痛并腿痛或先出现腿痛后出现腰痛,这主要是由于疝出物压迫的神经不同所致疼痛,也可影响到臀部。常因咳嗽、喷嚏、体位改变、弯腰、久坐、久站和久行而加剧。

2.下肢放射痛或牵涉性痛

坐骨神经受到刺激,疼痛可放射到患侧及拇指过电样痛。牵涉性痛则为受损神经支配区的肌肉、关节同时出现疼痛。

3.感觉异常

突出的椎间盘压迫本体感觉和触觉纤维。患者可自觉下肢发凉,无汗或水肿。如压迫马尾神经可出现会阴麻木,刺痛,排便及排尿障碍,男性阳痿。严重者踇趾背屈肌力减弱,常出现患侧下肢肌萎缩。

4.运动障碍

由于腰和下肢僵硬、抽搐、无力,不能做某个动作,如坐时不能盘腿,行走时患肢不能像健侧一样足尖向前。

（二）体征

1.姿势异常

典型者表现为身体向前、向一侧倾斜,同时臀部向一侧突出。

2.腰部形态改变

患者站立时可见脊柱有侧弯,俯卧时可见到或触及腰肌紧张、腰部两侧形态不对称、腰部生理弧度减小或消失,其至出现反弓。

3.压痛、叩击痛、放射痛

病变部位、棘突间隙及椎旁约 1cm 处常有压痛,并可向同侧下肢放射,压痛不明显时,可用拳叩击患侧腰部,有时也可出现腰痛和放射痛。

4.直腿抬高试验阳性

患者仰卧,两膝伸直,徐徐抬高患肢,若在 60° 以内就有腰腿痛则称为直腿抬高试验阳性,本症患者阳性率约 90%。当抬腿到引起疼痛的位置时再使踝关节被动背伸,疼痛加重者称为直腿抬高加强试验阳性。

5.感觉异常

80%患者有感觉异常,腰 5 神经根受累时小腿前外侧和足内侧的痛、触觉减退;骶 1 神经根受压时外踝附近和足外侧痛、触觉减退。

6.肌力下降

约 70%～75%患者有肌力下降,腰 5 神经根受压时踝和趾背伸肌力下降,骶 1 神经根受压时踝和趾跖屈肌力下降。

7.反射异常

约 71%患者有反射异常,膝反射减弱多提示腰 3/4 椎间盘突出。

五、主要功能障碍

1.躯体活动受限

由于腰痛剧烈,腰部发僵,患者常不能弯腰、转身等。

2.步行能力障碍

下肢放射痛,轻者虽仍可步行,但步态不稳,呈跛行。重者需卧床休息,且喜欢采取屈髋屈膝、侧卧位。

3.日常生活能力下降

患者由于疼痛,不能久站、久坐,导致日常生活能力如沐浴、如厕、转移等功能受到限制。功能活动受损程度与病情严重程度成正比。

4.心理及社会交往能力障碍

由于疼痛和日常生活能力的下降,而导致患者的心理及情绪的障碍,患者易产生恐惧、焦虑等,同时对于外出、娱乐、运动等社交能力下降,甚至不能。

六、康复评定

(一)影像学检查

1.腰椎平片

腰椎平片检查操作简便,价格低廉,患者乐于接受。其最大优点不单是能为腰椎间盘突出症的诊断提供依据,更重要的是能除外腰椎的各种感染、骨肿瘤、强直性脊柱炎、椎弓崩裂及脊椎滑脱等许多亦能引起腰腿痛的其他疾病。

2.CT

CT 即计算机体层扫描(CT),由于 CT 分辨率高,能清楚地显示椎管内的各种软组织结构,因此在诊断腰椎间盘突出症及椎管其他病变中普遍受到重视。腰椎间盘突出的 CT 征象:①突出物征象;②压迫征象,硬膜囊和神经根受压变形、移位、消失;③伴发征象,黄韧带肥厚、椎体后缘骨赘、小关节突增生、中央椎管及侧隐窝狭窄。

3.MRI

椎间盘突出 MRI 有以下表现:①椎间盘脱出物与原髓核在几个相邻矢状层面上都能显示

分离影像;②脱出物超过椎体后缘 5mm 并呈游离状;③脱出物的顶端缺乏纤维环形成的线条状信号区,与硬膜及其外方脂肪的界限不清;④突出物脱离原间盘移位到椎体后缘上或下方。

(二)神经电生理检查

1.肌电图

当突出的腰椎间盘或粘连性束带压迫脊神经根时,早期为部分性损害,表现为多种电位。

2.诱发电位

下肢皮质体感诱发电位:一般来说,腰骶神经根受压时,窝电位正常,马尾电位正常或潜伏期延长,腰脊电位潜伏期均延长,波幅降低。

(三)VAS 疼痛评分(目测类比测痛法)

目测类比测痛法是用来测定疼痛的幅度和强度,它是由一条 100mm 直线组成。此直线可以是横直线也可以是竖直线,线左端(或上端)表示"无痛",线右端(或下端)表示"无法忍受的痛",患者将自己感受的疼痛强度以"Ⅰ"标记在这条直线上,线左端(上端)至"Ⅰ"之间的距离(mm)为该患者的疼痛强度。

(四)专科方面的评估

感觉功能:触觉,痛觉,本体感觉;运动功能:关节活动度(ROM),徒手肌力检查(MMT)。

七、康复护理措施

由于腰椎的功能由活动度、肌力、协调性和稳定性组成,康复护理应重点落在这几个方面。

康复护理原则:防治结合、动静平衡。所谓防:要防止发生,特别是防止复发,因而功能训练是长期的。所谓动静平衡:强调恢复脊柱的协调性与稳定性,即动态、静态的力学平衡。康复护理目的:缓解疼痛、降低肌肉痉挛、改善关节活动度、提高肌力、矫正姿势、改善功能。

(一)体位疗法

根据腰椎间盘突出症病因的不同,可分别选用不同的体位疗法,急性发作时,应采取平卧位,因为此时腰椎间盘压力最小;中央型突出,椎管明显狭窄者,应采取屈曲体位法,以牵拉后纵韧带,扩大椎管。其他姿势应以保持正常腰椎生理曲度位置为准,如卧硬板床、直立位活动等,避免弯腰久坐,以减轻腰椎间盘内压。

(二)肌力训练

神经根刺激症状消除后即应开始增强腰背肌及腹肌的练习,以恢复脊柱的稳定性,防止应力分布不匀。本病患者常有腰背及腹肌萎缩,进而加重脊柱不稳,使症状易于再发,如此反复,形成恶性循环。故必须进行腹背肌锻炼以打破这一循环。强力的腰椎屈伸及扭转躯干可引起椎间盘压力大幅度增加,应予限制。常用有 Mckenzie 式背伸肌训练及 williams 式前屈肌训练等。主要适用于亚急性期与慢性期。

设计腰椎间盘突出患者躯干肌肉训练时,宜将伸、屈肌作综合考虑,在全面增强的同时,无神经根刺激或当神经根刺激症状基本消除时,应做腰椎柔韧性练习,牵引挛缩粘连的组织,恢复腰椎活动度。练习包括腰椎屈伸、左右侧弯及左右旋转运动。以平稳、缓慢节奏进行,幅度尽量大但以不引起明显疼痛为度。宜在坐位进行,以便固定骨盆,排除下肢替代腰椎的运动。

症状消除后,在以上运动疗法训练基础上逐步增加躯干用力运动及提举重物的练习,以逐步重建从事体力劳动的能力,称为工作强化练习。也有学者主张在康复后期增加有氧训练,以纠正运动不足,增进整体健康。

(三)牵引

通常有骨盆牵引、自身体重悬挂牵伸等方法。对腰椎间盘突出而言,牵引之外力可使腰椎间盘内压下降,突出的髓核因间盘中心负压而暂时回纳,一旦外力去除之后,即便髓核再度突出,仍可能改变原突出物与神经根的相对位置关系,达到解除根性压迫,消除症状体征的目的。牵引中及牵引后应注意预防牵引反应。

(四)手法

运用各种手法治疗腰痛常有较好疗效,是我国传统医学特色之一,现在西方国家也获得普遍认可及应用。手法治疗的机制,主要是恢复脊柱的力学平衡。特别适用于腰椎间盘突出症等。但针对不同病因,应采用适宜的手法。

(五)理疗

腰椎间盘突出症急发时可选用局部冰敷(消肿止痛),亚急性期可用温热疗(促进局部血循,消除无菌性炎症,消除局部水肿)。治疗性超声,电疗如直流药物离子导入疗法(消除局部粘连、消除水肿等)、低中频电疗(消除局部肌痉挛等)、高频电疗(短波等),EMG 生物反馈等均可酌情选用。

(六)康复工程

1.配用内置支撑钢条的弹力腰围

可用于腰椎间盘突出症急性发作时,但应注意佩戴腰围虽然可以帮助腰部损伤患者减轻或消除疼痛,缓解疾病进程,提高生存质量。但在另一方面,腰围带来的某些负面影响也不可忽略:

(1)长期使用会使一些患者出现不同程度的失用性肌萎缩,从而增加腰椎间盘的不稳定性。

(2)会使患者产生身体上和心理上对腰围的依赖性。

(3)长期使用固定性强的腰围,还可能引起腰椎功能障碍。

(4)当某个部位被固定后,其他部位的运动会有代偿性的增加,因而可能引发邻近部位结构的疲劳性损伤。

为预防上述不良反应的产生,护理当中应特别注意:①根据疾病的不同程度、不同病程选择合适的腰围。②在不影响治疗效果的前提下,尽量缩短试用时间。③穿用期间,应在医师和治疗师的指导下,适时地脱下腰围进行适当的针对性训练,如腰背肌群的等长运动训练。④根据病情好转情况,及时更换固定性能减少的腰围或停止使用。

2.环境改造

按生物力学规律改造工作环境、家居环境,如:改造各种常用设施高度等,尽量减少弯腰。

(七)药物

腰椎间盘突出症急性发作时,可视疼痛程度选用非甾体类消炎止痛剂,如对乙酰氨基酚、双氯芬酸钠等。有肌痉挛时可加用肌松剂如氯唑沙宗等药物,局部有水肿时可加用脱水剂(甘露醇等)。

八、康复教育

对腰椎间盘突出症而言,预防复发是十分重要的。

(一)健康教育

1.良姿位

了解并维持正确的坐、立姿势,即保持正常的腰椎生理前凸。

2.脊柱调衡

需要长时间固定同一姿势或重复同一动作时,要注意定时改变和调整姿势和体位,并穿插简短放松运动。

3.节能技术

充分利用杠杆原理,学习省力的姿势动作。如搬动重物时尽量采取屈膝屈髋下蹲,避免直腿弯腰搬物。

4.避免二次伤害

避免在腰椎侧弯及扭转时突然用力,不能避免时,也应先做热身运动,以增强脊柱抗负荷能力。

5.肥胖者

应适当减肥。

(二)运动教育

正确的运动维持性训练对预防腰椎间盘突出症的发生,特别是预防复发有着极为重要的意义。但针对不同的病因,应选用适宜的训练方法,并定期随访。此外,特别推荐游泳运动。

(三)其他教育

1.营养

应保持足够的维生素、钙等的摄入量。

2.着装

避免穿高跟鞋,不能避免时也要尽量缩短连续穿着高跟鞋的时间,腰椎间盘突出症发作时应选用低跟或坡跟轻便鞋为宜。

3.家具

卧具应选硬板床,硬木高靠背椅子,且中下 1/3 处应加靠垫。

第五节　骨折患者

骨折是指由于各种原因导致骨的完整性遭到破坏和骨的连续性发生部分和完全中断。引起骨折的直接原因是直接暴力、间接暴力、肌肉拉伤、积累性损伤、骨骼疾病等,间接原因与年龄、性别、职业及全身或局部的疾病有关。根据骨折处是否与外界沟通,可分为闭合性骨折和开放性骨折。根据骨折的程度、形态,可分为不完全骨折和完全骨折。根据复位、经外固定后是否容易发生再移位,可分为稳定性骨折和不稳定性骨折。由于各种外伤引起的骨折称为外伤性骨折,由于骨骼本身的疾病(骨肿瘤、骨髓炎、骨质疏松等)在骨骼遭受轻微外力时发生骨折,称为病理性骨折。

一、临床表现

1.局部表现

骨折处疼痛、肿胀、出血、功能障碍,查体有骨折部位畸形、异常活动、骨擦音或骨擦感等特有体征。

2.全身表现

骨折可因大量出血、剧烈疼痛导致休克,开放性骨折合并感染时,会出现发热。

二、骨折的愈合

(一)骨折愈合过程

1.血肿机化期

这一过程约需 2~3 周,骨断裂后骨髓腔、骨膜下和周围软组织出血,形成血肿并凝结成块,以后逐渐机化,肉芽形成并逐渐纤维化形成纤维连接,即纤维性骨痂。

2.原始骨痂期

伤后 24 小时以后,断裂的外骨膜的成骨细胞和成软骨细胞开始发生,产生骨化组织,形成新骨,称骨膜内骨化。新骨的不断增多,紧贴在骨皮质的表面,填充在骨折断端之间,呈斜坡样,称为外骨痂。在外骨痂形成的同时,断裂的内骨膜也以同样的方式产生新骨,充填在骨折断端的髓腔内,称内骨痂。内、外骨痂沿着骨皮质的髓腔侧和骨膜侧向骨折线生长,彼此会合,不断钙化,两种骨痂愈合后即为原始骨痂。一般需要 4~8 周。

3.骨痂改造期

原始骨痂中新生骨小梁逐渐增加,且排列逐渐规则和致密,骨折断端经死骨清除和新骨形成的爬行代替而复活,骨折部位形成骨性连接。这一过程一般约需 8~12 周。

4.塑型期

随着肢体活动和负重,原始骨痂逐渐被改造成永久骨痂,骨小梁适应力学要求重新排列,骨髓腔重新沟通,最终恢复骨的正常结构。这个过程称为塑形,一般约需 2~4 年才能完成。

(二)骨折的临床愈合标准

局部无压痛,无纵向叩击痛,局部无异常活动;X 线摄片显示骨折线模糊,有连续性骨痂通过骨折线;功能测定,在解除外固定情况下,上肢能平举 1kg 重物达 1 分钟,下肢能连续徒步步行 3 分钟,并不少于 30 步。连续观察 2 周骨折处不变形,则观察的第 1 天即为临床愈合日期。

(三)骨折愈合的时间

骨折的部位和类型的不同,其愈合所需时间不同,成人常见骨折临床愈合时间见表 6-5-1。

表 6-5-1　成人常见骨折临床愈合时间参考表

部位	平均时间(周)	部位	平均时间(周)
掌骨骨折	2	肱骨外科颈骨折	7
肋骨骨折	3	胫骨骨折	7
锁骨骨折	4	胫腓骨骨折	8
尺、桡骨骨折	5	股骨干骨折	8
肱骨干骨折	6	股骨颈骨折	12

三、主要功能障碍及评定

(一)功能评定

1.关节活动范围测定

关节活动度测定包括受累关节和非受累关节,当骨折累及关节面时,需重点了解关节活动有无受限和受限程度,可用量角器测量,与健侧关节进行对比。

2.肌力测定

主要运用徒手肌力检查法,了解肌肉的力量。需重点了解受累关节周围肌肉的肌力。

3.肢体长度及周径测定

进行两侧肢体长度对比,了解骨折后有无肢体缩短或延长,肢体的围度有无改变,有助于判断肢体水肿或肌肉萎缩的程度。

4.步态分析

通过步态分析可了解下肢功能障碍程度,下肢骨折会影响下肢的步行功能。

(二)日常生活及活动能力

可采用 Barthel 指数评定量表或 FIM 评定法,对骨折患者进行 ADL 能力评定。

(三)感觉评定

通过深感觉及浅感觉的评定,了解有无神经损伤及损伤的程度。

(四)心理功能评定

骨折患者由于各种功能障碍不会在短期内改善,同时患者的 ADL 能力下降,可出现心理问题,如焦虑、抑郁、悲观等,可用抑郁评估量表(Beck 抑郁问卷、自评抑郁量表、抑郁状态问卷及汉密尔顿抑郁量表)及焦虑评估量表(焦虑自评量表、汉密尔顿抑郁量表)进行评估。

四、康复护理原则与目标

(一)康复护理原则

复位、固定、功能锻炼。将移位的骨折段恢复正常或近乎正常的解剖关系,重建骨的支架作用。在不影响骨折稳定性的前提下,早期、科学、合理地完成康复训练,进行软组织的舒缩活动。维持关节周围肌肉力量,尽早恢复关节功能。

（二）康复护理目标

1.恢复关节功能

促进骨折愈合、肿胀消退，维持关节活动度，减轻肌肉萎缩的程度。

2.恢复日常生活活动能力

尽可能早地进行日常生活活动训练，循序渐进。

3.预防及减少并发症

关节僵硬、骨化性肌炎、尺神经炎、创伤性关节炎、防止骨质疏松等，减少后遗症的发生，保证生活质量。

五、康复护理措施

（一）骨折初期康复护理

康复护理早期一般指伤后1～2周内。此期患肢肿胀、疼痛；骨折断端不稳定，容易再移位。应在有效固定保持骨折对位良好的基础上，完成康复训练，改善血液循环，促进血肿吸收和炎症渗出吸收，缓解疼痛，并保持软组织活动预防其纤维化。

1.局部处理

可用冰冻疗法减轻局部炎症反应，减轻水肿，缓解疼痛。抬高患肢，适当制动，用弹力带或弹力袜轻轻地包扎患肢，促进静脉回流。还可用充气压力治疗，减轻肿胀，预防深静脉血栓形成。

2.肌力训练

一般在骨折复位固定后，即可开始缓慢、有节奏的等长收缩运动，尽量大力收缩，然后放松反复训练，每日训练3次，每次5～10分钟，以不引起疲劳为宜。注意运动时骨折部位邻近的上下关节应固定不动。并注意对健侧肢体及躯干各肌群的肌力训练，尽可能维持其正常活动。

3.正常活动和呼吸功能训练

训练可改善全身情况，对绝对卧床的患者，应每天做床上保健操及呼吸功能训练。除骨折部位及其上下关节制动外，身体各部位均应进行正常活动，防止因长期制动和卧床引起的废用综合征，以及由于长期卧床引起的坠积性肺炎、压力伤等。

4.物理因子治疗

在骨外科处理48小时后可用物理因子疗法，常用的方法有光疗法、温热疗法、低频磁疗、超声波疗法、超短波疗法、冲击波等。

（二）骨折中期康复护理

中期康复是指骨伤后2周至骨折的临床愈合。此时患肢肿胀逐渐消退，疼痛减轻，骨折断端有纤维连接，骨痂逐步形成。此期康复训练应逐渐增加关节活动范围，并由被动活动逐渐变为主动活动。逐步增加肌肉训练强度，提高肢体活动能力，改善日常生活活动能力。

1.关节活动度训练

帮助、鼓励患者进行患肢近端和远端未被固定关节各个轴位上的主动运动，并逐渐由被动活动变为主动活动。伤后5～6周可由一个关节增加到多个关节的主动屈伸活动。上肢应注意肩关节的外展、外旋及手掌指关节、指间关节的屈伸练习，下肢应注意踝关节的背曲运动。

每日训练 3 次,每次 5～10 分钟。

2.肌力训练

此时可逐步加大肌肉训练强度,使肌肉有适度的疲劳感。在外固定解除后,可由等长练习过渡到等张收缩练习,并可加抗阻等张收缩练习。当肌力为 0～1 级时,可选用神经肌肉点刺激、被动运动、助力运动等;肌力为 2～3 级时,训练以主动运动为主,辅以助力运动或水中运动;肌力为 4 级时,进行渐进抗阻运动训练,但需保护骨折处,避免再次骨折。

3.物理因子治疗

可采用红外线、蜡疗等热效应治疗作为手法前的辅助治疗,能够改善血液循环,促进瘢痕软化。运用超声波、音频电疗软化瘢痕、松解粘连;还可用紫外线照射达到镇痛和促进钙盐沉积的目的。

4.日常生活活动能力训练

应尽早进行作业训练,上肢骨折可选择相应的作业治疗,增进上肢功能,改善动作技能技巧及熟练程度。尽可能让患者早期下床活动,必须卧床者每日做床上保健操以防压力伤、呼吸和循环等系统并发症。下肢主要进行行走和步态训练,促进运动功能恢复正常,从而提高患者日常生活活动及工作能力。

(三)骨折后期康复护理

骨折愈合后期康复是指临床愈合或已除去外固定后的康复,此期为骨折后 8～12 周,训练的目的是恢复受累关节的活动度,增强肌肉力量,进一步减轻瘢痕挛缩、黏连,恢复患者的肢体功能及日常生活活动能力。

1.关节活动度训练

运动疗法是恢复关节活动范围的基本治疗方法,本期可以主动运动为主,辅以助力运动和被动运动。主动运动时应循序渐进,以不引起疼痛为原则,对刚去除外固定,关节自主活动困难的患者,可先采用助力运动,以后随着关节活动范围的增大,可逐渐减少助力。对有组织挛缩或粘连严重,不能进行主动运动和助力运动者,可采用被动运动牵拉挛缩关节,动作宜平缓,勿引起明显疼痛,避免因暴力引起新的损伤。

2.肌力训练

本阶段可据肌力评定情况,选择肌力训练方式,逐步进行等抗阻训练,有条件可进行等速肌力训练。

3.关节松动术及功能牵引

对僵硬的关节可配合热疗进行手法松动术。治疗时一手固定关节近端,另一手握住关节远端,在轻度牵引下,按其远端需要的运动方向松动,使组成关节的骨端能在关节囊和韧带等软组织的弹性范围内发生移动。僵硬的关节可在进行手法松动的同时,将受累关节近端固定,远端沿正常关节活动方向加以适当力量进行牵引,牵引重量以患者感到可耐受的酸痛而不产生肌肉痉挛为度。每次 10～15 分钟,每日 2～3 次。对于关节中度和重度挛缩者,为减少纤维组织的回缩,保持治疗效果,在运动和牵引的间歇期,配合使用夹板、石膏托或矫形器固定患肢,随着关节活动范围的增大,夹板、石膏或矫形器等也应做相应的更换或调整。

4.日常生活活动能力及工作能力训练

随着关节活动度和肌力的恢复,可进行肢体复杂性和精确性的作业练习,改善动作技能技巧,增强体能,以恢复患者伤前的日常生活活动及工作能力,争取重返家庭或工作岗位。上肢可着重于完成各种精细动作的训练,下肢着重于正常负重和行走的训练。

(四)常见骨折的康复护理措施

1.锁骨骨折

成人无移位骨折,采用三角巾或颈腕带悬吊。有移位的骨折常需手法复位后用8字形绷带、石膏绷带或粘胶进行固定,固定后即可开始功能锻炼。伤后1~3周,康复措施如下:①卧位姿势治疗,宜采用仰卧姿势睡木板床,两肩中间垫高,保持肩外展后伸位。②进行肘、腕、手的屈伸及前臂的内外旋功能练习,可逐渐进行抗阻训练。③物理因子治疗,可选用超声波、超短波和红外线治疗。④肩关节训练,伤后4~7周,可利用器械进行训练,进行肩部的全方位的主动功能练习,并可逐渐进行抗阻训练。8周后,去除外固定进入恢复期。可开始做肩关节各个方向和各个轴位的主动运动、助力运动及抗阻运动,同时增大关节活动的幅度,如前屈后伸、弯腰画圈、手拉滑轮、爬墙摸高、抱头扩胸、后拉下蹲等。

2.肱骨外科颈骨折

伤后1~2周,对无移位的骨折用三角巾悬吊固定,以休息、制动为主,可进行腕关节背伸、屈曲及上臂肌群等长收缩练习。同时可配合红外线光、超短波等物理因子治疗。有移位的骨折经手术复位后,通常采用悬吊固定4周,限制肩关节活动。固定除去后积极进行肩关节及肩胛带的各个方向活动度练习及肌力练习。3~4周,以上肢主动运动为主,辅助肌力被动训练和关节活动度训练,防止过度外展、一外旋及内收。5~8周,以肩关节功能训练为主,主动运动训练辅以手法辅助练习,如前屈后伸、弯腰画圈、手拉滑轮、爬墙摸高、抱头扩胸、后拉下蹲等。

3.肱骨干骨折

复位固定后,患肢悬吊于胸前,肘屈曲90°。1周内主要是休息、制动,可以进行上臂、前臂肌群的等长收缩练习、握拳及腕关节屈曲活动。2~3周后,在上臂扶持下行肩、肘关节的主动和被动运动,不增加阻力,以患者感觉疲劳为度。4~6周后,在上述练习的基础上增加肩、肘、腕的抗阻运动训练,加强前臂的内外旋练习。6~8周后,可借助高吊滑轮、墙拉力器、肋木等器械进行功能训练。可配合红外线等物理治疗,由于有内固定物,慎用高频等物理治疗。

4.肱骨髁上骨折

常发生于儿童,骨折外固定后3~4天即可进行肩部摆动练习和指、掌、腕的主动运动。3~4周可加大肩关节活动,以主动运动为主,辅以部分抗阻训练。可配合物理因子及作业治疗。8周后,有手术内固定的小儿骨折可去除外固定,进行必要的关节活动及功能训练。由于肱骨髁上骨折易合并血管神经损伤,在训练及护理中需严密观察患肢远端有无血运障碍及感觉异常,及时给予处理。

5.尺桡骨干双骨折

复位固定后早期,手、腕可做主动屈伸活动训练,上臂和前臂肌肉作等长收缩练习。2~3周后开始肘关节屈伸运动,禁止前臂旋转运动。4~6周后增加肩、腕、手关节的抗阻训练,可适当进行作业治疗。8周后除去外固定,开始全面进行肩、肘、腕关节的屈伸训练,着重训练前臂的内外旋功能,可辅以器械进行抗阻训练。如"反转手"练习:手指伸直,肘关节屈曲,前臂旋前位,由腋下向前伸出,然后外展并旋后,继而旋前从背后收回腋下,再由腋下伸出,如此反复进行。

6.桡骨远端骨折

复位固定后,即指导患者进行用力握拳、充分伸展五指及掌指关节的主动屈伸运动,肩肘关节无阻力主动运动。2～4周后,增加肩肘关节抗阻训练,局部配合物理因子治疗。4～6周后,除去外固定,加强肩肘关节抗阻练习,练习腕关节的屈伸、尺侧偏斜和桡侧偏斜以及前臂旋转的活动和肌力训练。

7.股骨颈骨折

多见于老年人,无移位骨折,嘱患者卧床休息并辅以牵引。利用床上吊环,抬高上身及做扩胸运动,保持患肢在牵引下,做抬高臀部运动。伤后4周解除牵引,练习床边坐,患肢不负重步行,伤后3个月逐步增加患肢内收、外展、直腿抬高等肌力及关节活动度练习并逐步练习负重行走;有移位骨折,多采用加压螺钉内固定术。术后第1天行肺部深呼吸及咳嗽训练,做患肢各肌群的等长收缩练习,术后2周鼓励患者使用助行器,不负重行走。术后4周进行髋关节周围肌群的肌力训练、关节活动度训练、步态练习及日常生活能力训练。3个月至半年后,视骨折愈合情况,从用双杖逐步过渡到单杖,完成部分负重步行训练及大部分负重行走训练。在X线摄片提示骨折愈合、无股骨头坏死时,方可弃杖行走。

8.胫腓骨骨干骨折

术后当天开始足、踝、髋的主动活动度练习,股四头肌、胫前肌、腓肠肌的等长练习。骨折2周至骨折临床愈合期间,可开始做抬腿练习,在固定稳妥的情况下扶拐下床适当负重训练。6周后解除外固定,充分进行各关节活动练习,并练习行走。

9.脊柱骨折

单纯性脊柱骨折无须固定患者仰卧硬板床,骨折处垫软枕头,使脊柱过伸。3～5天后开始仰卧位躯干肌肌力训练,练习中应避免脊柱前屈与旋转。当急性症状缓解后约2周,患者可做仰卧位腰部过伸和翻身练习。6周后可起床活动,进行脊柱后伸、侧弯和旋转练习,避免背部前屈的动作与姿势。待骨折愈合后加强脊柱活动度和腰背肌肌力的练习强度。行手术内固定的患者,早期帮助患者开始做床上保健体操,进行躯干肌等长收缩练习。伴有脊髓损伤的脊柱骨折,应以有利于脊髓功能的恢复与重建为原则,脊柱不稳定性骨折,伤后及时手术,消除脊柱致压物,给予牢固的内固定。

六、健康教育

1.保持良好的心态

帮助患者缓解因骨折所产生的焦虑、恐惧等不良情绪,耐心介绍骨折后康复训练方法及意义,鼓励患者调适好心态,积极主动进行康复训练。

2.正确的功能锻炼

指导患者循序渐进、持之以恒地进行功能锻炼,根据骨折愈合情况及稳定程度,活动次数逐步增加,运动范围由小到大,骨折处负重循序渐进,避免因不恰当的锻炼引起意外发生。

3.教会自我观察病情

指导患者自我观察病情,特别是观察远端皮肤有无发绀、发凉,有无疼痛和感觉异常等,及早发现尽早处理。

4.合理饮食

由于长期卧床,易出现便秘,应给予易消化食物,鼓励患者多吃蔬菜和水果。加强营养,多食含钙较高的食物。适量的高蛋白、高热量饮食有助于骨折后骨折愈合和软组织修复。

5.注意保护皮肤

使用外固定时,教患者学会正确的固定方法,采用合适的松紧度,注意观察皮肤颜色,骨折伴神经损伤时,避免局部受压及其他外伤,避免使用热水袋及冰袋,造成皮肤烫伤或冻伤。

第七章　肿瘤放疗护理

第一节　概述

一、放射治疗概述

放射治疗在肿瘤临床中占有举足轻重的地位,是继手术之后的第二大治疗手段。约70％的肿瘤患者在治疗过程中需要放射治疗的参与。对早期肿瘤如鼻咽癌、喉癌、下咽癌、淋巴瘤、前列腺癌、宫颈癌等,单独的放射治疗可取得和根治性手术一样的结果,同时又完整地保留了患者组织、器官解剖结构的完整性,提高了患者的生活质量;对多数的中晚期肿瘤患者,通过术前放疗、术后放疗或与化疗的合理配合,可以明显降低肿瘤的局部复发机会,提高肿瘤的局部控制率,改善生存。

（一）放射治疗的历史

自从1895年伦琴发现了X射线,1896年居里夫人、贝克勒尔发现了镭,从而为肿瘤放射治疗学的兴起和发展奠定了基础。1898年已经开始利用镭射线来治疗人体浅表肿瘤的尝试,但一直到1922年才确定了放射治疗的临床地位。早年由于医疗技术及设备的限制,多是利用深部X线来治疗人体肿瘤,尽管对浅表肿瘤获得了较为满意的疗效,但对于深部肿瘤的疗效有限,而且并发症明显。20世纪50年代初随着60钴治疗机的成功研制与开发,明显提高了肿瘤的放射治疗疗效,而且放疗的并发症明显减轻。以后随着各种不同能量的加速器问世,并逐步成为放射治疗的主流设备。20世纪末,由于影像技术、放射物理、特别是电子计算机技术的发展,使得放射治疗的发展达到了空前飞跃;再者立体定向放射技术(如X刀、γ刀、赛博刀)也得到了飞速发展。CT模拟定位机、核磁模拟定位机以及逆向治疗计划设计系统,保证了上述治疗的实施。目前放射治疗已经由常规的二维照射阶段步入三维照射年代,从而达到精确定位、精确设计治疗计划及精确治疗。这些技术的实施,保证了肿瘤区得到高剂量均匀照射的同时、明显降低肿瘤周围正常组织的受量,从而在降低正常组织损伤的前提下,由于提高了肿瘤靶区的剂量而增加肿瘤局部控制率,从而提高生存率。

（二）放射治疗肿瘤的生物学原理

放射线对机体的作用很复杂,一般认为,放射线作用于生物体,能引起组织细胞发生电离作用,从而导致细胞死亡。

电离作用又分为以下两种:

（1）直接作用：是指射线直接作用于组织和细胞中的生物大分子DNA链，使之发生损伤、断裂而导致细胞死亡。

（2）间接作用：是指射线与生物组织内水分子作用产生自由基，这些自由基再与生物大分子作用使其损伤。

不同性质的射线所起的作用是不同的：高能量直线传递（LET）射线如质子、负π离子等以直接作用为主，而放射治疗常用的射线如各种不同能量加速器产生的X线、⁶⁰钴产生的γ线等属于低能量直线传递（LET）射线，间接作用是其主要损伤形式。

因为放射线对机体组织的作用有一定的选择性：对于越是生长旺盛、分化越差、越幼稚的细胞，放射线照射后受到的损伤就越大。

正是由于正常组织和肿瘤细胞在分化程度、生长特性的不同，因此在放射线作用下，正常组织和肿瘤细胞所受损伤的程度不同：肿瘤细胞受放射的损伤破坏大，不易修复，而正常组织所受损伤较轻，并且容易修复，能继续生存并保持其功能。这种对放射线引起的损伤程度、修复程度的差别正是利用放疗治疗肿瘤的生物学依据。

（三）放射治疗分类

放射治疗的种类众多，按照治疗方式分为外照射、内照射，按照治疗目的又分为根治性放疗、姑息性放疗以及与其他治疗手段相配合的综合治疗。

1.按照治疗方式分类

（1）外照射：又称为远距离放疗，治疗时放射源距离人体有一定的距离，是放射治疗的主要设备，如常用的深部X线治疗机、⁶⁰钴，以及各种不同能量的加速器等均为完成体外照射的工具。目前临床实施外照射的主流设备为直线加速器，可产生不同能量的高能X线、电子线、质子、重离子等，但常用的治疗射线以高能X线为主。

（2）内照射：又称为近距离放疗，按留置方式可分为暂时性留置或永久性置入两种。治疗时放射源通过特殊的设备置于患者瘤体内或紧贴瘤体表的照射，其特点是照射部位的剂量大小与距放射源距离的平方成反比，故照射区内剂量分布不均匀：距离放射源近的部位剂量高，远隔部位的剂量明显下降，临床上多用作体外照射间或体外照射后的补充手段，较少单独使用。

目前临床上常用的插值技术，即通过插值将放射源直接植入肿瘤体内，也是一种内照射技术。

2.按照治疗目的分为

（1）根治性放疗：是希望通过放疗达到彻底消灭肿瘤，使患者得到治愈的一种放疗。特点是照射范围较大，如同根治性手术一样，治疗时需要包括全部临床病灶、亚临床病灶及区域性引流病灶，并给予根治性剂量。

（2）姑息性放疗：对于病期较晚、病变范围较广泛、肿瘤对放射线不敏感，患者症状明显如出血、疼痛，以及年老体弱者，采用放疗的目的主要是控制肿瘤的生长、有效地缓解肿瘤引起的症状，延长生存期，提高患者的生存质量。其特点为放疗技术较为简单、照射野较小，放疗剂量较低。

（3）综合性放疗：是肿瘤综合治疗中的一种重要的治疗手段，主要用于局部区域晚期的肿瘤患者。放疗可与手术、化疗、热疗等治疗手段综合应用,可明显提高肿瘤的局部控制率,改善预后。其中与手术的配合又分为以下几种治疗手段:

①术前放疗:术前放疗主要用于非早期的肿瘤患者,患者有手术指征,但估计手术切除困难者。

一般而言,术前放疗可以提高手术切除率,提高肿瘤局部控制率,从而可望提高生存率。合适剂量的术前放疗如40～50Gy/4～5周并不明显增加手术的困难。但如果患者同时合并了同步化疗、靶向治疗或采用的为同步加量的调强放疗技术,则与常规单纯放疗技术相比,手术难度要增加,手术并发症也较为严重。

术前放疗的优点为:a.术前放疗可使瘤体缩小、粘连松解,减少手术困难、增加手术切除率,使原本不能手术的变得可以手术切除或原本可以手术的如肿瘤缩小明显而可行较为保守的手术;b.术前放疗可使肿瘤周围小的血管、淋巴管闭塞,从而减少术中医源性播散的机会;c.合适的术前放疗剂量如40Gy～50Gy并不增加术后吻合口漏及手术切口不愈合等并发症的发生率。

②术中放疗:是在手术过程中通过体外照射或插植内照射给予一次大剂量照射,使肿瘤区域内有较高的放射剂量而又对正常组织的损伤降低到最低程度,一般用于肿瘤较大、手术切缘不净、术后估计容易出现局部复发的患者。但因为此项技术的开展受到某些条件的限制,因此在多数医疗机构不能作为一种常规治疗技术。

③术后放疗:术后放疗主要用于局部区域晚期病变或手术切缘不净或安全界不够或多发淋巴结转移或术后局部复发率高的肿瘤。

术后放疗的优点为:a.术后放疗不耽搁手术时间;b.术后放疗可根据术中具体所见、手术切除情况、术后病理检查结果等,更精确地制定放疗的靶区;c.术后放疗可较术前放疗给予较高剂量的放疗,从而有效地控制肿瘤;d.临床研究已经证实术后放疗并不影响手术切口的愈合。

术后放疗的时间间隔由于肿瘤部位的不同而有不同的限定,在胸部、腹部肿瘤中如乳腺癌、食管癌、肺癌、直肠癌等,术后放疗的时间可在术后化疗3周期(如果有化疗指征)后进行,一般不超过术后半年的时间,如此对肿瘤的局部控制率无太大的影响。但在头颈部的肿瘤中,术后放疗的时间间隔应尽可能地缩短:术后放疗一般在术后2～4周开始,最迟不得超过6周。否则因为以下原因而导致术后放疗的局部控制率下降:一方面随着术后放疗与手术间隔时间的延长,由于手术区域内纤维瘢痕的形成造成局部血运变差,从而导致放射敏感性降低;另一方面随着时间的延长,残存的肿瘤细胞出现快速再增殖,引起肿瘤负荷增加,从而影响术后放疗的疗效。

(四)放射治疗在全身肿瘤治疗中的作用

放射治疗主要用于恶性肿瘤的治疗,它和手术、化疗共同组成肿瘤的三大治疗手段。

国内外的统计数字表明,70%左右的癌症患者在治疗过程中需要放疗的参与(单独放射治疗或与其他治疗手段的综合治疗),在目前恶性肿瘤(实体肿瘤)治愈率为55%的前提下,手术治疗贡献27%、放射治疗贡献22%、内科贡献6%,因此放射治疗和手术治疗一样,尽管属于局部治疗手段,但在肿瘤的治疗中占有重要的地位。放射治疗除用于恶性肿瘤外,还用于治疗一些良性肿瘤如垂体肿瘤以及其他多种良性疾病。

放疗的适应范围：

1.单纯根治的肿瘤

鼻咽癌、口咽癌、早期喉癌、下咽癌、淋巴瘤、髓母细胞瘤、基底细胞癌、不适合手术的早期肺癌、食管癌，以及早期前列腺癌、宫颈癌等。

2.与手术综合治疗

主要用于局部区域晚期肿瘤，采用术前、术中、术后放疗，可以明显改善提高手术的局部区域控制率、改善预后，如中晚期鼻腔、鼻窦癌、肺癌、食管癌、胃肠道癌、软组织肉瘤等。

3.与化疗合并治疗肿瘤

小细胞肺癌、中晚期恶性淋巴瘤、高度恶性肉瘤等。

4.姑息性放疗

主要用于晚期肿瘤患者的姑息减症放疗，可以有效缓解症状、改善患者的生存质量，如骨转移灶的止痛放疗、脑转移病灶的放疗控制、肿瘤慢性出血的止血作用。

放射治疗不仅可以治愈肿瘤，而且还可以保护正常组织功能，如面部皮肤癌、舌癌、喉癌等，治疗后可以保留容貌，并保持进食、发声等功能。这是其他疗法不易达到的。

放射治疗多年以来一直为常规分割方式，即每周放疗 5 次，一天一次，每次 1.8Gy～2Gy，连续照射。总的治疗剂量根据肿瘤发生的具体部位、病理类型、临床分期、放射敏感性等多种因素而决定，一般在 60～70Gy/30～35 次的范围内；而术前放疗剂量 40～50Gy/20～25 次，术后放疗剂量 50～60Gy/25～30 次。

二、放射治疗的方法及选择

（一）外照射（远距离放射治疗）

照射装置远离患者，射线通过人体表面及体内正常组织到达瘤组织，故也称为外照射。这是目前放射治疗中应用最多的方法。体内的剂量分布取决于射线的类型（X 线，电子线）、能量、源皮距、体内组织的密度等。其中立体适形放疗（3DCRT）和调强放疗（IMRT）是当今肿瘤放疗最先进的技术。立体定向放射治疗的出现使得放射治疗进入了新的阶段——精确治疗阶段。IMRT 的特点：精确定位、精确计划、精确照射的方式，达到"四最"即靶区接受的剂量最大、靶区周围正常组织受量最小、靶区的定位和照射最准及靶区内剂量分布最均匀。

1.外照射（远距离放射治疗）常用放射源

外照射常用放射源为高能 X 线、高能电子线及 ^{60}Co。

2.外照射（远距离放射治疗）照射方式

（1）常规分割放射治疗：每天治疗 1 次，每周 5 次，疗程 4～8 周。既有足够放射剂量控制肿瘤，也最大程度避免放射急性反应。

（2）超分割放射治疗：是指 1 天 2 次，但每次分割剂量低于常规剂量，间隔 6 小时以上。总剂量增加 15%～20%，超分割放疗能保护晚期反应组织，增加对肿瘤的杀灭效应，从而提高了肿瘤的治疗增益比。

（3）加速超分割放疗：用比常规分割分次量小的剂量，增加分次次数，总剂量提高而总疗程缩短，适应快速增殖的肿瘤。

（4）三维适形放射治疗：在照射野方向上，使高剂量区分布的形状在三维方向上与病变（靶区）形状一致，减少肿瘤周围组织的放射剂量，提高肿瘤照射量，提高治疗增益比的物理措施，是一种高精度的放疗。其不足是剂量分布的均匀性不理想。

（5）调强适形放射治疗：简称调强放疗，是目前放射治疗最先进的技术，它以直线加速器为放射源，由立体定位摆位框架、三维治疗计划系统、电动多叶准直器等部分组成，调强适形放射治疗是照射野形状和肿瘤形状相适合，照射的最终剂量分布在三维方向上与肿瘤的形状一致。调强放射治疗是采用精确定位、精确计划和精确照射的方式，其结果可达到"四最"的特点。其临床结果可明显增加肿瘤的局部控制率，并减少正常组织的损伤，提高了治疗增益比。适用于颅内肿瘤、头颈部肿瘤、脊柱（髓）肿瘤、胸部肿瘤、消化、泌尿、生殖系统肿瘤、全身各部位转移癌。

（6）X（γ）-刀立体定向放疗：利用立体定向技术进行病变定位，多个小野三维集束照射靶区，给单次大剂量照射致病变组织破坏的一种治疗技术。X-刀和 γ-刀是集立体定向技术、影像学技术、计算机技术和放射物理技术于一体的一种大剂量放疗，在一定条件下能获得类似手术治疗的效果，也称立体定向放射外科。其优点是患者痛苦小，并发症少，术后恢复快。多适用于头部治疗，X-刀适用病变直径$<5cm$，γ-刀适用病变直径$<3cm$。其一次大剂量照射可直接导致内皮细胞损害和微循环障碍，导致明显神经元变性和灰质坏死。照射后病理学改变是一种凝固性坏死，坏死区最后被增生的胶质瘢痕代替，在坏死区和瘢痕区伴有水肿。放疗反应的出现主要与病灶周围正常组织接受一定放射剂量的散射有关，使组织内血-脑屏障暂时破坏，引起局部血管源性脑水肿等反应。通常发生在治疗后 $1\sim6$ 个月，及时治疗，大多数病例可恢复。

（7）全身放疗：全身照射的主要作用为联合化疗的抗癌作用和免疫抑制作用即尽可能杀灭体内残留的恶性肿瘤细胞或骨髓中的异常细胞群。抑制受者的免疫反应，减少排斥；腾空骨髓的造血细胞笼，以利造血干细胞的植入，使移植的净化造血干细胞在骨髓空间中增殖、分化、重建正常造血功能及免疫功能，保证造血干细胞移植的成功。主要应用于急性白血病、霍奇金淋巴瘤、骨髓瘤等疾病骨髓移植前的预处理。

（二）近距离照射（含腔内治疗）

又称内照射。是把密封的放射源置于需要治疗的组织内（组织间治疗）或人体天然体腔内（腔内治疗）。放射源与治疗靶区的距离为 $0.5\sim5cm$。临床上多用作外照射的补充治疗手段。内照射技术包括腔内或管内、组织间、手术中、敷贴及模治疗等。常用的放射性核素有 ^{55}Cs、^{192}Ir、^{60}Co、^{53}I、^{103}Pd。适用于人体自然腔隙，如宫腔、阴道、鼻咽和食管等。和外照射比较，近距离治疗具有治疗距离短，周边剂量迅速跌落等特点，因此，可以提高肿瘤照射量而有效地保护正常组织和邻近的重要器官。治疗部位的功能保持也比单纯外放射要好。

（三）同位素核素治疗

同位素核素治疗是利用人体的器官、组织对某种放射性同位素的选择性吸收的特点，将该种同位素经口服或静脉注射的方式进入人体内进行治疗。如 ^{131}I 治疗甲状腺癌等。由于放射源是开放的,防护要求更严格。

三、放射治疗的效果及评价

对肿瘤治疗效果的判定,不同学科采用的标准有所不同,如内科常用 RECIST 标准,而放疗常用的为 WHO 延续至今的传统标准,临床应用过程中注意甄别。两者的区别为:

疗效	WHO(病灶的两个最大垂直径乘积的变化)	RECIST(病灶单一最长径总和的变化)
CR(完全缓解)	全部病灶消失并维持 4 周	全部病灶消失并维持 4 周
PR(部分缓解)	病灶缩小≥50%并维持 4 周	病灶缩小≥30%并维持 4 周
SD(稳定)	病灶变化在 PR、PD 之间	病灶变化在 PR、PD 之间
PD(进展)	病灶变大≥25%	病灶变大≥20%

尽管标准不一,但主要是根据肿瘤变化的程度进行评判,且不同的时间评判会有不同的结果。如放疗结束、放疗结束 1 月、3 月评判可能会有不同的结果:对放射治疗敏感的肿瘤放疗结束肿瘤即有可能完全消失,即达到 CR 标准;但相当一部分肿瘤是放疗结束以后肿瘤缓慢消退,因此部分患者是在放疗结束 1~3 月才达到肿瘤的完全消失。

第二节　各种放射治疗技术

一、放射治疗的方法

放射治疗的原则是最大程度地消灭肿瘤,同时最大程度的保护正常组织。按放射治疗目的可分为根治性放疗、姑息性放疗和综合性治疗。

1.根治性放疗

希望通过放疗彻底杀灭肿瘤,患者生存较长时间而无严重后遗症发生。放射治疗剂量与周围正常组织的耐受量相近,常采用常规和非常规分割放疗。根治性放疗首选的肿瘤为头面部皮肤癌、鼻咽癌、扁桃体癌、口咽癌。通过根治性放疗获得满意疗效的肿瘤为口腔癌、喉癌、精原细胞瘤、霍奇金淋巴瘤、宫颈癌、食管癌、肺癌,放疗已作为主要治疗手段。

2.姑息性放疗

指对一些无法治愈的晚期肿瘤患者,经过给予适当剂量的放疗,达到缓解某些症状、解除痛苦和适当延长患者生存时间的目的。其特点为一般采用单次剂量较大、次数较少的分割照射方式,总剂量是肿瘤根治量的 2/3。姑息性放疗效果显著,可转为根治性放疗。姑息性放疗适应于对放疗敏感有远处转移的肿瘤,因肿瘤引起的症状如出血、梗阻、疼痛、神经症状等,肿瘤转移灶如脑转移、骨转移等。

3.综合性治疗

为提高肿瘤治疗效果,目前采用综合治疗的方法如放疗与手术的综合治疗(包括术后放疗、术前放疗、术中放疗),放疗与化疗的综合治疗(包括序贯疗法、同步疗法、交替治疗),放疗与热疗的综合治疗(热疗能提高放疗敏感性),放射保护剂(能选择性对正常组织进行保护)。

二、放射治疗的适应证、禁忌证

1.适应证

恶性肿瘤放疗按照肿瘤治疗原则、放射治疗治愈率、放射性损伤发生概率及患者的全身情况,具体问题具体分析,制定正确的治疗方案。各系统中不同种类的肿瘤有消化系统、呼吸系统、泌尿系统、乳腺癌、神经系统、皮肤及软组织恶性肿瘤、骨恶性肿瘤、淋巴类肿瘤等。

2.禁忌证

(1)恶性肿瘤晚期呈恶病质。

(2)心、肺、肾、肝重要脏器功能有严重损害者。

(3)合并各种传染病,如活动性肝炎、活动性肺结核。

(4)严重的全身感染、败血症、脓毒血症未控制。

(5)治疗前血红蛋白$<60g/L$,白细胞$<3.0\times10^9/L$,血小板$<50\times10^9/L$,没有得到纠正者。

(6)放射中度敏感的肿瘤已有广泛转移或经足量放疗后近期内复发者。

(7)已有严重放射损伤部位的复发。

三、放射治疗的流程

1.临床诊断

(1)完善治疗前的临床检查及诊断:除病史、检验报告和身体评分外,做到更精确的治疗计划,要确实了解肿瘤原发灶和淋巴结侵犯的范围,行骨骼扫描(ECT)、计算机扫描(CT)、磁共振(MRI)及阳离子放射性断层摄影(PET)等是必要的。

(2)放疗前的准备:放疗前做好充足准备,减少放疗副反应,如头颈部放疗患者,放疗前需清洁牙齿,治疗口腔炎症,要常规拔除深度龋齿和残根,去除金属冠齿等,待伤口愈合后方可进行放疗。纠正贫血、恶病质或化疗后的骨髓抑制后行放疗。

2.制订放疗计划

(1)确定放疗目的:根据肿瘤类别、位置、大小、侵犯部位、恶性程度和患者的状况,制订治疗计划,再依据治疗计划是根治放疗、姑息放疗或综合治疗来设计适合患者的治疗方案,选择放疗的机器、方法、照射野的大小、距离、方向、深度、次数、分次量、总剂量等。

(2)制订放射治疗计划:通过模拟定位机、放疗计划系统(TPS)使医师能更精确的计划治疗范围及剂量,辅以多叶片准直器、外模(是以纤维聚酯制成,在常温为硬网板,遇热软化,软化后套在头部、颈部或胸部,医师可在外模上做标记,其优点为使照射野固定不偏移,无需在患者皮肤上标记)以达到较佳的疗效及较小的不良反应。

3.实施放射治疗

放射治疗一般以分段、分次治疗法为主,外照射通常是每天治疗 1 次,每周 5 次(周 1~5),每次照射约数分钟,全部疗程4～8周。超分割放疗是1天2次,上、下午照射,至少间隔6小时。体外照射由放疗技师执行,第一次放疗医师参与放疗技师放疗,执行与摆位,拍验证片,使得治疗严格按治疗计划要求执行。以后在治疗期间,医师每周为治疗中患者检查1次,核对放射治疗单,统计剂量或拍摄验证片,观察患者反应、肿瘤消退的程度(必要时更改治疗计划)。

四、各种放射治疗技术

1.三维适形放射治疗和调强放射治疗

肿瘤放疗追寻的目标是不断提高其治疗的适形性。适形放疗技术包括了三维适形放射治疗(3DCRT)、调强放射治疗(IMRT)和生物适形(BCRT)等技术,代表了现代肿瘤放疗技术发展的方向。

3DCRT为初级的适形放疗技术,是通过对肿瘤靶区采用多角度、多野共面和(或)非共面的照射,而每个照射角度对应肿瘤大小而设计照射范围,从而达到几何形状与肿瘤靶区形状相接近,产生相对优越的物理剂量分布的优势。IMRT在肿瘤靶区内可产生0%～100%不同剂量强度独立区域,通过调整靶区内剂量强度的分布,可以产生几乎所有形状的剂量分布,能更好达到肿瘤靶区内高剂量而周边正常组织和器官为低剂量的优越剂量分布。可以看出,从3DCRT到IMRT,再进一步到BCRT,放疗的适形性进一步提高,适形水平也从几何形向生物适形发展。

2.立体定向放射治疗

立体定向治疗包括立体定向放射手术(SRS)和立体定向放疗(SRT)两类,两者均是借助于立体定向技术而发展起来的。所谓立体定向技术是应用先进的影像学技术(如CT、MRI、DSA、X线等)确定病变和邻近重要组织、器官的准确位置和范围的一项技术。SRS是应用立体定向技术进行病变的定位,用小野集束照射靶区,给单次大剂量照射导致病变组织破坏的一种治疗技术。所谓的X线和^{60}Co放射性核素产生的γ射线是进行SRS治疗技术的商品名。SRT是应用立体定向技术进行病变的定位,用小野分次照射技术而达到使病变组织破坏的一种技术。

(1)立体定向放射治疗的剂量分布特点:SRS和SRT治疗过程类似,均需要经过病变定位、计划设计和治疗实施3个过程。SRS和SRT剂量分布的共同特点:小野集束照射,剂量分布集中;靶区周边剂量变化梯度较大;靶区内及靶区附近的剂量分布不均匀;靶区周边的正常组织剂量很小。正是由于立体定向治疗的剂量学特点,因此该种治疗模式对靶区位置和体积的要求相对于剂量学的要求更高,否则会造成严重的靶区遗漏和正常组织遭受意外照射现象。

(2)立体定向放射治疗临床应用指征

①SRS(也称γ刀治疗)的临床应用指征:颅内小的、深部动静脉畸形;颅内小的(直径≤3cm)良性肿瘤,并与视神经、丘脑下部、脑干等重要结构有间隙者;单发脑转移,直径≤3cm;与全脑联合放疗后失败,病灶小,为缓解临床症状者。

②SRT(也称X刀治疗)的临床应用指征:靶区界限明确,肿瘤范围≤5cm;作为外照射补充进行剂量递增试验者;作为放疗后失败者的姑息对症治疗;对部分区域可作为根治性治疗

措施。

3.赛博刀

赛博刀是一种新型立体定向放射治疗机,赛博刀又名射波刀,它整合了影像引导系统,高准确性机器人跟踪瞄准系统和射线释放照射系统,可完成任何部位病变的治疗。是现代肿瘤精准放疗的一种。射波刀拥有灵活的机器手臂,可以360°旋转,还可以做到多个病灶同时治疗,最大的特点就是可以做到呼吸追踪,尤其是治疗体部肿瘤中的肺部、肝部、胰腺、前列腺、颅内肿瘤等。

(1)赛博刀治疗的特点:由于人体的呼吸造成肿瘤也会跟随运动,造成照射治疗的偏差,但是赛博刀治疗不必担心这个,赛博刀完全可以做到跟随治疗,时刻紧跟肿瘤的移动而移动,使肿瘤时刻接受足量的剂量,所以更有效的杀死癌细胞,治疗效果要比其他治疗更好,再一个优点就是对肿瘤周围的正常组织起到保护作用,不良反应更小,几乎没有。赛博刀(射波刀)的诞生,意味着肿瘤患者在治疗效果上会有更大的提升,为肿瘤患者开创了完全无创伤的肿瘤治疗方法,尤其是年迈的患者、不能手术的、不愿意手术的、有其他心脑血管疾病的患者,赛博刀(射波刀)治疗是他们最佳选择。

(2)赛博刀(射波刀)的优势

①治疗精准:准确的射波刀是一种可以治疗全身肿瘤的高精确影像引导放疗设备,根据部位的特殊结构,选取不同的追踪方式,在影像引导下轻松实现肿瘤的高精确照射治疗。射波刀的呼吸追踪系统可以与肺癌患者的肺部运动同步进行治疗,治疗精准临床总误差<1.3 ± 0.2mm。

②无痛无创:非侵入性治疗射波刀治疗无需开刀手术和安装头架,减少了患者在手术过程中存在的风险和更少的术后并发症,同时免除了患者在治疗中的疼痛。

③治疗时间短:射波刀治疗肿瘤只需要1～5次的照射,不需要住院,患者可以快速恢复正常生活,而传统放射治疗和外科手术则需要几个月甚至一年以上才能完全恢复。

④射波刀不良反应小:射波刀能最大限度地保护肿瘤附近的正常组织,将放射线精准投射到肿瘤上,保证肿瘤周围正常组织细胞及重要器官不受辐射损伤。

4.陀螺刀

陀螺刀全称为"陀螺旋转式^{60}Co立体定向放射外科治疗系统"陀螺旋转式^{60}Co立体定向放射外科治疗系统是目前世界上最先进的精确放疗设备之一,它采用了航天陀螺仪的旋转原理,将^{60}Co聚焦放射源安装在两个垂直方向同步旋转的陀螺结构上。其陀螺旋转三次聚焦形成的特有的"陀螺峰"剂量场,超越了质子和重离子的"布拉格峰"形成的剂量场,高精度的自动化控制达到了国际领先水平。该放疗系统性能超越了售价近亿美元的质子治疗系统,具备强有力的市场竞争力。最新研制的陀螺刀的升级产品,又将最先进的医学影像自动跟踪技术、热增敏技术、弹珠填充调强技术巧妙地结合起来。

(1)陀螺刀治疗肿瘤的原理:陀螺刀^{60}Co放射治疗是目前世界上最先进的精确放疗方法,它采用航天陀螺仪的旋转原理,将^{60}Co聚焦放射源安装在两个垂直方向同步旋转的陀螺结构上,利用放射线杀伤、杀死肿瘤细胞,具有无创伤、非全麻、不开刀、不出血、不感染等优点。故是目前恶性肿瘤的主要治疗手段之一。

（2）陀螺刀的主要特点

①图像数据输入：支持 DICOM 3.0 标准和多种图像数据输入方法，包括网络连接电子数据传输，磁介质传输，视频采集和扫描输入等；支持电子数据图像和扫描图像并存；图像数据处理和三维显示：图像的灰度、直线距离、体积的测量和显示；不同断层图像序列间的交互重建和剖切显示；外形、靶区和重要器官等多目标的三维重建以及原始图像数据的融合显示。

②照射计划设计：提供焦点的使用设计功能，采用了快速和精确计算剂量分布的物理方法，使得设计更加快捷、准确；支持重要器官遮挡方案的自动设计和三维显示评估；支持患者的多计划设计和计划数据的相互拷贝。

③剂量评估和输出治疗报告：支持多种剂量评估方法，如 Profile、DVH 等；可打印输出所有的治疗计划数据、评估图形和图像，输出治疗控制文件。

（3）陀螺刀治疗肿瘤的优势：陀螺刀^{60}Co 放射治疗是目前世界上最先进的精确放疗方法，它采用航天陀螺仪的旋转原理，将^{60}Co 聚焦放射源安装在两个垂直方向同步旋转的陀螺结构上，利用高精度的自动化控制程序准确地杀死肿瘤细胞。陀螺刀是利用放射线杀伤杀死肿瘤细胞，具有无创伤、非全麻、不开刀、不出血、不感染等优点，故而是目前恶性肿瘤的主要治疗手段之一。

5.重粒子治疗

深部 X 线、^{60}Co-γ 射线、加速器的 X 线均为电磁辐射粒子，称为光子。光子和电子因其质量较小，称为轻粒子。快中子、质子、π 负介子以及氮、碳氧、氖离子等，因其质量较大，称为重粒子。这些重粒子一般在回旋加速器中产生。重粒子放疗被普遍认为是迄今最理想的放疗技术。质子线不同于^{60}Co 发射的 γ 射线和高能 X 线的物理学特征。^{60}Co 的 γ 射线和高能 X 线等 LET 射线进入人体内后的剂量是逐渐衰减。而质子线进入体内后剂量的释放不多，而在到达它的射程终末时，能量全部释放，形成所谓的 Bragg 峰，而在其深部的剂量近于零。这种物理剂量分布的特点，非常有利于肿瘤治疗。把 Bragg 峰置于肿瘤，则在肿瘤的前部正常组织所受的剂量是肿瘤的 1/4，而肿瘤后方的正常组织没有受到照射。Bragg 峰较狭，一般只有数厘米，而治疗的肿瘤前后径（厚度）较大，因此必须根据肿瘤的厚度来扩展 Bragg 峰（SOBP）。现代的质子放疗融合了光子放疗的 3DCRT 和 IMRT 技术，能达到高度的肿瘤放疗的适形性。最高级的照射是笔形束扫描技术，能达到理想的适形照射。

（1）重粒子治疗的特点

①以质子束和氖离子束为代表，在组织内形成布拉格峰型百分深度剂量分布，以物理方式改善了靶区与正常组织间的剂量比例。

②以快中子为代表，由于其传能线密度（LET）值高，以生物方式改善了肿瘤组织与正常组织的射线效应。

③以重离子为代表，它们既具有布拉格峰型剂量分布，又具有 LET 值高，兼备物理和生物的双重优势。除质子外，所有重粒子的 LET 值都较高，故重粒子又称高 LET 射线。除快中子不带电以外，所有其他粒子都带电。带电粒子的物理特点之一就是在组织中、水中或其他介质中具有一定的射程。当粒子束射入介质时，在介质表面，能量损失较慢，随着深度增加，粒子运动速度逐渐减低，粒子能量损失率突然增加，形成电离吸收峰，即布拉格峰，然后当粒子最后静

止时,能量损失率急剧降为零。

(2)重离子放疗的特征:在肿瘤放疗中涉及的重离子有氦离子、碳离子、氖离子、氮离子、硅离子等。重离子线既具有质子线的物理学特征,又具有比质子更强的杀灭抵抗放射肿瘤细胞的能力。

①重离子线有 5 个物理学特征:a.重离子线是高 LET 射线。在其穿越物质时,在每单位射程上损失的能量较大,如 430MeV 的碳离子(^{12}C)的 LET 是 $245\sim280keV/\mu m$,所以^{12}C 线是致密电离辐射;b.重离子线进入人体后的深部剂量分布和质子类似,但重离子线在 Bragg 峰后有一个"尾巴",即存在一定的剂量;c.重离子线的横向散射较少;d.重离子带有电荷;e.重离子线照射后可进行 PET。

②重离子线有 3 个放射生物学特征:a.重离子线的 RBE 较大,重离子线在其射程 Bragg 峰处造成 DNA 双链断裂的比例高,但是 Bragg 峰前的坪区,其 RBE 近似于 1.0;b.重离子杀灭肿瘤细胞时对氧依赖小,重离子在 Bragg 峰处射线杀伤肿瘤或对正常细胞的损伤并不依赖氧的存在,因此氧增比(OER)小;c.细胞周期各时相对重离子线的敏感性相差很小,在 Bragg 峰区射线的细胞致死效应几乎不受细胞周期时相的影响,S 期细胞的放射抵抗性消失。

6.质子放疗

(1)质子放疗的特征:质子线属于低 LET 射线,它的生物学特性基本和光子放疗相同,对细胞 DNA 的损害绝大部分是 DNA 的单链断裂,因此存在亚致死放射损伤和潜在放射损伤的修复。放射生物学的研究表明,它的生物学效应略高于^{60}Co 和高能 X 线。若以^{60}Co 质子线的生物学效应为标准,则质子线的坪区和 Bragg 峰区的 RBE 基本相同。由于质子线属于低 LET 射线,所以该射线杀灭肿瘤乃依赖于氧的效应,对缺氧细胞的杀灭效应差,氧增强比(OER)为 $2.5\sim3.0$。

(2)质子放疗临床治疗适应证

①不适合手术的Ⅰ～Ⅲ期肺癌。

②颅底肿瘤如脊索瘤、软骨肉瘤。

③消化道肿瘤如原发性肝癌、食管癌。

④眼部肿瘤和良性疾病。

⑤中枢神经系统肿瘤如星形胶质细胞瘤、孤立的脑转移灶、垂体瘤、脑动静脉畸形、脑膜瘤、听神经瘤。

⑥头颈部肿瘤如鼻咽癌、局部晚期的口咽癌。

⑦盆腔肿瘤如前列腺癌、子宫肿瘤及其他不能切除的盆腔肿瘤。

7.放射性粒子组织间近距离治疗肿瘤

放射性粒子植入治疗技术简称"粒子植入",是一种将放射源植入肿瘤内部,让其持续释放出射线以摧毁肿瘤的治疗手段。粒子植入治疗技术涉及放射源,其核心是放射粒子。现在临床运用的是一种被称为^{125}I 的物质。每个^{125}I 粒子就像一个小太阳,其中心附近的射线最强,可最大限度降低对正常组织的损伤。放射性粒子植入治疗技术主要依靠立体定向系统将放射性粒子准确植入瘤体内,通过微型放射源发出持续、短距离的放射线,使肿瘤组织遭受最大限度杀伤,而正常组织不损伤或只有微小损伤。专家认为,相比其他肿瘤治疗技术,放射性粒子植入治疗技术本身技术含量并不高、难度并不大。但由于直接植入人体内,而且是放射源,所以要严格把握适应证。

粒子植入治疗可以追溯到 20 世纪初。早在 1909 年,法国巴黎镭放射生物实验室就利用导管,将带有包壳的镭置入前列腺,完成了第一例近距离治疗前列腺癌。但早期技术由于剂量掌握不当,会造成患者直肠严重损伤,所以运用并不广泛。直到 1931 年,瑞典研究人员提出了近距离治疗的概念,并发明了剂量表格计算方法,才降低了并发症风险。20 世纪 70 年代,美国纽约纪念医院开创了经耻骨后组织间碘粒子种植治疗前列腺癌的先河,形成了今天前列腺癌近距离治疗的基础。放射性粒子植入治疗早期前列腺癌在美国等国家已成为标准治疗手段,在国内其治疗理念也渐渐得到认可。

(1)放射性粒子组织间近距离治疗肿瘤基本方法:^{125}I 粒子植入治疗肿瘤是近年来新推出的一种先进的活体内照射放射治疗新技术,它将低能量放射性核素研制成微小粒子,采用现代先进的 TPS 系统,在术中 B 超、CT 或内镜引导下将"粒子"植入肿瘤及其浸润或转移的病灶,通过电离辐射生物效应作用,最大程度上达到抑制、破坏并杀灭肿瘤细胞。^{125}I 粒子植入治疗首先是将放射性粒子装进植入枪,通过 CT 及专用穿刺架引导,将穿刺针穿入瘤体所需位置。然后将针芯取出,用推进器将粒子推进瘤体,重复上述过程,使植入到体内的放射性的粒子均匀的立体分布在肿瘤体内。

(2)放射性粒子组织间近距离治疗肿瘤的优势

①不管肿瘤长成什么样子,什么形状,我们都可以将粒子非常均匀的,立体地分布在整个肿瘤里面,根据不同的肿瘤采取最恰当的植入的方法,这样使得全部肿瘤都得到应该有的,根治的放射剂量。

②保护了周围的健康组织,外照射的时候,射线要穿过皮肤,通过一定的正常组织,到达肿瘤。除了肿瘤以外的那些正常组织仍然有一部分射线照射。这样不管涉及了几个射线数,都会有一部分正常组织受到一些损伤。粒子植入可减少皮肤反应。

(3)放射性粒子组织间近距离治疗肿瘤的基本原则

①严格掌握临床适应证和禁忌证。

②粒子植入前应通过近期 CT、MRI 或 B 超了解病灶与周围重要器官的关系。

③治疗前应对 10% 放射性粒子进行测定,允许测量结果偏差在 ±5% 以内。

④应有放射粒子植入计划设计及剂量分布。

⑤治疗后应拍 CT 片进行验证了解粒子重建和剂量分布情况,如发现有稀疏或遗漏应拟定计划择期补种,以保证与植入前治疗计划相符。

⑥放射性粒子植入之后,如果需要配合外照射或化疗者,应在第一个半衰期内给予外照射的相应生物学剂量或化疗方案,并告知患者或亲属。

(4)放射性粒子组织间近距离治疗肿瘤的基本程序

①常用粒子植入治疗有三种方式:a.模板种植;b.超声和 CT 引导下种植;c.外科手术中种植。

②放射性粒子组织间近距离治疗肿瘤的基本程序：对各种不同肿瘤的粒子植入治疗有不同的具体方法，首先要明确肿瘤的形态、位置、大小及与邻近器官、血管的关系。因此植入治疗前或术中应用 CT、MRI、超声或 PET/CT 影像学确定靶区；由于粒子种植在三维空间进行，每种放射性粒子物理特性不同，对每种核素需要特定的三维治疗计划系统进行治疗计划设计，进行模拟粒子种植的空间分布。应用治疗计划系统（TPS）制定治疗前计划，确定植入导针数、导针位置和粒子数；选择粒子种类及单个粒子活度，计算靶区总活度，预期靶区剂量分布，包括肿瘤及周围危险器官的剂量分布，指导临床粒子种植。

第三节 放射治疗常见并发症及处理

放疗过程中，放射线在杀伤肿瘤组织的同时，也会对正常组织产生影响，会产生放疗反应，严重时发生放疗并发症。

临床上，放疗的不良反应被分为急性放疗反应和远期放疗反应。一般将放疗开始后的 90 天内出现的放疗反应定义为急性放疗反应，而放疗开始 90 天后出现的任何异常定义为远期放疗反应。大部分放疗急性反应如皮肤、黏膜反应在治疗结束后的几周内基本消失。而晚期不良反应在治疗后会持续几个月或几年，甚至是永久性的。

放疗不良反应的发生及严重程度因人而异，与多种因素有关，包括患者全身情况的好坏、有无并发症如糖尿病、甲亢等代谢性疾病、女性是否为妊娠期以及照射部位、分次剂量、总剂量、采用的放疗技术等多种因素有关。

放射治疗不良反应多发生于照射范围内的相应的组织器官，主要表现为局部放疗反应，但部分患者治疗中会出现乏力、血象下降等全身反应，应注意是否由其他因素引起，如肿瘤本身、心理因素、全身化疗、营养摄入不足等引起的全身反应，这种全身反应主要表现在：

一、乏力

肿瘤本身会造成疲乏，放疗可能会加重这一症状，并可能会在放疗结束后持续数月。这是因为在此期间患者身体需要更多的能量来处理癌症和治疗；同时，疾病压力、日常治疗的奔波以及辐射对正常细胞的影响也会导致疲倦乏力。

二、外周血象下降

单纯放疗一般不会引起明显的血象下降，下降的多少与患者的全身情况、是否接受过化疗以及照射野大小、部位等因素有关。

从单纯放疗角度而言，如果照射较大范围的扁骨、骨髓、脾等造血器官以及大面积放疗，如全肺放疗、全骨盆放疗、全腹放疗时，造血系统会受影响而导致全血细胞下降，如白细胞、红细胞和血小板的下降。

三、局部反应

多数放疗不良反应多表现为局部反应,即照射野内的局部组织器官出现的反应,包括:

1. 放射性皮肤反应

主要分为干性皮肤反应和湿性皮肤反应,好发于颈部、腋下及腹股沟等皮肤薄嫩、多皱褶、易出汗的部位。

出现干性皮肤反应的患者会感觉皮肤有些干燥,甚至瘙痒,一些患者会出现脱皮等,一般不影响放疗的正常进行。

湿性皮肤反应表现为局部出现水泡、渗液,类似浅2度烧伤,如果较为严重需要暂停放疗。处理原则同烧伤。

2. 放射性黏膜反应

急性黏膜反应一般于放疗的第二周末或第三周初出现,也就是放疗剂量至20~30Gy时开始出现肉眼的改变,主要表现为红斑样改变;30~40Gy时开始出现斑片状黏膜炎的改变;以后随着放疗的继续进行,斑片状黏膜炎可相互融合。

黏膜炎由于发生部位的不同而有不同的临床症状,如口腔黏膜炎表现为口腔充血、糜烂、溃疡等,患者局部疼痛明显;食管黏膜炎则表现为咽下不利、疼痛等,影响进食等。

临床上多为对症处理,对严重黏膜炎影响全身情况者应注意加强支持疗法。一般而言,黏膜炎会在放射治疗结束2周后恢复。

3. 味觉嗅觉的改变

头颈部肿瘤放疗期间,如果照射野包括到了鼻腔颅底的嗅觉细胞、口腔中的味觉细胞,则一些患者会出现味觉和嗅觉的改变,这种改变一般是可逆的,治疗后基本可以完全恢复,但恢复时间长短因人而异。

4. 脱发

只有在特定的部位进行放射治疗会引起脱发。毛发部位受到放疗会导致不同程度的脱发。治疗后头发是否再生,取决于毛发部位接受的剂量和射线能量有关,如脑瘤放疗,深部剂量较高而头皮剂量较低,因此脱发区仅限在治疗区域,而且治疗后3~6个月后会逐步长出,但对头皮发生的皮肤癌,因为表浅剂量较高,因此治愈后局部脱发可能是永久性的。

5. 口干

正常人的唾液由腮腺、颌下腺、舌下腺,尤其是腮腺分泌为主,以保持口腔湿润,帮助食物消化,如头颈部肿瘤放射治疗时,而以上腺体接受了不同剂量放疗,则影响相关唾液的分泌,唾液变得少而黏稠,因此患者会有口干的症状。如果采用调强放疗技术,而唾液腺又得到很好保护的前提下,则多数患者的口干会有一定程度的恢复,但一般不会恢复至正常水平。对于肿瘤靶区和以上腺体密不可分时,为了充分控制肿瘤,当肿瘤高剂量照射时其邻近的腺体尤其是腮腺受到较高剂量照射,则口干比较明显而且是不可逆的。

6. 放射性颌骨坏死

头颈部肿瘤进行放疗时,下颌骨受到过高剂量的照射有发生下颌骨坏死的风险,属于较为严重的晚期损伤。牙源性感染、拔牙手术,会增加发生放射性颌骨坏死的风险。

颌骨坏死者表现为颌骨局部红肿、疼痛、溢脓、创口不愈、死骨暴露、张口困难等。

多数患者的病情迁延不愈,严重影响进食和言语,治疗上可考虑手术介入去除坏死骨,但关键在于预防。

7.放射性肺炎

放射性肺炎发生于接受胸部放疗的肿瘤患者,如肺癌、乳腺癌、食管癌、恶性胸膜间皮瘤患者放疗后,定义为凡肺部一年内接受过放疗的患者,出现持续 2 周以上咳嗽、呼吸困难等肺部症状,同时肺部影像学示与照射野一致的片状或条索状阴影。

急性放射性肺炎通常发生在放疗后 1～3 个月,化疗后放疗,或同步放化疗的患者可发生在放疗中或即将结束的时候。

肺的后期放射性损伤主要表现为肺组织纤维化,多发生于照射后 6 个月左右。

治疗效果有限,预防为主。一旦发生放射性肺炎,首选激素治疗,原则为即时、足量、足够时间的激素使用,并辅以对症治疗,包括吸氧、祛痰和支气管扩张剂,保持呼吸道通畅,结合抗生素预防治疗。如处理不当,或进展,有危及生命的风险。

8.消化道反应

接受腹部放疗的患者可出现厌食、恶心、呕吐、腹泻等消化道症状。临床处理以对症处理、加强支持疗法为主,必要时鼻饲胃管以保证每日的基本营养。

9.放射性直肠炎

放射性直肠炎是盆腔恶性肿瘤放射治疗,如女性宫颈癌、男性前列腺癌放射治疗的主要并发症,治疗中表现为腹泻、血样变、里急后重,甚至腹痛,疗后一定时间内多可自愈,但个别患者可迁延不愈,最后发展至直肠狭窄、影响排便功能。

10.放射性脑病

放射性脑病是指脑组织受到一定剂量的射线照射时所导致的神经元发生变性、坏死的结局,如脑瘤、鼻咽癌放疗,尤其是较高剂量的放疗则发生放射性脑病的可能性明显增加。

放射性脑病的发生与单次剂量、总剂量、脑组织受照射体积的大小等多种因素有关。轻者可无明显表现,仅在复查脑 MRI 时发现或表现为记忆力下降、头晕、乏力,严重者表现为痴呆、抑郁等症状,甚或死亡。这种损伤可静止一段时间,但一般认为最终为进展性且为不可逆的过程。急性期可用糖皮质激素的治疗,对减轻脑水肿引起的相关症状效果较好,但是不宜长期应用。高压氧、血管神经营养药物等对减轻症状有一定疗效,个别患者应用神经营养药物可以将脑坏死的强化病灶完全消失。

11.放射性脊髓炎

正常组织器官都有一定的放射安全耐受剂量,在这个安全范围内一般不会发生放疗并发症,当有时需要较高剂量的放疗来控制肿瘤时,或患者对辐射的耐受剂量因并发症的影响而较差时,有可能发生脊髓的放射性损伤。

第四节 放射治疗

护士在放射治疗中的护理包括对患者及其家属进行健康教育,做好评估、症状管理,提供情感支持。放疗前给患者提供关于不良反应的介绍,如发生率、持续时间,可降低患者的焦虑状态,还应帮助患者提高自我护理的能力。放疗中做好评估、症状管理,必要时提供情感支持。放疗后做好康复指导。

一、放疗前期准备

1.摘除金属物

在放射治疗前的准备阶段,应摘除照射野内的金属物质,避免与金属物质相邻的组织受量增加而造成损伤。比如:头颈部放疗的患者,放疗前应摘除金属牙套,气管切开的患者将金属套管换成塑料或硅胶材质的套管。

2.口腔处理

头颈部放疗患者在放疗前应做好口腔的预处理,保守治疗照射范围内的患齿,拔除短期内难以治愈的患牙和残根,避免引起放疗并发症。

3.评估全身状况

处理严重的内科并发症,控制感染和出血,如有伤口应妥善处理,一般待伤口愈合后开始放疗。纠正贫血和营养不良状态,针对高危营养风险的患者,可以置鼻饲管或行胃造瘘,做好营养支持。对患者生活自理能力、跌倒风险进行评估,识别跌倒高风险患者并重点防控。

4.教育指导

介绍放疗相关知识及治疗程序,放疗期间可能出现的不良反应以及预防措施,使患者心中有数,消除焦虑情绪和恐惧,积极配合治疗。备有放疗知识的宣教手册,方便患者阅读参考。

二、放疗期间护理

1.照射野皮肤护理

在放疗期间中,照射野区域皮肤出现一定的放疗毒性反应是不可避免的,其反应的程度与放射源种类、照射剂量、照射野的面积、照射部位及患者体质等因素有关。护士指导患者皮肤保护的方法,避免人为因素加重皮肤反应程度,同时要评估患者皮肤反应程度,采取相应的预防和护理措施。

护理目标:维持清洁与舒适、预防感染,维持皮肤完整促进愈合。

(1)皮肤反应的分级和表现:根据美国放射肿瘤协作组(RTOG)急性放射反应评价标准,将急性皮肤毒性反应分为Ⅳ级。

0级:无变化。

Ⅰ级:轻微红斑,轻度皮肤干性反应。

Ⅱ级:散在红斑,因皮肤皱褶而导致的皮肤湿性反应或中度水肿。

Ⅲ级：融合的皮肤湿性反应,凹陷性水肿,直径≥1.5cm。

Ⅳ级：皮肤溃疡、坏死或出血。

(2)预防措施和健康指导:①建议患者穿柔软宽松、吸湿性强的纯棉材质内衣,颈部有放疗的患者最好穿无领的开衫,便于穿脱,减少颈部摩擦刺激。②保持照射野皮肤的清洁干燥,特别是多汗区皮肤,如腋窝、腹股沟、外阴等处。放疗期间可以洗澡,照射野区域皮肤可以用温水软毛巾的清洗,禁止使用碱性强的肥皂、粗糙的毛巾搓洗;局部不可涂乙醇、碘酒以及对皮肤有刺激性的药物、化妆品。③照射野局部用药后,宜充分暴露、切勿覆盖或包扎。避免冷热刺激,不可使用冰袋和暖水袋等。冬季外出注意防寒保暖,夏季避免长时间暴露在强烈日光下。④避免照射野皮肤损伤。切勿粘贴胶布,剃毛发时宜用电动剃须刀,皮肤出现脱皮或结痂时,忌用手撕剥,以免损伤皮肤增加感染风险而导致伤口不愈合。⑤接受放疗范围内的毛发会有脱落,通常在治疗开始1~2周后逐渐出现,大部分只是暂时的,一般治疗结束后毛发会逐渐生长出来。皮肤色素沉着不必进行特殊处理,放疗结束后逐渐恢复。

(3)皮肤毒性反应的处理:

Ⅰ级：局部外用薄荷淀粉、氢地油等药物,可起到清凉止痒作用,芦荟软膏可以使皮肤湿润舒适。勿用手抓挠,造成皮肤损伤,减少局部皮肤摩擦刺激,保护照射野皮肤清洁干燥。

Ⅱ级：局部外用氢地油、金因肽或湿润烫伤膏等,可减轻局部炎症反应、促进皮肤愈合。照射区域皮肤充分暴露,切勿覆盖或包扎。避免外伤和感染。

Ⅲ级：当皮肤湿性反应面积较大,患者出现发热等全身中毒症状时,密切观察皮肤局部反应的发展,积极对症处理,预防感染,调整全身营养状况,促进损伤皮肤修复。疼痛较重的患者遵医嘱应用镇痛药物缓解症状,注意观察用药后效果和反应。必要时可暂停放疗.避免损害继续加重。

Ⅳ级：停止放疗,积极对症处理,预防感染,营养支持,促进损伤修复。临床上较少见,应避免此类反应的发生。

2.口腔黏膜反应护理

放射性口腔黏膜炎是头颈部放疗患者常见毒副反应,主要症状表现为疼痛和进食困难,严重影响患者生活质量。同步放化疗的患者,口腔黏膜反应发生率及其程度显著高于单纯放疗患者。同步放化疗合并糖尿病更容易发生严重的口腔黏膜炎,应引起更多关注。

护理目标:维持清洁,预防感染,促进愈合与舒适,维持最佳营养状态。

(1)黏膜反应的分级和表现:根据美国放射肿瘤协作组(RTOG)急性放射反应评价标准,将放疗急性黏膜反应分为Ⅳ级。

0级：无变化。

Ⅰ级：出现黏膜红斑。

Ⅱ级：散在的假膜反应(直径≤1.5cm)。

Ⅲ级：融合的假膜反应(直径>1.5cm)。

Ⅳ级：黏膜坏死或深度溃疡,包括出血。

(2)预防措施和健康指导:①保持良好的口腔卫生,养成餐后睡前漱口的好习惯。使用软毛牙刷清除食物残渣,保持口腔清洁。使用不含乙醇的漱口液含漱。②放疗开始的第一周,不要吃引起唾液分泌增加(酸、高甜度)的食物和饮料、水果等,以免引起腮腺区域肿胀、疼痛。③禁烟、戒酒;不吃刺激性食物(酸、辣、烫、过硬食物)。放疗期间不戴义齿,减少刺激避免损伤。④经常用清水、茶水含漱,湿润口腔减轻口干症状,保持居室空气湿度在70%左右。⑤加强健康宣教,让患者了解口腔卫生的重要性,提高其依从性。

(3)口腔黏膜炎的处理:

Ⅰ级:口腔黏膜稍有红、肿、红斑、充血、唾液分泌减少、口干、稍有疼痛进食略少。此期护理是保持口腔清洁,每日用软毛牙刷刷牙,用含氟牙膏。每次进食后漱口,清除食物残渣。经常清水含漱保持口腔湿润。红肿红斑处勿用硬物刺激以免黏膜受损。用口泰漱口水或朵贝尔漱口液含漱每日至少4次。

Ⅱ级:口咽部明显充血水肿,斑点状白膜、溃疡形成,口干加重,有明显疼痛,进食困难。此期根据患者口腔pH选择适宜的漱口液如:1%碳酸氢钠、0.5%过氧化氢溶液、口泰、淡盐水等。局部用药:氯酮液或金喉键、金因肽等药物喷口腔,也可用口腔溃疡陈涂口腔溃疡面,这些药物可起到保护口咽黏膜、消炎止痛、清咽利喉、促进创面愈合的作用。利多卡因稀释液含漱或丁卡因糖块于餐前含服,可改善疼痛症状。雾化吸入可以起到湿润口腔,减轻黏膜充血水肿,缓解疼痛促进愈合作用。此期患者饮食以半流或流食为主。建议患者鼻饲或胃造瘘肠内营养。

Ⅲ级:融合的成片状黏膜炎,伴剧痛不能进食并可伴发热。此期应禁食,给予静脉营养或鼻饲,造瘘营养支持。积极对症处理。黏膜表面麻醉剂(生理盐水+利多卡因)含漱缓解疼痛;疼痛严重可使用芬太尼贴剂。口腔自洁困难者,由护士完成口腔护理,观察溃疡进展情况,合理用药预防感染。经处理症状缓解不明显或患者无法耐受继续放疗者,可暂停放疗,积极营养支持治疗。

Ⅳ级:临床上较少见,应立即停止放疗,对症处理应用抗生素,积极营养支持治疗。应避免此类反应发生。

3.骨髓抑制的护理

放疗期间,特别是同步放化疗的患者,均有不同程度骨髓抑制,表现为白细胞,血小板减少,血红蛋白降低等。当白细胞低于$3\times10^9/L$,血小板低于$70\times10^9/L$时,应暂停放疗。同时积极进行升血治疗,保证放疗顺利进行。护理要点为:

(1)每周查验一次血象,及时监测血细胞的变化,发现异常后,遵医嘱应用升血药物,注意观察用药后效果。

(2)血小板降低的患者,注意观察有无出血倾向,避免诱因和可能造成的伤害。尽量减少创伤性操作。

(3)贫血的患者,有眩晕、乏力虚弱症状应卧床休息,谨防跌倒发生。合理调整饮食,多吃一些动物肝脏、动物脊髓、瘦肉、豆制品、红枣、花生、菠菜等,有助于血象的恢复。

(4)血象降低时,抵抗力随之下降,容易发生感染,注意体温监测,保持口腔清洁,避免暴露在易受感染的环境中如:减少探视,患者避免去公共场所,避免接触传染患者,避免接触动物及其排泄物等。

(5)经常开窗通风,保持室内空气清新。

4.头颈部放疗护理要点

(1)脑瘤患者放疗期间,注意观察有无脑水肿颅压高的症状,预防癫痫发作。

(2)气管切开患者放疗开始前,将金属套管更换成塑料或硅胶材质套管,以免放疗引起金属套管周围组织受量增加;放疗期间注意保持气道通畅,观察有无喉水肿症状,备齐急救物品。气管套管内可以滴入鱼肝油滴剂,润滑气道缓解干燥症状。气管造口处局部皮肤可以涂抹红霉素眼膏或金霉素眼膏,套管固定带保持清洁,避免过硬摩擦损伤颈部皮肤,加重局部反应。

(3)眼、鼻、耳可使用眼药水、滴鼻剂预防感染,保持照射部位清洁舒适。

(4)指导头颈部放疗患者进行功能锻炼,预防张口受限。研究结果显示:鼻咽癌放疗患者,积极采取张口锻炼,可以有效预防放射性张口困难的发生率并减轻其程度,有助于恢复和保持正常的张口度,提高患者生活质量。张口锻炼方法为:①大幅度张口锻炼:口腔逐渐张开到最大程度,然后闭合,张口幅度以可以忍受为限,2~3分钟/次,3~4次/日。②支撑锻炼:根据门齿距选择不同大小的软木塞或木质开口器(直径2.5~4.5cm),置于上、下门齿或双侧磨牙区交替支撑锻炼,10~20分钟/次,2~3次/日。张口强度以能忍受为限,保持或恢复理想开口度(>3cm)。③搓齿及咬合锻炼:活动颞颌关节,锻炼咀嚼肌,每日数次。④放疗期间即开始张口锻炼,长期坚持,作为永久性功能锻炼。

5.胸腹部放疗护理要点

(1)胸部放疗护理要点:放射性食管黏膜炎是放疗期间比较常见的反应,患者出现吞咽疼痛,进食困难等症状,只能进半流或流食,严重时滴水不入。护理上给予饮食指导,保护食管黏膜完整,避免加重损伤。止痛药物应用可减轻不适症状。注意营养支持。

放射性肺炎主要表现咳嗽、气急、发热等症状,处理以抗感染、激素治疗为主,止咳化痰。密切观察病情变化,吸氧对症处理。放疗前宣教预防感冒受凉,以免诱发放射性肺炎发生。

(2)腹部盆腔放疗护理要点:放疗期间每日多饮水增加排尿,减轻膀胱刺激症状。放射性直肠炎表现为里急后重,肛门坠胀感。注意保持会阴皮肤清洁,每日温水坐浴,使用痔疮膏等,可以应用药物保留灌肠缓解疼痛不适症状。

腹部放疗应空腹,最好在放疗前3小时禁食。前列腺放疗前排空直肠,最好充盈膀胱。注意做好相关知识宣教指导。

6.全身反应护理

(1)放疗期间,部分患者出现疲劳、虚弱,食欲下降,睡眠障碍等全身症状,在对症处理的同时,注意提供安静的休养环境,睡眠不好及时应用睡眠药物,保证充足休息睡眠。同时给予精神上的安慰鼓励,加强饮食营养,提高机体免疫力。

(2)机体免疫力下降时易引起病毒感染,如带状疱疹沿神经分布,多见胸背部肋间神经与下肢,其次是三叉神经。疱疹呈串珠状大小不一,伴有疼痛。严重时可累及全身,剧痛伴发热。处理以抗病毒、神经营养、增强免疫力为主,对症处理保持皮肤清洁,防止感染。

7.心理护理

由于急性放疗反应的出现,往往会加重患者心理负担。要加强护患之间沟通,及时发现患者的心理问题,采取个别和集体宣教结合的形式,选择适合的时机,有针对性的适时宣教;通过板报宣传肿瘤放射治疗的知识,定期组织小讲课、座谈会,增加护-患、患-患交流的机会,介绍成功病例,鼓励患者增强战胜疾病信心。

8.饮食指导

患者在放疗期间,由于疾病本身原因,以及肿瘤治疗使机体消耗更多的能量,容易导致营养不良。所以加强营养支持重要性的教育,增强患者自身营养意识,使患者在放疗期间保证充足的营养供给,以便更好地耐受治疗。

(1)饮食搭配合理,保证高蛋白、高热量、高维生素、低脂饮食。瘦肉、海产品和新鲜果蔬。不要盲目忌口。

(2)禁烟戒酒,忌过冷、过硬、过热食物,忌油腻、辛辣食品。饮食以清淡、细软易消化为主,多吃煮炖蒸等易消化的食物。

(3)根据放疗反应进行饮食调整。在总热量不减少的前提下,分多次进食。①头颈部放疗患者在放疗开始的第一周,不要吃引起唾液分泌增加(酸、高甜度)的食物和饮料、水果等,以免引起腮腺区域肿胀、疼痛。②口干味觉改变,咽痛等症状出现时,饮食应以清淡、无刺激易咀嚼的半流食和软食为主,含水量高的食物利于吞咽、减少损伤,维持口腔黏膜完整。多饮水,增加维生素的供给。多吃生津止渴、养阴清热食品。配合中药如:胖大海、菊花、麦冬、洋参片等泡水饮用。③口咽、食管放疗患者,餐前饮少量温开水润滑口咽食管,细嚼慢咽,避免吃糯米团等黏性食物,以免黏滞在咽部或食管表面形成梗阻。④口腔反应引起进食疼痛,可将新鲜水果或蔬菜榨汁后饮用,可将肉松或鱼、肉等切碎放入粥或面片中食用,以保证足够的营养。⑤气管切开患者饮水或进稀流食注意小口慢咽,避免引起呛咳。对于饮水呛咳较重的患者,用藕粉、糊状食物饮入可以减轻呛咳症状。

(4)有助于升血象的食物:动物肝脏、鸡、鸭、鱼、瘦肉、奶制品、大枣等。

(5)鼓励患者多饮水,以增加尿量,促进体内毒素排出,减轻全身放疗反应。

(6)口咽、下咽、食管黏膜反应较重者,建议尽早采用鼻饲或胃造瘘饮食营养。维持营养和体力,保证治疗的连续性,达到预期治疗效果。

有研究证实头颈部放疗患者放疗期间,经鼻饲或胃造瘘进行肠内营养,在维持体重、KPS评分、营养指标方面均显著优于经口进食患者,对于改善患者整体健康状况效果显著。

三、放疗急症的抢救及护理

鼻咽大出血表现为大量血液从口鼻涌出。出血迅速、反复、量大、不易控制,患者可迅速发生失血性休克,血液阻塞气道而窒息。护理人员要熟悉患者病情,对有出血倾向者应高度警惕,备齐急救物品,随时准备抢救。

1.鼻咽大出血抢救

后鼻孔填塞方法为:①分别在鼻腔、咽部喷 1% 麻黄素和 1% 丁卡因;②戴手套,将细导尿管从前鼻孔插入鼻腔达咽部,将导尿管头端牵出口腔,用填塞枕两端的引线缚于导尿管头端;③自鼻腔向外抽出导尿管尾端,将填塞枕两端的引线从鼻孔牵出、拉紧,在鼻小柱前打结固定,使填塞枕经口腔进入到鼻咽部,起压迫止血作用;④填塞枕中间的引线留在口腔外;⑤填塞枕于 48~72 小时取出。

2.止血抢救护理要点

①保持呼吸道通畅：清醒的患者取坐位,体质虚弱的患者协助侧卧或平卧,头偏向一侧,防止误吸。及时清除口腔、鼻腔内血液,防止窒息。②迅速建立静脉通道：扩充血容量维持有效循环,配合医生止血。③观察生命体征变化,正确估计出血量,准确记录。根据病情需要做好配血、输血准备。④清醒患者做好安慰解释,消除紧张恐惧心理。⑤止血后协助患者漱口,及时清除污血,开窗通风,保持室内空气新鲜。⑥填塞止血 48～72 小时填塞物取出后,受损部位血管尚未完全修复,嘱患者卧床休息减少活动。剧烈咳嗽、用力排便可诱发再次出血。密切观察有无渗血和活动性出血,近期不做鼻腔冲洗。

四、放疗后的护理

(1)注意照射野皮肤的保护,因放疗后照射区域组织抵抗力会有不同程度下降,避免感染和损伤,外出时注意防寒保暖,夏季避免阳光暴晒。

(2)保持口腔清洁,预防龋齿。头颈部放疗后 2～3 年内尽量不拔牙,如需拔牙,向牙科医生提供头颈部放疗史,谨慎拔牙,以免诱发颌骨坏死。

(3)预防着凉感冒,防止诱发头颈部蜂窝织炎和放射性肺炎。胸部放疗后的患者出院后有发热、咳嗽胸闷等症状应及时就诊。

(4)掌握正确方法坚持功能锻炼,提高生存质量。

(5)气切出院的患者,指导患者和家属掌握套管清洗和自我护理的方法。喉癌放疗后喉水肿持续 3～6 个月,建议放疗结束 6 个月以后,颈部放疗水肿期过后再考虑拔除套管。是否可以拔管要听从医生的建议。

(6)戒烟戒酒,合理膳食,注意劳逸结合生活有规律。

(7)育龄期女性患者,在放疗期间和放疗结束后 2～3 年内避免妊娠。

(8)定期复查出院后 1 个月复查,以后按照医生建议门诊复查。一般情况下,放疗 2 年内每 3 个月来院复查 1 次,3～5 年每 6 个月复查。5 年以后每半年或 1 年复查一次。病情变化及时就诊。

参考文献

[1]唐前.内科护理[M].重庆:重庆大学出版社.2016.

[2]苏兰若,宋冰.护理管理学[M].上海:上海科学技术出版社.2016.

[3]胡国庆.儿科护理[M].重庆:重庆大学出版社.2016.

[4]周文琴.中医人文护理实践[M].上海:上海科学技术出版社.2018.

[5]张萍,黄俊蕾,陈云荣,等[M].现代医学临床与护理.青岛:中国海洋大学出版社.2018.

[6]陈秀娟.妇科护理[M].北京:人民军医出版社.2015.

[7]封银曼,高丽.康复护理[M].北京:人民军医出版社.2015.

[8]叶文琴.护理管理[M].上海:复旦大学出版社.2015.

[9]吴敏.康复护理[M].上海:同济大学出版社.2015.

[10]刘晓虹.护理心理[M].上海:复旦大学出版社.2015.

[11]黄力毅,李砚池.儿科护理[M].北京:人民军医出版社.2015.

[12]董燕斐,张晓萍.内科护理[M].北京:人民军医出版社.2015.

[13]邓范艳.临床医学与护理[M].长沙:湖南科学技术出版社.2017.

[14]周淑萍.围手术期护理[M].杭州:浙江大学出版社.2017.

[15]兰洪萍.常用护理技术[M].重庆:重庆大学出版社.2016.

[16]徐玉香.综合临床护理指南[M].石家庄:河北科学技术出版社.2016.

[17]钱蠛,厉瑛.儿科护理查房[M].上海:上海科学技术出版社.2016.

[18]朱大乔,丁小萍.内科护理查房[M].上海:上海科学技术出版社.2016.

[19]李桂荣,付仲霞.儿科护理查房手册[M].兰州:甘肃科学技术出版社.2016.

[20]王晓宏.护理伦理学[M].北京:人民军医出版社.2015.

[21]徐庆锋,杨桂芳,侯淑华,等[M].现代肿瘤诊疗与护理.昆明:云南科技出版社.2015.

[22]崔宇红.临床护理病案学[M].兰州:甘肃科学技术出版社.2015.

[23]杨建芬.急救护理技术[M].北京:人民军医出版社.2015.

[24]朱秀勤,李帼英.内科护理细节管理[M].北京:人民军医出版社.2015.

[25]席淑华,卢根娣.急危重症护理[M].上海:复旦大学出版社.2015.

[26]曾建平.护理专业技术实训[M].北京:人民军医出版社.2015.

[27]杨晓红,李喜梅.临床护理宣教手册[M].兰州:甘肃科学技术出版社.2015.

[28]许蕊凤.实用骨科护理技术[M].北京:人民军医出版社.2015.

[29]赵毅,何冰娟,徐小飞.护理疑难病例讨论[M].北京:人民军医出版社.2015.

[30]潘瑞红等.基础护理技术操作规范[M].武汉:华中科技大学出版社,2015.

[31]高鸿翼.临床实用护理常规[M].上海:上海交通大学出版社,2018.

[32]石翠玲.实用临床常见多发疾病护理常规[M].上海:上海交通大学出版社,2018.

[33]曹玉英.临床实用护理常规[M].天津:天津科学技术出版社,2018.

[34]陆静波,蔡恩丽.外科护理学[M].北京:中国中医药出版社,2018.